正しい膜構造の理解からとらえなおす

ヘルニア手術のエッセンス

［監修］
加納宣康
一般財団法人 脳神経疾患研究所附属 総合南東北病院

［著］
三毛牧夫
介護老人保健施設サンセール市川 施設長

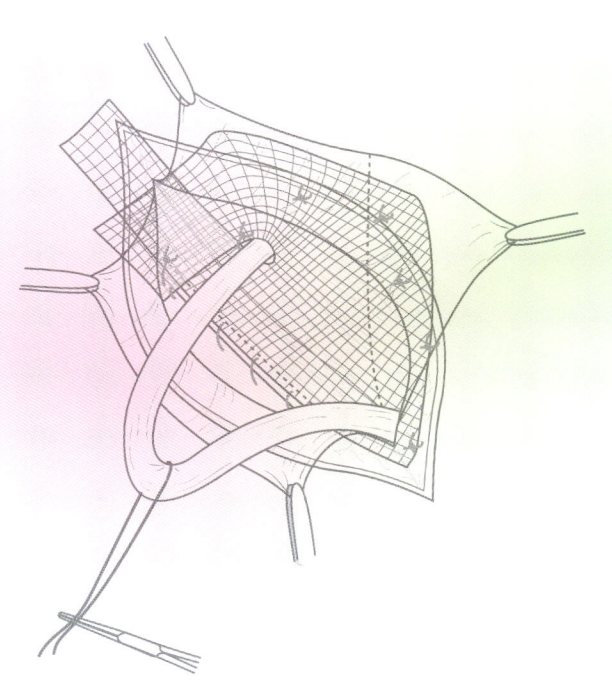
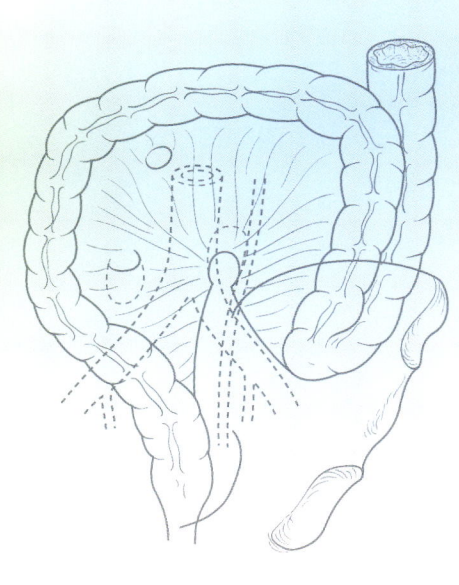

医学書院

著者略歴

三毛牧夫　Makio Mike M.D., Ph.D.

1952(昭和27)年	愛知県に生まれる。
1982(昭和57)年	秋田大学医学部卒業
1985(昭和60)年	秋田大学医学部第2外科に入局。公立角館総合病院外科(科長), 厚生連雄勝中央病院外科(科長), 千葉徳洲会病院外科(部長), 亀有病院外科(部長)などに勤務
2004(平成16)年	亀田総合病院外科(医長)
2007(平成19)年	同　外科(部長)
2016(平成28)年	同　消化器外科(部長)
2019(令和元)年	同　消化器外科(顧問)
2020(令和2)年	総合南東北病院総合医療センター(部長)
2022(令和4)年	介護老人保健施設サンセール市川(施設長)
	現在に至る。

日本外科学会指導医・外科専門医
日本消化器外科学会指導医・消化器外科専門医

所属学会
日本外科学会, 日本消化器外科学会, 万国外科学会, 臨床解剖学研究会, 米国結腸直腸外科学会, 米国ヘルニア学会

著書
『腹腔鏡下大腸癌手術─発生からみた筋膜解剖に基づく手術手技』(医学書院, 2012)
『Laparoscopic Colorectal Cancer Surgery: Operative Procedures Based on the Embryological Anatomy of the Fascial Composition』(Springer, 2016)
『腸閉塞症』(メジカルビュー社, 2017)
『外科基本手技とエビデンスからときほぐす レジデントのためのヘルニア手術』(医学書院, 2020)
『腹腔内内ヘルニア大全』(中外医学社, 2021)

正しい膜構造の理解からとらえなおす
ヘルニア手術のエッセンス

発　行　2014年7月1日　第1版第1刷©
　　　　2023年2月1日　第1版第4刷

監修者　加納宣康（かのうのぶやす）
著　者　三毛牧夫（みけまきお）
発行者　株式会社　医学書院
　　　　代表取締役　金原　俊
　　　　〒113-8719　東京都文京区本郷1-28-23
　　　　電話　03-3817-5600(社内案内)
印刷・製本　横山印刷

本書の複製権・翻訳権・上映権・譲渡権・貸与権・公衆送信権(送信可能化権を含む)は株式会社医学書院が保有します.

ISBN978-4-260-01927-9

本書を無断で複製する行為(複写, スキャン, デジタルデータ化など)は,「私的使用のための複製」など著作権法上の限られた例外を除き禁じられています. 大学, 病院, 診療所, 企業などにおいて, 業務上使用する目的(診療, 研究活動を含む)で上記の行為を行うことは, その使用範囲が内部的であっても, 私的使用には該当せず, 違法です. また私的使用に該当する場合であっても, 代行業者等の第三者に依頼して上記の行為を行うことは違法となります.

JCOPY 〈出版者著作権管理機構　委託出版物〉
本書の無断複製は著作権法上での例外を除き禁じられています. 複製される場合は, そのつど事前に, 出版者著作権管理機構(電話 03-5244-5088, FAX 03-5244-5089, info@jcopy.or.jp)の許諾を得てください.

監修者序

　私は長年外科医として生きてきて，数多くの弟子を育ててきましたが，鼠径ヘルニアおよび大腿ヘルニアに関しては，昔からの知識，手技に慣れてしまって，つい日頃の勉強を怠ってしまいがちです．私がこの分野で新たに一生懸命勉強をしたのは，腹腔鏡下手術をこの分野に導入した1990年代前半のことでした．この新しい手技の導入にあたり，この分野のパイオニアの一人としての責任から当時は必死に勉強し，手技の開発・改良に心血を注ぎました．

　しかし，最近の10年間を振り返りますと，全くの勉強不足を実感し，恥じ入るばかりです．

　その点，本書の著者である三毛牧夫部長は，常に新知見を求め，最新の論文を読破するのみならず，その過程で常に多くの論文に引用されている原著にあたり，原著者の意図をくみ取る努力を続けています．近くにいて，その情熱には圧倒される思いです．100年以上前に出版された論文でも，あらゆる手を尽くして探し出し，目を通してからでないと納得しません．その姿勢はまさに修験者を思わせるものです．

　そんな生き様を見せている三毛部長が，今回，医学書院のご厚意により，『正しい膜構造の理解からとらえなおす ヘルニア手術のエッセンス』を上梓いたします．本書では，鼠径・大腿ヘルニアに対する基本的治療法を，発生学的にみた正しい筋膜構成の考え方に基づいて詳述しました．また，現在までのさまざまな手術法については，原著を中心に据えて記載しています．

　若い外科医達にとって，新しい手技の習得のみならず，外科医として永遠に続く基本姿勢を学ぶうえでも大変参考になる，刺激的な一冊になっていることは間違いありません．

　さらに，鼠径・大腿部以外のヘルニアについては，現時点での治療法の考え方，間違った理解のしかたも含めて，その論拠となる論文を交えて本質を解き明かしています．

　著者は本書を通じて，今みずからの行っている手術に甘んじている多くの外科医たちに，「今行っている手技が理想的なものかどうか常に省みて，自分の手技を再認識するためにsound scientific principlesを用いてみずからを検証してみませんか」という提言をしたかったと述べています．それを具体化したものが本書です．

　臨床解剖については，すでに前著である『腹腔鏡下大腸癌手術―発生からみた筋膜解剖に基づく手術手技』（医学書院，2012）の中で十分に記載されておりますので，同書を傍らに置いて参考にしながら本書を読んでいただけると，さらに理解が深まると確信し，おすすめいたします．

　本書が年齢，経験年数に関係なく，すべての外科医にとって新たな勉強への一助になることを祈っております．

2014年6月吉日

亀田総合病院 副院長，外科顧問，内視鏡下手術センター長　　加納宣康

序

　外科学は，decision makingと臨床解剖の学問である。こう言うと，当然と考える外科医は多いであろうが，現実は異なる。

　Decision makingとは何か。外科の疾患のdecision makingは，診断で終わってしまうわけではなく，患者の症状が刻々と変化するなかで，Aの選択をすればよいのかBの選択をすべきなのかを考え，決定を下していくことである。AとBのevidence（あえてこの言葉を使用する）が外科医の頭になければ，decisionは，確かなものとはならない。さらにAとBの選択しか持ち得ない外科医には，それ以外のdecisionはできない。たとえば，ある臓器の手術において，本当は多くの術式があるにもかかわらず，たった2つの術式しか選択できないとすると，患者にとってその2つ以外がベストである場合，患者が不利益を被ることになる。したがって，正しいdecision makingを行うためには，あらゆる術式の枝を持ち合わせ，その良し悪しを判断できなくてはならない。常に患者をいかに治療するかの哲学をもち，臨床に則したdecision treeの枝を多く蓄積することにより，患者の得るものは大きく，外科医の価値も上がる。病態の基礎を押さえ，病態全体を理解してから疾病に向かうのが外科治療であることを理解する必要がある。

　臨床解剖については，拙著『腹腔鏡下大腸癌手術—発生からみた筋膜解剖に基づく手術手技』（医学書院，2012）に十分に記載したが，まず外科学とは定義に基づいた「言葉」によって確立された総論の上にあるべきであることを強調したい。そのうえで，手術手技の基礎となる臨床解剖が必要となる。そして，手術手技の基礎となる視認に耐えうる臨床解剖を「発生学的」に理解することで，はじめて新しい外科医の誕生といえる。

　さて，本書では，鼠径・大腿ヘルニアに対する基本的治療法を，発生学的にみた正しい筋膜構成の考え方に基づいて詳述した。また，現在までのさまざまな手術法については，原著を中心に据えて記載した。さらに，鼠径・大腿部以外のヘルニアについては，現時点での治療法の考え方，間違った理解のしかたも含めて，その論拠となる論文を交えて論じた。間違ったヘルニアの概念についてもできるだけ私の考えに則りエッセンスを加えた。実は「ヘルニア」を書きながら，日々行っている手術に甘んじている多くの外科医たちに，「今行っている手技が理想的なものかどうかを常に省みて，自分の手技を再認識するためにsound scientific principlesを用いてみずからを検証してみませんか」との提言をしたかったのが本音である。本書が，少しでも読者の方々のdecision treeの枝を増やし，正しい臨床解剖の理解に基づいた手術を行っていただくためのお役に立てれば，望外の喜びである。

　最後に，恣意的な文章にもかかわらず，校正・指導をしてくださり，大きな心で見守ってくださった副院長の加納宣康先生に厚く御礼申し上げます。そして，私の原点を教えてくださった，亡くなられた元癌研究会附属病院外科部長　高橋　孝先生にも，本書を捧げ厚く御礼申し上げます。さらに，日々の手術において一緒に仕事をしてくれている同僚の医師ならびに看護師や技術スタッフの方々にも深く感謝いたします。

　姉　直子の心尽くした看護にもかかわらず，天国に行ってしまった母　康にも本書を捧げます。こ

の2年間オリジナルのイラストを作成してくださった，兄 巧の友人でもある青木出版工房の青木勉氏に御礼申し上げます。さらに，このように仕事に十分に専念できるのは妻 千津子の支えのおかげでもあります。

　今回，本書を上梓する機会を与えてくださった医学書院の伊東隼一氏，飯村祐二氏，筒井 進氏に感謝いたします。

2014年6月　房総の初夏の南風を感じながら

亀田総合病院外科　　三毛牧夫

目次

基礎編 — 1

- はじめに …… 2
- **I** 言葉の定義—ヘルニア …… 2
    1. 剝離・切離と癒合・癒着　2
    2. 胎生期の腹膜配置・体壁　2
- **II** 腸管回転と腹膜，癒合 …… 4
- **III** 腸閉塞症 …… 7
    1. 言葉の定義　7
    2. small bowel obstruction(SBO)の頻度の変遷　7
    3. SBOの診断とその定量化　8
- **IV** ヘルニアをみずからが作らないために—腹壁瘢痕ヘルニアを通してなぜ腹壁縫合のevidenceを学ばないのか …… 8
    1. 開腹術　9
    2. 閉腹のポイント　12
        - ⓐ 縫合の幅と縫合間隔および縫合長-創長比率　12
        - ⓑ 縫合糸の選択　13
    3. 閉腹の手順　13
- **V** メッシュに関する知識と考え方—利益相反 …… 15
- **VI** すべてのヘルニア術式は原論文・原著書に戻らなくてはならない …… 16
- おわりに …… 16
- 文献　17

応用編 — 21

- **A** 鼠径ヘルニア — 22
    - **I** 鼠径部の臨床解剖 …… 22
    - **II** Hesselbach三角と外側三角 …… 23

Ⅲ	下腹壁動静脈とヘルニアの種類	25
Ⅳ	鼠径大腿部の動静脈と死冠	25
Ⅴ	腹腔内から見た鼠径・大腿ヘルニア手術の理解─特に解剖の簡略化について	26

  1．腹腔内鼠径・大腿部の解剖の簡素化　26
  2．腹腔内から見た各ヘルニア修復術　29
  3．考察　31

Ⅵ	ヘルニア手術の古典的三原則	34
Ⅶ	現在のヘルニア手術での混乱	34
Ⅷ	手術適応─ヘルニアの個別化は必要か	34

  1．EHS の鼠径部ヘルニアの分類　35
  2．各ヘルニアの修復術の個別化　36
  3．考察　37

Ⅸ	手術手技	37

  1．位置と配置　37
  2．皮膚切開　37
  3．皮下組織の切開　39
  4．外腹斜筋腱膜の切開　40
  5．外鼠径輪の位置　41
  6．神経の温存　41
  7．鼠径靱帯の露出と精索の位置　43
  8．精索のテーピング　44
  9．内ヘルニア合併の有無と鼠径床脆弱化の有無の検索　45
  10．内鼠径輪部への剝離　45
  11．精索内からのヘルニア囊の剝離分離　46
  12．ヘルニア囊の結紮・切離　49

Ⅹ	鼠径管再建法	54

  1．Lichtenstein 法（Lichtenstein repair）　54
   ⓐ Lichtenstein 法に関する基本的事項　54
   ⓑ 手術の実際　54
   ⓒ 考察　59
  2．pure tissue repair に関する基本事項　59
   ⓐ Marcy 法（Marcy's repair）　59
   ⓑ anterior iliopubic tract repair（AIPTR）　60
   ⓒ Bassini 法（Bassini's repair）　63
   ⓓ Mcvay 法（Macvay's repair, Cooper ligament repair）　65
   ⓔ Shouldice 法（Shouldice's repair）　71

- **XI　創の閉鎖と皮膚縫合** …… 76
  1. 外腹斜筋腱膜の縫合　76
  2. 皮膚の縫合　76
  3. 皮膚接着剤とガーゼの利用法　76
- **XII　腹腔鏡下ヘルニア修復術―再発・特殊症例における鼠径ヘルニアに対する手術**　76
  1. 腹腔鏡下手術　76
  2. 腹腔鏡下手術に必要な解剖　77
  3. 手術の実際　79
     - ⓐ 前処置および麻酔　79
     - ⓑ 手術室のセットアップ・体位　80
     - ⓒ 気腹およびトロカールの挿入　80
     - ⓓ 気腹内操作　82
  4. 考察　90

  文献　91

B　大腿ヘルニア　94

- **I　診断** …… 94
- **II　解剖** …… 94
- **III　手術適応** …… 95
- **IV　手術手技** …… 95
  1. 皮膚切開　95
  2. 皮下組織の切開法　95
  3. 大腿窩の露出　96
  4. 外腹斜筋腱膜の切開　96
  5. 精索のテーピング　96
  6. 外鼠径ヘルニアの合併の確認　96
  7. 鼠径床の切開　96
  8. 大腿輪でのヘルニア嚢の剥離　96
  9. 鼠径部におけるヘルニア嚢の剥離とテーピング　97
  10. 大腿輪の開大　97
  11. 内鼠径ヘルニアへの変換　97
  12. ヘルニア嚢の開放―大腿窩で行うか，鼠径靱帯頭側で行うか　98
  13. ヘルニア嚢内容の状態の確認　98
  14. ヘルニア嚢の閉鎖　99
  15. 大腿輪および鼠径床の補強　99
  16. 創の閉鎖と皮膚縫合　101

V 考察 ... 101
文献　102

C 腹壁ヘルニア — 103

I 総論 ... 103
1. 腹壁の基礎的解剖　103
2. 定義と分類　105
3. ヘルニア修復術におけるメッシュ位置の定義　106
4. 腹腔鏡下腹壁ヘルニア修復術の基本的概念　106
   - ⓐ 患者選択　107
   - ⓑ 特殊例　107
   - ⓒ 手術室でのレイアウト　107
   - ⓓ 実際の手術　109
5. 考察　111

II 臍ヘルニア ... 111
1. 発生と解剖　111
2. 定義と診断　113
3. 手術法の evidence　113
4. 手術法　114
   - ⓐ Mayo overlap(vest and pants)法　114
   - ⓑ メッシュを用いた修復法　115
   - ⓒ 腹腔鏡下手術　116
5. 考察　116

III 上腹壁ヘルニア(白線ヘルニア；epigastric hernia) ... 116
1. 症状と病態　116
2. 病因　116
3. 手術法　117

IV Spigelian hernia ... 117
1. 病因　118
2. 発生学的病因　118
3. 外科解剖　118
4. 手術法　122

V 腰ヘルニア ... 122
1. 発生学的病因　122
2. 解剖学的構造　123
3. 分類　124
4. 手術法　124

Ⅵ trocar-site hernia(port-site hernia) 124
1. 分類　124
2. 予防法の考え方　124

Ⅶ 腹壁瘢痕ヘルニア 125
1. 定義　125
2. 手術手技の設定　125
   - ⓐ 縫合とメッシュ使用　*125*
   - ⓑ 素材の選択　*125*
3. ヘルニア分類とメッシュ使用法の分類　126
4. ヘルニア分類の実際とその結果　126
   - ⓐ very small incisional hernias　*126*
   - ⓑ small and medium size incisional hernias(2〜10 cm 幅)　*126*
   - ⓒ large incisional hernias(10〜15 cm 幅)　*126*
   - ⓓ giant incisional hernias(＞15 cm 幅)　*127*
5. 手術法　127
6. 考察　129

文献　131

D 傍ストーマヘルニア ── 135
1. 定義　135
2. 発生メカニズム　135
3. 分類　135
4. 手術法　135
5. 予防のための手術法　138

文献　138

E 骨盤壁ヘルニア ── 140

Ⅰ 閉鎖孔ヘルニア(obturator hernia) 140
1. 閉鎖孔の解剖　140
2. 診断　141
3. 非観血的還納法　141
4. 手術法　144

Ⅱ 膀胱上窩ヘルニア(supravesical hernia) 145
1. 解剖とヘルニア分類　145
2. 診断　146
3. 治療　146

Ⅲ 坐骨ヘルニア（sciatic hernia） ……………………………………………… 148
1. 解剖　148
2. 診断　149
3. 治療　149

Ⅳ 会陰ヘルニア（perineal hernia） ……………………………………………… 150
1. 解剖　150
2. 治療　150

文献　151

F 腹腔内内ヘルニア — 152

Ⅰ 総論 ……………………………………………………………………………… 152
1. 結腸と結腸間膜の基本　152
2. 臨床所見と診断　152
3. 言葉の定義と分類　152

Ⅱ S状結腸間膜が関与する内ヘルニア ………………………………………… 154
1. 結腸と結腸間膜の基本　154
2. S状結腸の定義　154
3. S状結腸間膜とその癒合およびS状結腸間陥凹　155
4. S状結腸間膜が関与する内ヘルニアの定義と鑑別　157
5. 治療　158

Ⅲ 横行結腸間膜が関与する内ヘルニア ………………………………………… 158
1. 胃と横行結腸との関与―特に横行結腸中央部での関係　158
2. 横行結腸間膜が関与する内ヘルニアの考え方　159
3. 治療　162

Ⅳ 傍十二指腸ヘルニア（paraduodenal hernia） ……………………………… 162
1. 歴史　162
2. 発生　165
   - a 腸間膜体壁概念（mesenterico-parietal concept）　165
   - b Papezの概念（Papez's concept；胚外体腔説）　168
3. 治療　170

Ⅴ 大網ヘルニア（omental hernia, epiploic hernia） ………………………… 175

Ⅵ 子宮広間膜ヘルニア（hernia of the broad ligament of the uterus） ………… 176
1. 原因と分類　176
2. 病態　176
3. 治療　176

- Ⅶ Winslow 孔ヘルニア（hernia through the foramen of Winslow） ……………… 177
  - 1. 解剖と発症機序　177
  - 2. 治療　178
- Ⅷ 盲腸周囲ヘルニア（pericecal hernia, paracecal hernia） ……………… 179
  - 1. 解剖とヘルニア分類　179
  - 2. 治療　179
- Ⅸ 肝鎌状間膜裂孔ヘルニア（hernia involving the falciform ligament） ………… 179
  - 1. 解剖　179
  - 2. 形態と治療　180
- Ⅹ 腸間膜ヘルニア─特に Treves' field pouch hernia ……………… 180
  - 1. 解剖　180
  - 2. 分類　181
  - 3. 治療　182
- Ⅺ mesodiverticular vascular band によるヘルニア ……………… 182
  - 1. 発生と解剖　182
- Ⅻ 後天性腹腔内内ヘルニア─特に Petersen's hernia ……………… 185
  - 1. Petersen's hernia の概念　185
  - 文献　186

欧文索引　189

和文索引　192

Side Memo

- 鼠径ヘルニアの偽還納（reduction en masse）　33
- ヘルニア嚢の高位結紮　50
- 滑脱ヘルニアの対処　51
- 女性の鼠径ヘルニア　53
- 巨大鼠径ヘルニア　54
- 「裂孔靱帯」，「Cooper 靱帯」，「conjoined tendon」　58
- 減張切開の重要性　71
- 鼠径靱帯は切断してはいけない　100
- Amyand ヘルニア（Amyand's hernia）と de Garengeot ヘルニア（de Garengeot's hernia）　101
- 弓状線ヘルニア（arcuate line hernia）と腹直筋後鞘ヘルニア（spontaneous posterior rectus sheath hernia）　122
- 腹腔ドレナージチューブの挿入の原則　123
- suprapubic（incisional）hernia　130
- interparietal（intraparietal）hernia と interstitial hernia　146
- 膀胱ヘルニア（bladder hernia）　147
- 腹腔内の膜様構造物（Ladd 靱帯，Jackson veil, abdominal cocoon）　173
- re-entrant hernia　178
- 偶発的に検出された Meckel 憩室（incidentally detected Meckel diverticulum）の対策　184

基礎編

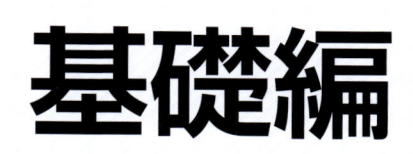

はじめに

　外ヘルニアの代表である鼠径ヘルニアは，虫垂手術，痔疾患と並んで，外科研修医として最初に手がける手術であることから，比較的容易な手技と考えられてきた。しかし，鼠径ヘルニア修復術に関しては，長きにわたりさまざまな解剖および考え方が記載されてきた。この現実を正しい方向へと導くためには，一つひとつの手術手技を臨床解剖に沿って考察し，収斂していく必要がある。そして，これが可能であるのは，今まさに手術をしている若い外科医であることに間違いはない。

　また，腹壁が関与する鼠径ヘルニア以外の外ヘルニア，内ヘルニアに関しても，その病因を発生学的に考察することにより，明らかとなることが多い。

　さらに，外科医みずからが作り出す可能性のあるヘルニアとして腹壁瘢痕ヘルニアがある。さまざまな補綴素材を使用したアプローチが多数報告されているが，その原因となった閉腹についてのevidenceを知ろうとする努力を，本書を用いてあらためて行ってほしい。

　本書では，まず総論として，言葉の定義，腸回転と腹膜，癒合，腸閉塞症などについて考察し，これをもとに以降の論理の展開を行う。さらに，医原性に腹壁瘢痕ヘルニアを作らないための腹壁縫合，使用するメッシュの考え方など，一般外科において知っておくべき総論的事項を記載する。これらを通じて，「考え直そう，いつもしている手技」という考え方を伝えたい。

I 言葉の定義―ヘルニア

　外科学におけるヘルニア(hernia)は，一般的に腹壁ヘルニアを意味する「外ヘルニア」と体腔内の「内ヘルニア」に大別される。頻度としては，鼠径ヘルニアを代表とする腹壁の欠損部に嚢(腹膜)が外に向かい突出する外ヘルニアがほとんどである。これに対して，内ヘルニアという言葉は，Steinkeの定義では，「体腔内の窩および孔の中に臓器，ことに腸管が入り込んだもの」とされている[1]。外ヘルニアという言葉は一般的に使用されることは少ないが，内ヘルニアに対応する語として必要な言葉である。

1. 剥離・切離と癒合・癒着

　手術療法とは常に，温存すべき部分と摘除すべき部分とを区別し，前者を残し後者を撤去する作業にほかならない。このことから，境界としての筋膜構成の理解が重要である。厳密に定められた境界は1本の細い線で表される。これが太く幅のある線であれば，その境界に沿った摘除は「剥離」ではなく「切離」と呼ばなければならない[2]。さらに，「癒合」と「癒着」の違いの理解も大切であり，この判断ができないとスライディングヘルニアの治療ができないことになる。

　2枚の漿膜があり，その間が血管の通り道と考える。こういった2つの面が向き合い，漿膜同士が接触したときに癒合筋膜が形成される。したがって，多重層構造(multi-layer structure)と考えられる体幹においては，それを構成するいかなる筋膜も勝手に癒合しない。それでは，実際の臨床の場ではどうかというと，みずからの術野からの認識のみにより癒合という言葉が使用されている場合も散見される。臨床解剖とは，手術においてそれが順調にいく道筋としての考え方であり，基本を変化させてしまっては理論づけができなくなる。

　癒合とは，「2枚の漿膜が1枚の漿膜となること」と簡単に定義できる。つまり，ヘルニア手術においては，癒合が関係した嚢内の臓器を剥離しようとすると嚢がなくなってしまうことになるのである。

2. 胎生期の腹膜配置・体壁

　内ヘルニアの考察を行うためには，発生学の知識が必要不可欠であり，その治療の考え方にも影響を与える。図1は，胎生期の腹膜配置・体壁の基本図である。体幹周囲の筋膜構成の解釈の基本として，Tobinら[3]および佐藤[4]の解釈がある。これによると，横隔膜より尾側の体幹の構造は，

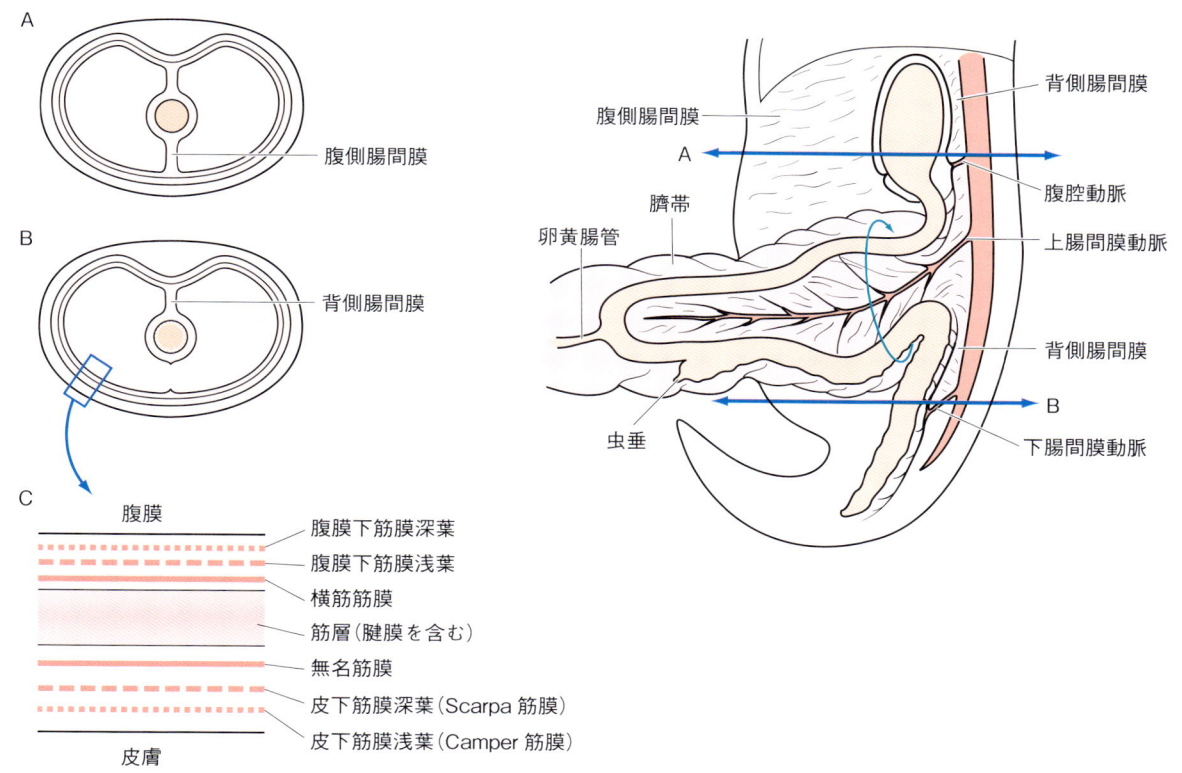

図1 胎生期の腹膜配置・体壁の基本図
体幹周囲の構成の基本は腹腔内の構成（円筒内の構成）と体壁の構成（円筒壁の構成）とに分けて考察される。

円筒内の直線腸管として単純化して考えることができる。そして，その構成の基本は腹腔内の構成（円筒内の構成）と体壁の構成（円筒壁の構成）とに分けて考察される。前者においては頭側腹部で，背側腸間膜と腹側腸間膜が存在し，尾側腹部では背側腸間膜のみが腸管に関与する。後者は環状構成であり，支持組織の層の内方として腹膜下筋膜浅葉と深葉が腹部全周に存在する。体壁は筋層を中心として，対称の位置関係となる。したがって，体幹は発生学的に multi-layer structure（玉葱構造；onion structure）と考えることができる[5]。

発生学上は，体幹に存在する膜構造は皮膚表面から定義した「浅」および「深」という語で表される。このうち，より腹膜に近い腹膜下筋膜「深葉」は単に狭義に，かつ文字どおりの腹膜下筋膜と呼ばれることが多く，背側体壁では，後腹膜下筋膜と呼ばれることもある。しかし，本書では，前・後の表現はしないことから，本来の腹膜下筋膜深葉を腹部・骨盤・鼠径大腿部での言葉と定義して使用する（図1C）。腹膜下筋膜について重要なことは，この2葉の筋膜，すなわち浅葉と深葉は互いに独立した位置関係にあることで，いかなる腸管の回転が起ころうと決して腸管や腸間膜と関係しないことである（図1C）。

以上の概念のもとに鼠径部の筋膜解剖を考えると，横筋筋膜と腹膜の間には2層の筋膜が存在することがわかる。その浅層は腹膜下筋膜浅葉であり，深層は腹膜下筋膜深葉である（図2）。ヘルニアの書では，腹膜前筋膜と称されることが多く，その浅葉，深葉と称されるが，本書ではそれらの筋膜を全身の一部としてとらえ，腹膜下筋膜浅葉・深葉という言葉を使用する。なぜなら，腹腔内での手術においては，外科手術のほとんどが背側に存在する腹膜下筋膜を相手とするからである。したがって，「下」という，本来は外科学においては使用を避けるべき言葉を使ったほうが理解しやすくなる。

ただし，これに「後」をつけて，「後腹膜下」筋膜としてしまうと，使用を避けるべき言葉である「後」と「下」が重複してしまう。ここまで筆者は，腹膜下筋膜という言葉を使用してきたが，「前」と

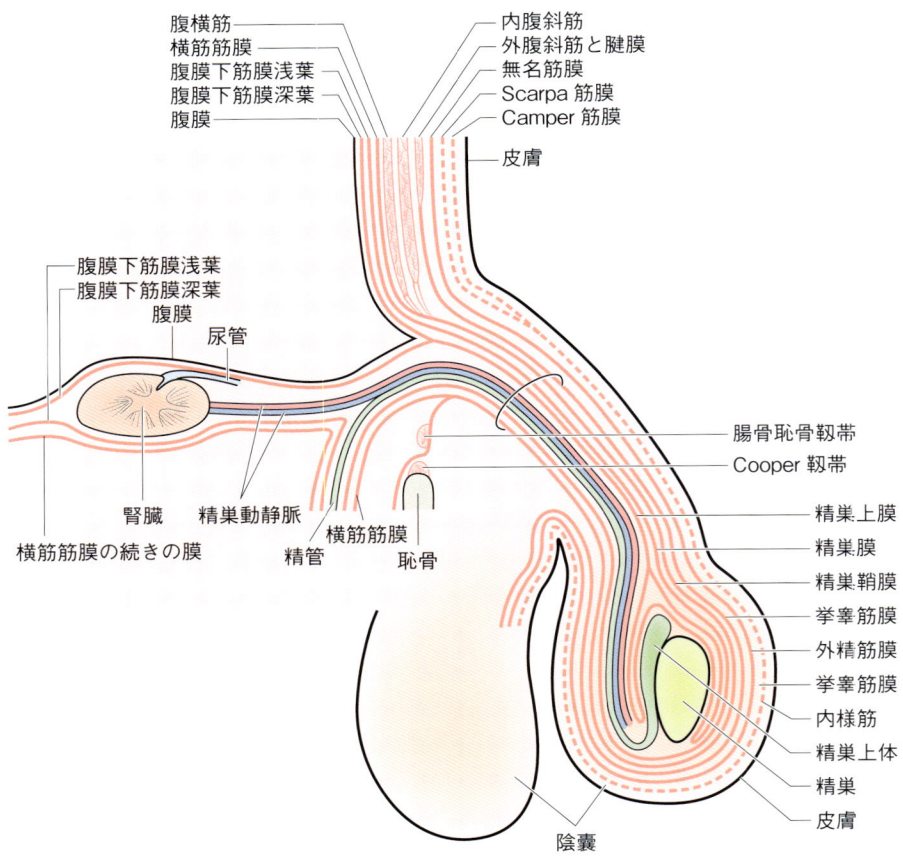

図2 鼠径部から陰嚢までの筋膜構成
腹腔から陰嚢に至るまでの筋膜構成。陰嚢部においては，筋膜が全周性に存在するとはかぎらず，一断面図では表せない可能性がある。

「後」，「上」と「下」という言葉は使用していない。なぜなら，外科学においては，1つの方向を示す言葉が2つの方向を意味してはならないと考えているからである。したがって，通常の手術においての方向を示す言葉は，「頭・尾」と「左・右」と「浅・深」としか使用してこなかった。これらの言葉は2つの方向を意味しない。したがって，全身の筋膜構成の把握からも，腹膜下の「下」だけは，腹腔内から見た場合の腹膜の下という意味での例外的使用であり，鼠径部では，あくまでも腹膜下筋膜浅葉・深葉として使用する。ヘルニアしか手術をしない外科医がいるのであれば，「前」という言葉の使用も許されるであろうが，外科医の手術は腔内からの手術が主であり，全身の multi-layer structure(onion structure)を理解しなくてはならない[6]。

II 腸管回転と腹膜，癒合

　上記の「胎生期の腹膜配置・体壁」に加えて，腹腔内内ヘルニアを考える場合には，腸管回転と腹膜，そして癒合の概念が不可欠である。

　胎生の発生の初期，中腸起源の腸は管であるが，短い腸間膜で背側腹壁に支えられ，卵黄腸管によって卵黄嚢と連結している（図1）。発生の約4週頃，中腸の発育速度は腹茎の成長速度を超え，急速に伸張し，一時的な中腸ループを形成する。頭側の脚〔頭側脚(cranial limb)あるいは前動脈脚(prearterial segment)〕は，遠位側十二指腸と空腸に進展する。尾側の脚〔尾側脚(caudal limb)あるいは後動脈脚(postarterial segment)〕は回腸，盲腸，虫垂，上行結腸，そして近位側2/3の横行

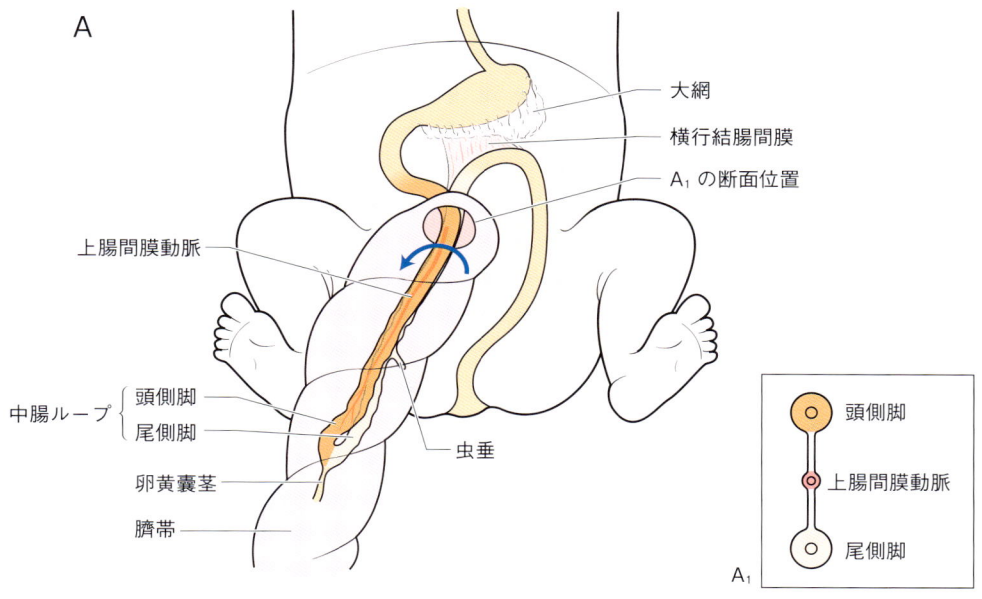

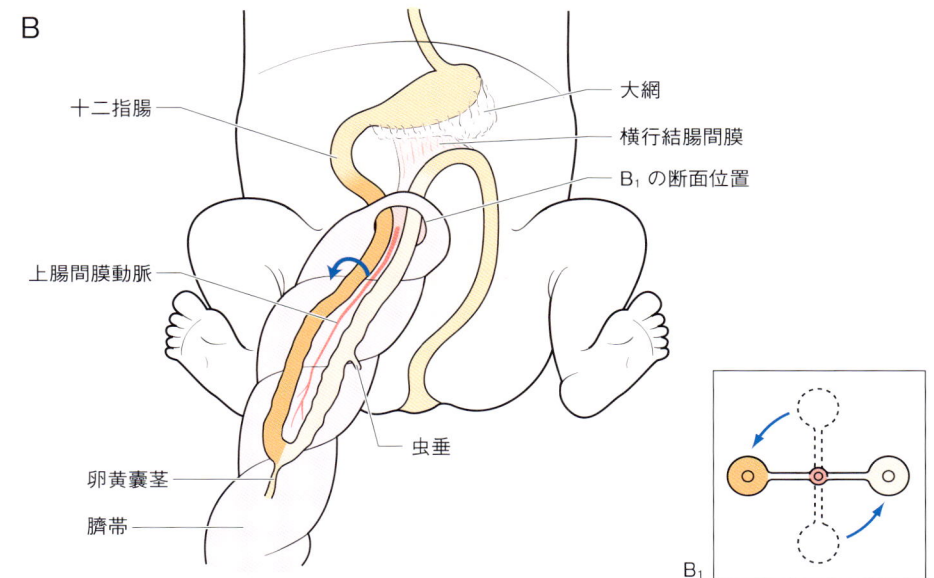

図3 腸管回転と各腸間膜の関係

本来1枚の背側腸間膜が上腸間膜動脈を中心にして回転する。
A：中腸ループの脚と中結腸動脈との関係の始まり。この時点で頭側脚，尾側脚と呼称する。
B：中腸の頭側脚が反時計回りに90°回転する。体幹における「回転方向」の定義は，「体幹に向かって見た場合」という意味である。

結腸となる。この急速な伸張のため，また肝臓の急速な増大のため，生理的臍輪ヘルニアが起こり，中腸ループが胚外体腔（extraembryonic coelom）の中に入る（図3A）。こののち，中腸は腹腔内に戻り始める。そして上腸間膜動脈の周囲で回転し始める。中腸の頭側脚が反時計回りに90°回転する（図3B）。体幹における「回転方向」の定義は，「体幹に向かって見た場合」という意味である。

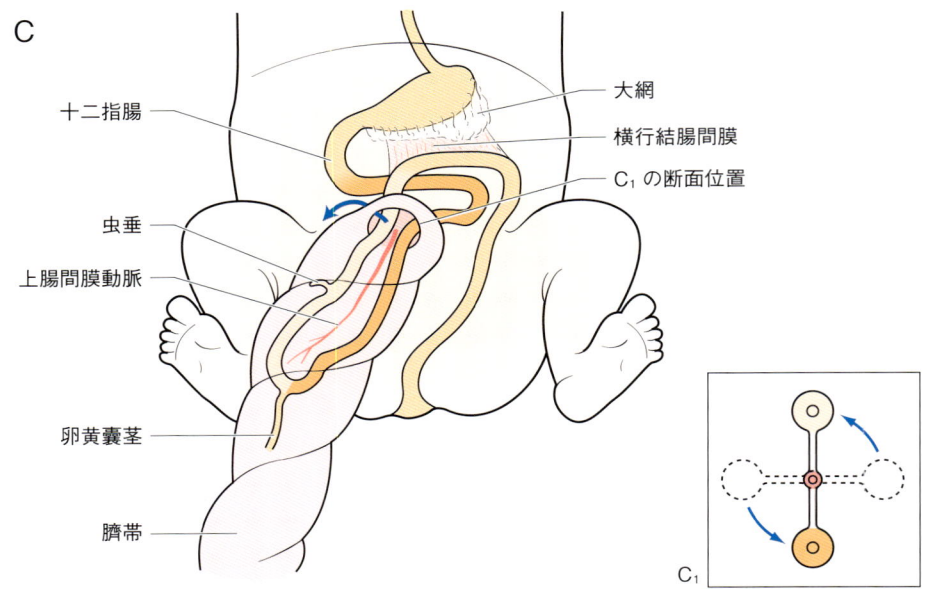

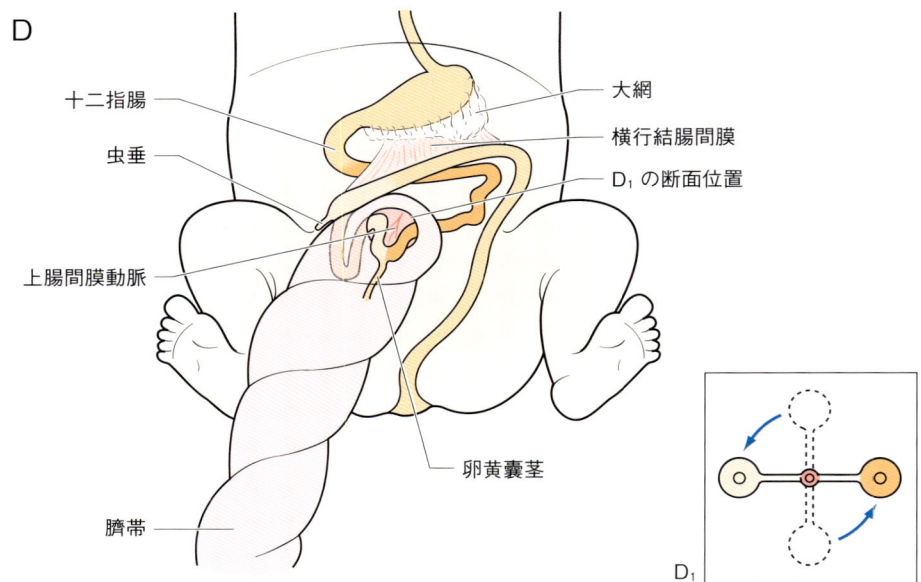

図3 腸管回転と各腸間膜の関係(つづき)
C：第10週頃，腸が腹腔へ復帰し始める。さらに90°回転する。
D：ほぼ腸が腹腔へ復帰した状態。この状態までに腸はさらに90°回転して，合計270°回転したことを示す。

　第10週頃，腸が腹腔へ復帰し始める。さらに，90°回転する(図3C)。全体で完全に270°の回転であるが，これによって正常な十二指腸のCループが形成される(図3D)。

　胎児期の後期，盲腸は回転して，腹腔の右尾側領域の正常な位置に達する。そして，各結腸間膜が腹膜と癒合することにより大腸の後腹膜への固定が完成する(図3E)[7]。腸間膜の腹膜との固定に関しては，癒合筋膜の概念が不可欠であり，各結腸間膜が腹膜と癒合することにより大腸の後腹膜への固定が完成する。

　これら，腸管回転と癒合程度の異常によりさまざまな内ヘルニアが形成される。しかし，それだ

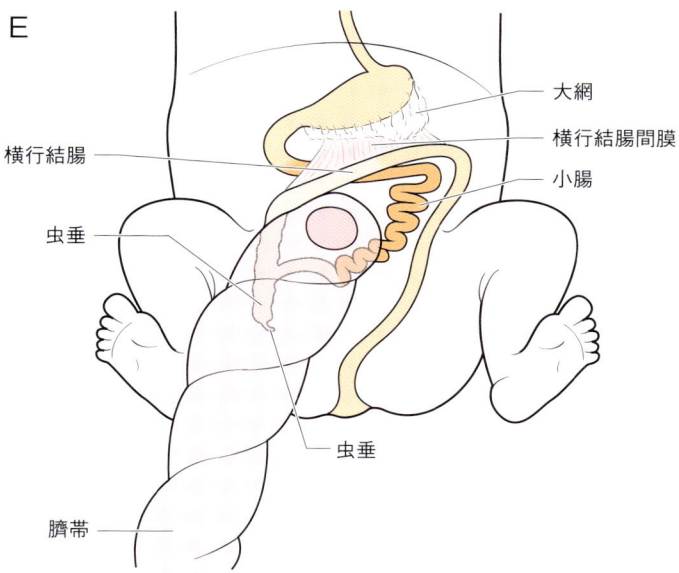

図3 腸管回転と各腸間膜の関係(つづき)
E：胎児期の後期，盲腸は回転して，腹腔の右尾側領域の正常な位置に達する。そして，各結腸間膜が腹膜と癒合することにより大腸の後腹膜への固定が完成する。

けで内ヘルニアができると考えられるわけではなく，詳細はのちの腹腔内内ヘルニアの項(152頁)で解説する。

III 腸閉塞症

ヘルニア全般に関係する病態として腸閉塞症がある。そこで，本書における「腸閉塞症」に関する考え方を以下に記す。

1. 言葉の定義

日本においては，「イレウス」という言葉がすべての腸閉塞を表す言葉として使用され続け，現在に至っている。すなわち，イレウスは機械的イレウスと機能的イレウスに分けられ，機械的イレウスは，癒着・腫瘍による閉塞などを含めた単純性と，絞扼・重積・捻転・嵌頓などを含めた複雑性に分けるのが一般的である。

しかしながら，欧米では機械的イレウスを small bowel obstruction(SBO)〔あるいは，大腸に関しては large bowel obstruction(LBO)[8]〕とし，機能的イレウス(麻痺性イレウス)を ileus と表現するのが正しい定義である。術後におけるイレウス，すなわち日本での機能的イレウスを意味する post operative ileus(POI)という概念は外科学にとって不可欠な言葉であることを考えても，欧米における SBO と ileus の概念を日本のイレウスに置き換えるべき時期にきている。

2. small bowel obstruction(SBO)の頻度の変遷

欧米では，SBO は急性腹症の外科入院の 12〜16% とされている[9]。1900年の報告では，SBO の 1,000 症例のうち，35% が絞扼性ヘルニアであり，約 19% が癒着性（単純性）であった[10]。1932年では，SBO の 6,892 症例のうち，原因の約 50% が絞扼性ヘルニアであり，7% が癒着性であった[11]。1955年では，1,252 症例の SBO のうち，10% のみがヘルニアが原因であり，37% が癒着性であった[12]。現在では，SBO の病因については，ヘルニアが 25% を占め，腹膜癒着が約 75% を占めるとされている[9]。これら歴史的変化は，鼠径ヘルニア根治手術の増加と開腹術数の増加に起因すると

考えられている。

3. SBOの診断とその定量化

　SBOは，腹部単純X線写真立位でair-fluid levelを伴う小腸の拡張があり，同一の腸ループの異なる高さでのair-fluid levelの存在はSBOを示唆する重要な所見と考えられている。しかし，Harlowら[13]はこのサインはSBOと証明された患者の52％にしか存在しないことを報告している。さらに，SBOは臨床所見・経過から，partialとcompleteに分類され，ガスや便が狭窄部を通過したか否かで判断できる。腹部単純X線写真を用いて大腸ガスのあるものをpartial，ないものをcompleteと定義している[9]。しかし，もし閉塞が早期のものであれば，いくらかのガスと便は結腸に存在するであろうことから，時間軸を考えに入れる必要があり，早期のcomplete SBOとpartial SBOの鑑別は非常に困難である[14]。同様に，放射線学的に閉塞の程度に応じて，low gradeかhigh gradeに分類され，low-grade partial obstruction, high-grade partial obstructionというように使用される。前者は造影剤による検査で閉塞部を造影剤が十分に肛門側に移動する場合で，後者は閉塞部より口側の拡張ループの中で造影剤が腸液により希釈されてしまい，肛門側にはほとんど移行しない場合である[15,16]。ただし，閉塞の部分が小腸の口側か肛門側かによって使用されるhigh obstructionとlow obstructionという言葉[17]と混同しないようにしなくてはならない。以上の分類が実際に則していないとの考え方もあるが[14]，SBOに対して，数量化して考察する必要がある。

　診断においては，上記腹部単純X線写真による診断方法以外に，最近ではCT検査が行われることが多い。SBOが疑われる90症例の研究で，Fragerら[18]は，CT検査はこれらの症例中complete SBOに100％の感度で，また，partial SBOの診断にも優れていると報告している。一方，high-grade obstructionに対しては81％の感度があるが，low-grade obstructionには48％の感度しかないとする論文もある[19]。これらのことから，SBOにおける初期の放射線検査として，造影検査が選択されるべき検査とする施設もある。しかし，バリウムによる小腸の造影経時的X線撮影は，complete症例には危険であるとされている[20]。水溶性造影剤（ガストログラフイン®）の使用による診断的・治療的効果については議論のあるところであり[21〜24]，さらに外科治療頻度に影響するかどうかはまだはっきり結論が出ていない[21,23]。

　partial SBOでも，外科手術を急ぐ必要があることを常に念頭に置くべきである。その因子としては，①腹痛と腹満の増悪，②腹膜炎，発熱や白血球増多，③12〜24時間以内にcomplete obstructionの改善しない場合，④48〜72時間経ってもpartial obstructionの改善をみないか，complete obstructionへ進行した場合，である[9]。

　世界的標準と日本の外科の間に言葉の相違があることは，イレウスとSBOのみではない。日本には日本独自の外科学があるとする立場と，世界の標準に沿った方向に向かうべきという立場の2つの方向性があり，結論は出ていない。ただいえることは，現在，世界に向けて日本の外科学について問う機会が増え，おのずと世界の共通言語に近づかざるをえない状況であることである。

　診断方法のストラテジーについても，臨床経過からpartialかcompleteか，放射線学上のlow gradeかhigh gradeかを判断することの大切さに関して，日本の外科に浸透しているとは考えにくい。いつまでも，理学所見と画像データの溝を埋められない状況ではいけない。

Ⅳ ヘルニアをみずからが作らないために─腹壁瘢痕ヘルニアを通してなぜ腹壁縫合のevidenceを学ばないのか

　腹壁瘢痕ヘルニア修復術について，詳細な記載がなされることが多い。しかし，腹壁瘢痕ヘルニアを来す原因となったかもしれない開腹法・閉腹法についての検討が十分であるとはいえない。

　開腹法については，選択した開腹術がその疾患に対するベストな切開であるか，再考が必要であるというところから始めなくてはならない。

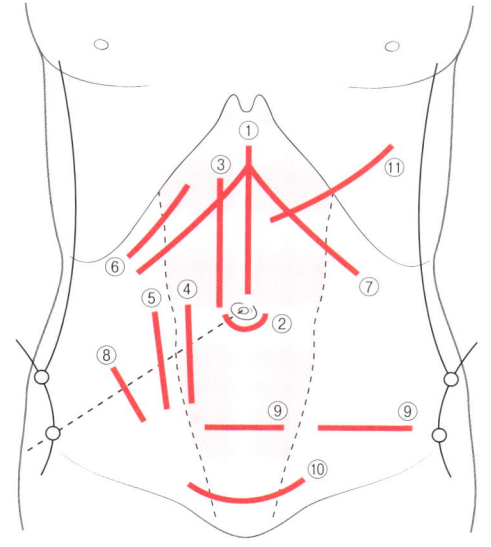

図4 腹部の切開法
腹部切開法には，冠名のものもあり，合併症を併発することから用いられなくなった切開法もある。

① 正中切開
② 臍下弧状切開
③ 傍正中切開
④ Lennander 傍腹直筋切開
⑤ Langenbeck 傍腹直筋切開
⑥ Kocher 切開
⑦ double Kocher 切開
⑧ McBurney 切開
⑨ 横切開
⑩ Pfannenstiel 切開
⑪ 胸腹切開

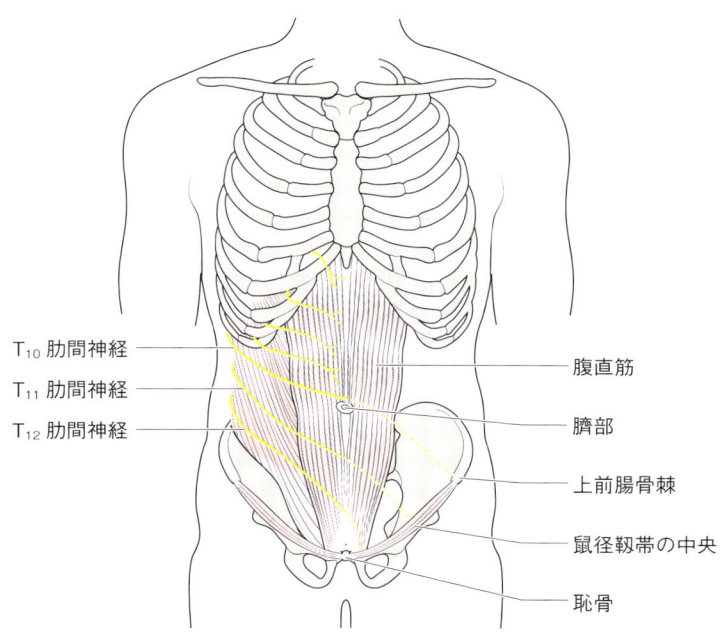

図5 腹部における肋間神経の走行
腹部切開においては，肋間神経の走行も考慮に入れる必要がある。

　外科手術における閉腹にあたっては，何層で閉腹するか，縫合材料，縫合方法など，いくつかの技術的選択をしなければならない。そして創感染，血腫，創哆開，腹壁瘢痕ヘルニアなどの術後創部合併症を最小限にしなければならない。これらのための知識を十分に身につけておくべきだが，口伝えでの手術方法であることがほとんどであるのが現実である。すなわち，"doing what I always do." である。本項では，開・閉腹法の基礎と理論を考察する。

1．開腹術

　図4に腹部における切開法を示した。また，腹部切開で考慮しなくてはならない肋間神経の走行を示した（図5）。

①　正中切開：最もアクセスおよび延長が容易で，最も多く行われる切開である．しかし，美容上の観点からはよくない．

②　臍下弧状切開：臍部ヘルニアや腹腔鏡手術のポート切開として行われるが，現代の臍の整容性から考えると反省しなくてはならない切開創である．

③　傍正中切開：1.5 cm ほど正中から離れた経腹直筋切開である．正中切開より時間がかかる．腹直筋の中の感染が問題である．腱画を切開することになる．臍右側から頭側の切開では，肝円索を切離しなくてはならない．肋間神経を切離することになり，正中側は脱神経となる．

④　Lennander 傍腹直筋切開：急性虫垂炎手術に多く行われた．腹直筋への肋間神経を切離してしまうことになる．

⑤　Langenbeck 傍腹直筋切開：腹直筋外側の切開であることから，多くの腹壁瘢痕ヘルニアを生じ，現在は用いられなくなった（図6A）．

⑥　Kocher 切開：肋骨弓から3 cm 尾側を，これに平行切開を置き，腹直筋の正中側から外側に切開する．胆嚢摘出術，左側では脾臓の手術に行われる．外側に延長すると多くの肋間神経を損傷することになり，大きなヘルニアの原因となる（図6B）．

⑦　double Kocher 切開：肝臓・脾臓手術や膵臓・胃手術にも用いられる．やはり，欠点は肋間神経切離である．

⑧　McBurney 切開：臍と上前腸骨棘を結んだ外側1/3の部を中心とし，外腹斜筋腱膜線維に平行に行う皮膚切開であったが，最近では皮膚切開のみを Langer 割線に沿って行い，外腹斜筋腱膜を線維方向に切開する方法に変わってきている．内腹斜筋と腹横筋はその筋線維を開排するために，比較的外側に創をずらしてから行うのがコツである．McBurney 点を中心に muscle splitting incision を置いたつもりが，実際には，Langenbeck 切開となってしまった場面を多く見かける．

⑨　横切開：新生児，幼児においては多用される切開であり，縦切開より整容的で痛みも少なく，呼吸器に対する影響も少ない．腹腔鏡下手術の補助切開として用いられることが多くなった．下腹部の補助切開では Spigelian 腱膜部が広く，この部分で腹壁瘢痕ヘルニアの原因となることを銘記するべきである（Spigelian hernia の項 ➡ 115頁参照）．また筋肉を切開するために，縦切開よりも血流が障害を受けるのが欠点である．

⑩　Pfannenstiel 切開：婦人科で多用される切開である．恥骨から2 cm ほど頭側を尾側に凸に切開を行う．上片を頭側に持ち上げ，腹直筋鞘を正中切開する．

⑪　胸腹切開：下部食道，上腹部のアクセスが良好．右は肝臓・胆管手術，左は食道，胃，大動脈の手術に行われる．比較的肋間神経損傷は少ない（図6C）．

さらに，正中切開と傍腹直筋切開が合わさると，傍腹直筋切開部が荒廃させられ，ヘルニアの原因となりうる（図6D）．Kocher 切開に正中切開を組み合わせると，鋭的となった部分が脆弱化する（図6E）．2つの横切開および縦切開は，"tic-tac-toe"となり，中心部にヘルニアを作る（図6F）．Kocher 切開部からドレーンを挿入すると，その部が脆弱化する（図6G）[25]．肝臓外科で行われるL字切開は神経損傷もそれなりにある（図6H）．肝臓外科の大家である前国立がんセンター長谷川博先生の横切開は肋間神経を横断するため（図6I），1本ごとにアルコールブロックをされた[26]．J字切開（幕内切開）は，この意味において，肋間神経に優しい切開であるといえる（図6J）[27,28]．

以上の典型的な切開を組み合わせたさまざまな切開法が開発されているが，これらも上記の切開の応用であることを考慮して，切開創の改善を常に考えに入れるべきである．

さらに，特に緊急手術での閉腹術において，腸管の浮腫のため，閉腹が難しい場合にどの方法で閉腹するかは，腹腔内圧（abdominal compartment syndrome）の知識なくして施行はできない．さらに，肥満症例ではどのような閉腹法を選択するのが正しいであろうか，閉腹術式の decision making が可能であろうか．evidence の乏しい開腹術・閉腹術を行いながら，一方で腹壁瘢痕ヘルニア手術を施行するという矛盾をみずからが正さなくてはならない．さらに，その開腹・閉腹術式について，いかに手術記録に記載し残すべきかについても十分に検討する必要がある．

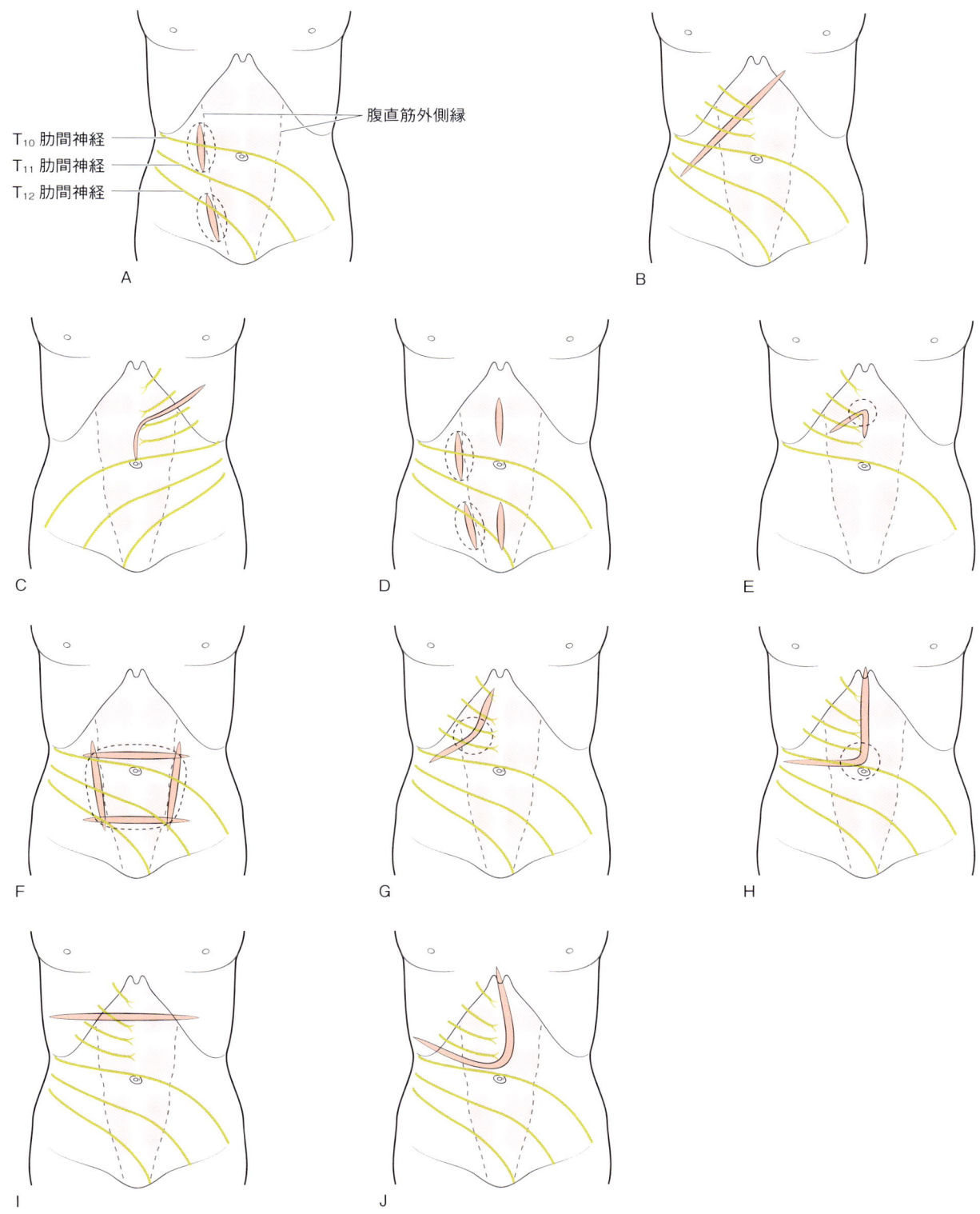

図6 さまざまな切開法による創合併症
肋間神経の損傷の少ない切開法が選択されるべきであり,腹壁瘢痕ヘルニアを来さない切開法が望まれる。

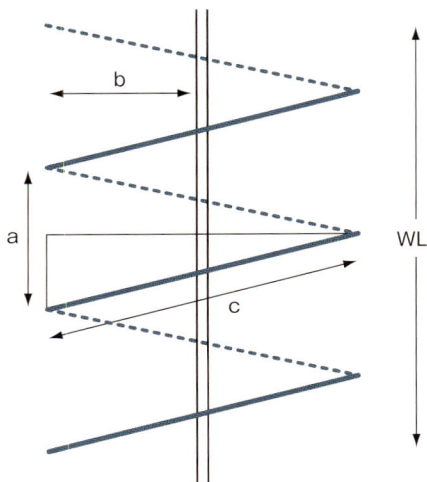

図7 縫合の幅(bite)と縫合間隔および縫合長-創長比率[27]
4:1以上の縫合長-創長比率(SL:WL)がよい。
縫合長-創長比率は，縫合の幅(a)と縫合間隔(b)に規定される。

2. 閉腹のポイント

a 縫合の幅と縫合間隔および縫合長-創長比率

　Jenkins[29]は，縫合長(suture length；SL)と創長(wound length；WL)との比率(SL：WL，以下SL：WL比)の考え方を創の連続縫合に導入した。図7において，ピタゴラスの定理から，

$$c^2 = (\frac{a}{2})^2 + (2b)^2$$

a＝縫合間隔(interval)，b＝縫合の幅(stitches あるいは bite)，

$$SL = c \times 6,\ WL = \frac{a}{2} \times 6,\ SL:WL = c:\frac{a}{2}$$

となる。以上からSL：WL比は，縫合の幅と縫合間隔に規定されるとした。これにより，4以上のSL：WL比の連続縫合を行い，1,505例の腹部縦切開術で1例の創哆開(0.07％)であった。腹壁瘢痕ヘルニアの危険を最小限にするには，腹部正中切開創においては連続の single layer technique で閉創されるべきで，SL：WL比が少なくとも4でなくてはならない[30〜33]。

　SL：WL比を少なくとも4と考えると，縫合は，大きな縫合の幅を取るか間隔が狭くても多くの小さい縫合の幅を取るかのどちらかである。実験あるいは臨床的な研究から，閉腹は小さい縫合の幅(創縁から5〜8mm)で縫合間隔がより少ない方法が感染頻度，創ヘルニア発症頻度ともに低かった[30,34,35]。しかし，今までの報告ではSL：WL比5以上での閉腹は，過体重の患者と同様に，創合併症の増加に関係してくる[32,33]。高いSL：WL比や過体重よりもむしろ大きな縫合の幅が危険因子かもしれない[34,35]。SL：WL比が5を超えた場合に感染症とヘルニアの発生率がさらに高くなるのは，大きな縫合の幅に関係していると考えられた[35]。

　これらの効果のメカニズムは実験的研究で明らかにされてきた。大きな縫合の幅では，筋肉や脂肪といった腱膜以外の他の組織は，各々の縫合の幅に含まれた。術後に腹圧が上昇すると，その縫合は縫合の幅に含まれる軟部組織を圧迫して切断するようになる[36,37]。これにより，縫合糸は緩み，創縁は離れるようになり，結果として腹壁瘢痕ヘルニアを生み出す危険度が高くなる[38,39]。理想的な縫合は，治癒組織の血流を阻害しない程度の緊張に筋膜を接近させることである。縫合糸の高い緊張は，創を脆弱化し，コラーゲン合成を阻害し，感染率を高めてしまうため，避けなくては

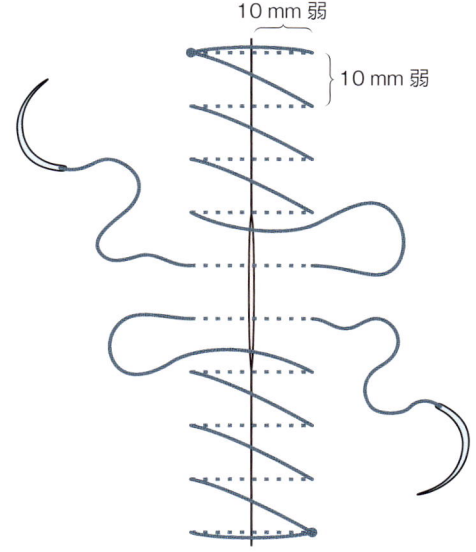

図8 連続縫合

ならない[40,41]。

以上を勘案して現在，縫合間隔1 cm弱，を勧めている。ただし，連続縫合であることを考え，mass closureに比し一針一針の重要度が増すことを銘記すべきである。

結紮点に関しては，一般的により多くの結紮をすれば，それだけ安全であり，こま結びは非こま結びより安全である[42]。

b 縫合糸の選択

理想的な閉腹法における糸の選択は，メタ分析によって異なり，Hodgsonら[43]のメタ分析では非吸収糸による連続縫合がよく，Rucinskiら[44]のメタ分析ではモノフィラメント吸収糸での連続縫合がよく，van't Rietら[45]のメタ分析では遅吸収糸の連続縫合がよいとの結論であった。したがって，使用すべきはモノフィラメント遅吸収糸か非吸収性の糸である[43〜50]。筆者は，その使用しやすいことから連続縫合にはPDS-Ⅱ®ループ糸を好んで使用している。不潔手術になった場合は，非吸収糸を使用している。さらに，腹膜炎手術で腹部に緊張がかかる場合には，尿管カテーテルに膀胱内圧の測定できるものを使用し，腹腔内圧値を参考にして閉腹可能と判断した場合には，非吸収糸で全層1層縫合を行っている。しかし，不潔手術時や緊急手術時の閉腹方法については，ほとんどevidenceがないのが現状である。

3. 閉腹の手順

腹壁縫合で最も大切なのは腱膜層の縫合であり，PDS-Ⅱ®ループ糸・連続・single layer techniqueとしている。また，腹膜縫合は創抗張力には関与しておらず，縫合の必要性はないといわれており[51〜53]，腹膜はあえて縫合しない。

連続縫合は，創の両端より中央に向かって2本のループ糸を用いる。縫合糸による組織の離断を避けるため，創縁から10 mm弱の縫合の幅を確実に取る，縫合間隔は10 mm弱としている（図8）。最後の数針は糸針を掛け終わってから組織を引き寄せるようにする。また，縫合糸を強く締めすぎると組織が離断するので，創縁の腱膜がちょうど密着する程度に引き寄せる。結紮は5回以上とする。

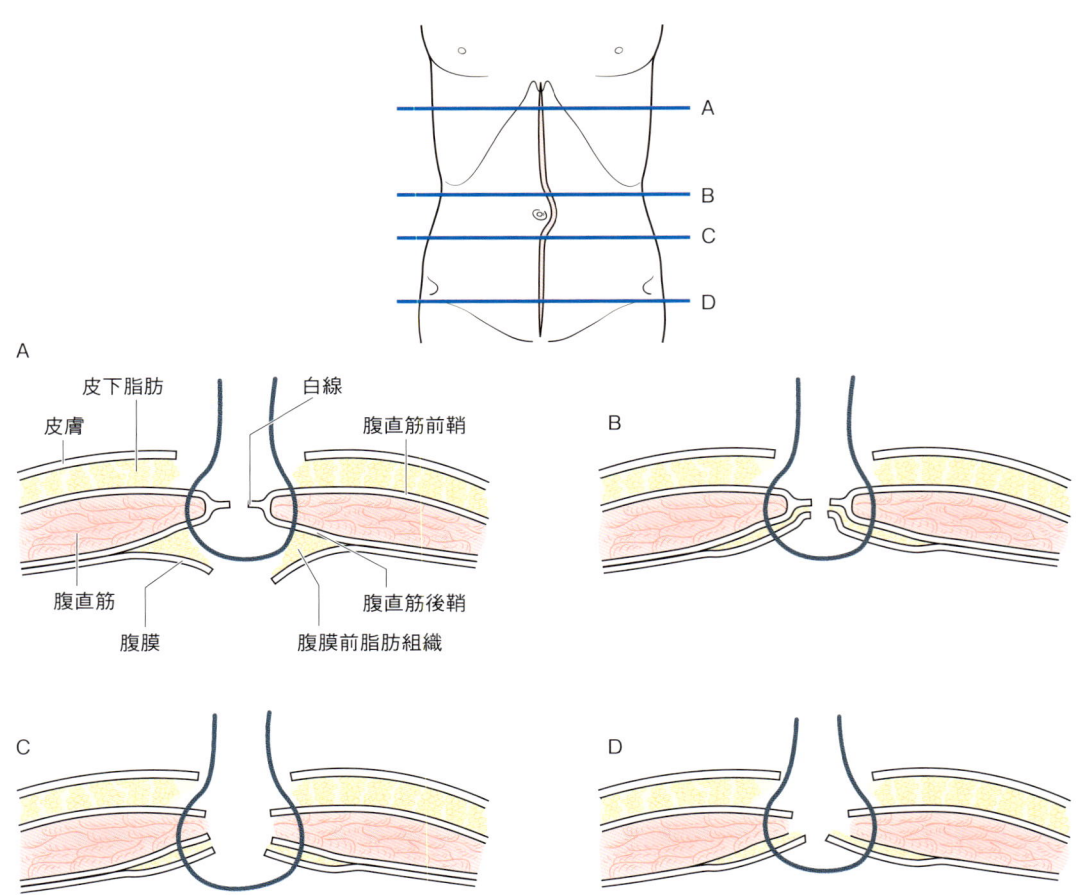

図9 腹部正中切開創の縫合
頭側部では，腱膜層のみの縫合とする（A）。臍部近傍では，腱膜層を十分拾うために腹膜を運針せざるをえない（B）。下腹部正中切開創では，腹直筋前鞘と後鞘を十分に拾うため腹直筋，腹膜にも十分に糸針を掛ける（C）。弓状線より尾側では，腹直筋前鞘を腹膜とともに連続とする（D）。

　上腹部正中切開創における頭側部では，腹膜前脂肪組織が豊富である。この部位では，腱膜層のみを縫合する（図9A）。逆に臍部近傍では，腹膜が腱膜層にしっかり癒合しており，腱膜層を十分拾うために腹膜にも同様の縫合の幅を取るしかない（図9B）。

　下腹部正中切開創では，腹直筋前鞘と後鞘を拾うため腹直筋，腹膜にも十分に糸針を掛けるしかない（図9C）。弓状線以下には腹直筋後鞘が存在しないため，腹直筋前鞘を腹膜とともに連続縫合する（図9D）。

　斜切開，横切開でも，腹膜-腹横筋-腹直筋後鞘，内腹斜筋-外腹斜筋・腱膜-腹直筋前鞘を連続縫合とすることは，正中切開創と考え方は同じである。

　皮膚縫合の前に止血を確実に行い，生理食塩水で創を洗浄する。皮下縫合は，その有効性が証明されておらず[54〜56]，異物を増やすことになるため行わない。また，皮下のドレーンは留置しない。もちろん，創からの腹腔内ドレーンなどの誘導は論外である。皮膚閉鎖には，ステープルによる閉鎖を原則とする。整容上の観点から遅吸収糸による埋没縫合を行うこともある。

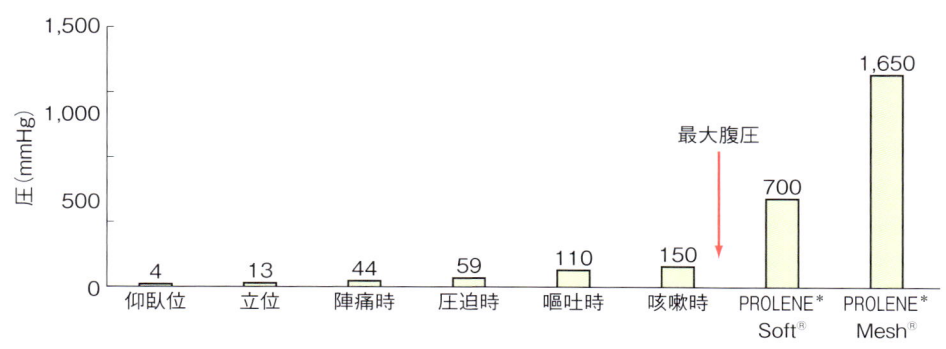

図10 腹圧とメッシュ耐用圧の比較

腹圧は仰臥位では4 mmHgであり，立位では13 mmHg，嘔吐時には110 mmHgにもなる．メッシュの弾性は，最大値として100〜150 mmHgの腹圧に対応できるようにしておけば十分と考えられる．

V メッシュに関する知識と考え方─利益相反

　1990年代前半から，鼠径・大腿ヘルニアはもちろん，一般外科で取り扱うほとんどすべてのヘルニアに対して，メッシュ製品が使用されるようになった．これに伴い，メッシュ商品が多くの企業で製造されることとなり，さらに，その手術手技に関しても企業が先鞭をつけている例も見受けられるようになった．しかし，今や利益相反に鑑み，「企業からの勧めのメッシュを試しに使用する」とする考え方はもう捨てなくてはならない時代となった．すなわち，メッシュ使用に関しては，十分な長期成績のevidenceを得て，十分なインフォームドコンセントを行ったのちにはじめて患者の体内に留置することが可能となった．

　メッシュ手術の出現は，多くの企業から多くの高価な製品が開発されることになったが，メッシュが高価すぎるため使用できない国々も多い．この高価な製品を使用する意味はあるかという疑問に関して，興味ある論文が存在する．0.04ドルの市中の蚊帳に用いる線維と，100ドルのいわゆるメッシュ製品を使用しての，鼠径ヘルニア修復術のランダム化比較試験(randomized controlled trial)の結果である．短期成績では同等と結論づけられている[57]．さらに，同様の論文が散見され[58〜62]，長期成績でも両者ともに良好との報告がなされている[63]．

　メッシュ使用時の生体反応としては，①急性炎症性変化(好中球主体)，②慢性炎症性変化(単球主体)，③異物反応(マクロファージ，線維芽細胞主体)，④線維化が起こる[64,65]，が挙げられる．また，理想的なメッシュ素材としては，①補強に足る張力をもち，②最低限の炎症反応で，③生物的・化学的に安定し扱いやすく，④感染に抵抗力をもつこと，などが必要な条件として考えられる[66]．

　メッシュの弾性と張力については，腹圧が仰臥位では4 mmHgであり，立位では13 mmHg，嘔吐時には110 mmHgにもなる．最大値として100〜150 mmHgの腹圧に対応できるようにしておけば十分と考えられる(図10)．すなわち，腹腔内圧は，通常成人で最大20 kPa(1 kPaは約10 gの重りを1 cm^{2}の上に置くことによって生じる圧力)であるので[67]，人間の腹腔を薄く，へこんだ球形とすると，腹壁の張力は，Laplace法[68]($\Delta P = 2 \cdot T/r$)による引張強度と断面積の積として計算できる．最大腹腔内圧が20 kPaで人間の平均体幹の直径が32 cmとすると，閉腹に必要な最大に要求される張力は16 N/cmとなる[69,70]．通常に利用されるメッシュの張力は32 N/cmより大きい．heavy weight meshもlight weight meshもそうである[70]．

　一般的なメッシュの問題として，必要以上の生体反応を引き起こすことにある．この生体反応を減らす重要な因子は，porosity(多孔性)である．メッシュのpore(孔)の大きさは，一定レベル以上

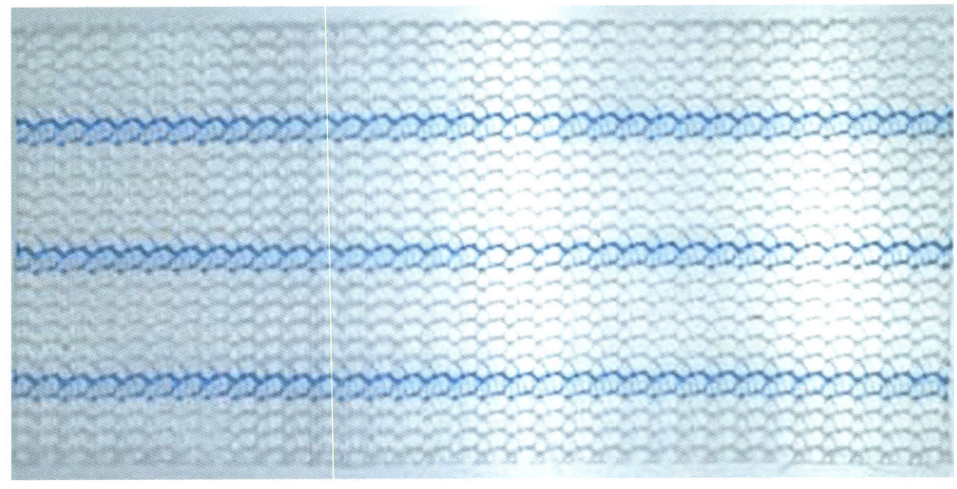

図11 PROLENE® Soft Mesh
7.6×15 cm 大のポリプロピレンモノフィラメントメッシュで knitted filament である。light weight mesh に分類され，薄くて非常に柔らかく，ほぐれづらい編み方がなされている。

の孔の大きさ＞1,000 μm が重要であり[71,72]，この値では生体反応が減少させられる。過度の生体反応は術後の感覚障害，慢性疼痛，神経障害の原因となり，QOL を低下させるとされている[73,74]。

以上のことから，メッシュを軽量にすることで生体反応を減少させ，術後合併症についても減少させることができると考えられ，術後の感覚障害，慢性疼痛，神経障害を減少させ，ひいては全体の術後合併症も減少させることができると考えられる[75]。この条件から，当科では，モノフィラメントで knitted filament である PROLENE®Soft Mesh（Ethicon 社製）を使用している（図11）[76]。

VI すべてのヘルニア術式は原論文・原著書に戻らなくてはならない

現在まで各国において，さまざまな pure tissue repair[77] の術式が報告されてきた。しかし，その伝わり方は口伝えに近く，ゆがめられてきた歴史がある。1つのヘルニア手術について検討され，成書化されているものは少ない。例えば，Bassini 手術[78〜80]であるが，この手術については，『外科学大系』といわれる外科の書においてもさまざまな術式として記載されている。さらに McVay 手術[81]については，記載される各々の術式が少しずつ異なっている。なぜこんなことが生じるかといえば，術者が知らず知らずのうちに改変するからである。よい方向の改変は問題ないと考えるが，その手術が本来もっていた原点の部分までも変更してしまっては，命名（nomenclature）はすでに何の意味ももたない。

本書では，人名がつけられた術式は，すべて原著・原論文からの調査で記載している。これら，いわゆる pure tissue repair は本書をもって初めて正確に記されたことになる。いわゆる原著からみたヘルニア手術である。

おわりに

ヘルニア手術を考えるにあたり，その基礎となる総論について述べた。手術手技を完全なものとするには，外科手技で使用する言葉の定義から始めなければならない。そのうえで，手技の基礎となる視認に耐えうる臨床解剖を「発生学的」に理解する必要が生じる。さらに，手術方法の基礎としての開・閉腹，使用するメッシュについても基本的事項を理解していないと，最終的には患者に負担をかけることとなる。決して，合併症として片づけられる事柄ではない。"怠慢"のなせる業である。

文献

1) Steinke CR : Internal hernia. Arch Surg 25 : 909-925, 1932
2) 高橋　孝：大腸癌根治手術のための解剖学的基礎．剝離と郭清（1）―剝離，郭清，血管鞘を考える．消化器外科 17：1758-1770，1994
3) Tobin CE, Benjamin JA, Wells JC : Continuity of the fascia lining the abdomen, pelvis, and spermatic cord. Surg Gynecol Obstet 83 : 575-596, 1946
4) 佐藤達夫：体壁における筋膜の層構成の基本設計．医学のあゆみ 114：C168-175，1980
5) Sato T, Hashimoto M : Morphological analysis of the fascial lamination of the trunk. Bull Tokyo Med Dent Univ 31 : 21-32, 1984
6) 三毛牧夫：腹腔鏡下手術で理解しておきたい筋膜の解剖と脈管解剖．加納宣康（監），三毛牧夫（著）：腹腔鏡下大腸癌手術．医学書院．pp2-18, 2012
7) Moore KL, Persaud TVN（著），瀬口春道，小林俊博，Garcia del Saz E（訳）：中腸ループの回転．ムーア人体発生学．医歯薬出版．pp215-218, 2011［Moore Keith L, Persaud TVN : The Developing Human : Clinically Oriented Embryology. 8th ed. Saunders-Elsevier, Philadelphia, 2008］
8) Artinyan A, Nunoo-Mensah JW, Balasubramaniam S, et al : Prolonged postoperative ileus-definition, risk factors, and predictors after surgery. World J Surg 32 : 1495-1500, 2008
9) Kim SY, Morris JB : Small bowel obsruction. In Yeo CJ, Dempsey DT, Klein AS, et al（eds）: Schacklford's Surgery of the Alimentary Tract, 6th ed. Saunders Elsevier, Philadelphia, pp1025-1034, 2007
10) Gibson CL : A study of thousand operations for acute intestinal obstruction and gangrenous hernia. Ann Surg 32 : 486-514, 1900
11) Vick RM : Statistics of acute intestinal obstruction. Br Med J 2 : 546, 1932
12) Smith GA, Perry JF Jr, Yonehiro EG : Mechanical intestinal obstruction : a study of 1,252 cases. Surg Gynecol Obstet 100 : 651-660, 1955
13) Harlow CL, Stears RL, Zeligman BE, et al : Diagnosis of bowel obstruction on plain abdominal radiographs : significance of air-fluid levels at different heights in the same loop of bowel. AJR Am J Roentgenol 161 : 291-295, 1993
14) Hodin RA, Matthews JB : Small intestine. In Norton JA, Barie PS, Bollinger RR, et al（eds）: Surgery : Basic Science and Clinical Evidence, 2nd ed. Springer-Verlag, New York, pp963-990, 2008
15) Maglinte DD, Gage SN, Harmon BH, et al : Obstruction of the small intestine : accuracy and role of CT in diagnosis. Radiology 188 : 61-64, 1993
16) Fuchsjäger MH : The small-bowel feces sign. Radiology 225 : 378-379, 2002
17) Maglinte DD, Balthazar EJ, Kelvin FM, et al : The role of radiology in the diagnosis of small-bowel obstruction. Am J Roent 168 : 1171-1180, 1997
18) Frager D, Medwid SW, Baer JW, et al : CT of small bowel obstruction: value in establishing the diagnosis and determining the degree and cause. AJR Am J Roentgenol 162 : 37-41, 1994
19) Maglinte DD, Lappas JC, Kelvin FM, et al : Small bowel radiography : how, when, and why? Radiology 163 : 297-305, 1987
20) Choi HK, Chu KW, Law WL : Therapeutic value of gastrografin in adhesive small bowel obstruction after unsuccessful conservative treatment. Ann Surg 236 : 1-6, 2002
21) Assalia A, Schein M, Kopelman D, et al : Therapeutic effect of oral Gastrografin in adhesive, partial small-bowel obstruction : a prospective randomized trial. Surgery 115 : 433-437, 1994
22) Feigin E, Seror D, Szold A, et al : Water-soluble contrast material has no therapeutic effect on postoperative small-bowel obstruction: results of a prospective, randomized clinical trial. Am J Surg 171 : 227-229, 1996
23) Fevang BT, Jensen D, Fevang J, et al : Upper gastrointestinal contrast study in the management of small bowel obstruction ― a prospective randomized study. Eur J Surg 166 : 39-43, 2000
24) Biondo S, Parés D, Mora L, et al : Randomized clinical study of Gastrografin administration in patients with adhesive small bowel obstruction. Br J Surg 90 : 542-546, 2003
25) Ponka JL : Incisional hernias. In Ponka JL（ed）: Hernias of the abdominal wall. WB Saunders, Philadelphia, pp369-396, 1980
26) 長谷川　博：高位横切開．肝切除のテクニックと患者管理．医学書院．pp43-50, 1985
27) Kawasaki S, Makuuchi M : Surgical management of malignant liver disease. In Lygidakis N, Makuuchi M（eds）: Pitfalls and complications in the diagnosis and management of hepatobiliary and pancreatic disease. Georg Thieme Verlag, Stuttgart, pp86-88, 1993
28) Chang SB, Palavecino M, Wray CJ, et al : Modified Makuuchi incision for foregut procedures. Arch Surg 145 : 281-284, 2010
29) Jenkins TP : The burst abdominal wound : a mechanical approach. Br J Surg 63 : 873-876, 1976
30) Millboum D, Cengiz Y, Israelsson LA : Effect of stitch length of wound complications after closure of midline incisions : a randomized controlled trial. Arch Surg 144 : 1056-1059, 2009
31) Israelsson LA, Jonsson T : Suture length to wound length ratio and healing of midline laparotomy incisions. Br J Surg 80 : 1284-1286, 1993
32) Israelsson LA, Jonsson T, Knutsson A : Suture technique and wound healing in midline laparotomy incisions. Eur J Surg 162 : 605-609, 1996

33) Israelsson LA, Jonsson T : Overweight and healing of midline incisions: the importance of suture technique. Eur J Surg 163 : 175-180, 1997
34) Millbourn D, Israelsson LA : Wound complications and stitch length. Hernia 8 : 39-41, 2004
35) Millbourn D, Cengiz Y, Israelsson LA : Risk factors for wound complications in middle abdominal incisions related to the size of stitches. Hernia 15 : 261-266, 2011
36) Cengiz Y, Gislason H, Svanes K, et al : Mass closure technique : an experimental study on separation of wound edge. Eur J Surg 167 : 60-63, 2001
37) Harlaar JJ, van Ramshorst GH, Nieuwenhuizen J, et al : Small stitches with small suture distance increase laparotomy closure strength. Am J Surg 198 : 392-395, 2009
38) Pollock AV, Evans M : Early prediction of late incisional hernias. Br J Surg 76 : 953-954, 1989
39) Burger JWA, Lange JF, Halm JA : Incisional hernia : early complication of abdominal surgery. World J Surg 29 : 1608-1613, 2005
40) Höer J, Klinge U, Schachtrupp A, et al : Influence of suture technique on laparotomy wound healing: an experimental study in the rat. Langenbecks Arch Surg 386 : 218-223, 2001
41) Höer JJ, Junge K, Schachtrupp A, et al : Influence of laparotomy closure technique on collagen synthesis in the incisional region. Hernia 6 : 93-98, 2002
42) Dinsmore RC : Understanding surgical knot security : A proposal to standardize the literature. J Am Coll Surg 180 : 689-699, 1995
43) Hodgson NC, Malthaner RA, Ostbye T : The search for an ideal method of abdominal fascial closure : a meta-analysis. Ann Surg 231 : 436-442, 2000
44) Rucinski J, Margolis M, Panagopoulos G, et al : Closure of the abdominal midline fascia : meta-analysis delineates the optimal technique. Am Surg 67 : 421-426, 2001
45) van't Riet M, Steyerberg EW, Nellensteyn J, et al : Meta-analysis of techniques for closure of midline abdominal incisions. Br J Surg 89 : 1350-1356, 2002
46) Weiland DE, Bay RC, Del Sordi S : Choosing the best abdominal closure by meta-analysis. Am J Surg 176 : 666-670, 1998
47) O'Dwyer PJ, Courtney CA : Factors involved in abdominal wall closure and subsequent incisional hernia. Surgeon 1 : 17-22, 2003
48) Pearl ML, Rayburn WF : Choosing abdominal incision and closure techniques : a review. J Reprod Med 49 : 662-670, 2004
49) Ceydeli A, Rucinski J, Wise L : Finding the best abdominal closure : an evidence-based review of the literature. Curr Surg 62 : 220-225, 2005
50) Diener MK, Voss S, Jensen K, et al : Elective midline laparotomy closure. the INLINE systematic review and meta-analysis. Ann Surg 251 : 843-856, 2010
51) Huguh TB, Nankivell C, Meagher AP, et al : Is closure of the peritoneal layer necessary in the repair of midline surgical abdominal wounds? World J Surg 14 : 231-234, 1990
52) Callaghan P : Hands off the peritoneum. Lancet 1 : 849-850, 1986
53) Duffy DM, diZerega GS : Is peritoneal closure necessary? Obstet Gynecol Surv 12 : 817-822, 1994
54) Milewski PJ, Thomson H : Is a fat stitch necessary? Br J Surg 67 : 393-394, 1980
55) Hussain SA : Closure of subcutaneous fat : a prospective randomized trial. Br J Surg 77 : 107, 1990
56) Paral J, Ferko A, Varga J, et al : Comparison of sutured versus non-sutured subcutaneous fat tissue in abdominal surgery. Eur Surg Res 39 : 350-358, 2007
57) Freudenberg S, Sano D, Ouangré E, et al : Commercial mesh versus nylon mosquito net for hernia repair. A randomized double-blind study in Burkina Faso. World J Surg 30 : 1784-1789, 2006
58) Clarke MG, Oppong C, Simmermacher R, et al : The use of sterilized polyester mosquito net mesh for inguinal hernia repair in Ghana. Hernia 13 : 155-159, 2009
59) Yang J, Papandria D, Rhee D, et al : Low-cost mesh for inguinal hernia repair in resource-limited settings. Hernia 15 : 485-489, 2001
60) Kingsnorth AN, Tongaonkar RR, Awojobi OA : Commentary on : low-cost mesh for inguinal hernia repair in resource-limited settings. Hernia 15 : 491-494, 2011
61) Stephenson BM, Kingsnorth AN : Safety and sterilization of mosquito met mesh for humanitarian inguinal hernioplasty. World J Surg 35 : 1957-1960, 2011
62) Tongaonkar RR, Reddy BV, Mehta VK, et al : Preliminary multicentric trial of cheap indigenous mosquito-net cloth for tension-free hernia repair. Indian J Surg 65 : 89-95, 2003
63) Sørensen CG, Rosenberg J : The use of sterilized mosquito nets for hernioplasty : a systematic review. Hernia 16 : 621-625, 2012
64) Klinge U, Klosterhalfen B, Birkenhauer V, et al : Impact of polymer pore size on the interface scar formation in a rat model. J Surg Res 103 : 208-214, 2002
65) Rosch R, Junge K, Schachtrupp A, et al : Mesh implants in hernia repair. Inflammatory cell response in a rat model. Eur Surg Res 35 : 161-166, 2003
66) Klinge U, Junge K, Stumph M, et al : Functional and morphological evaluation of a low-weight, monofilament polypropylene mesh for hernia repair. J Biomed Mater Res 63 : 129-136, 2002
67) Stelzner F : Function of the abdominal wall and development and therapy of hernias. Langenbecks Arch Chir

379 : 109-119, 1994
68) Stillwell GK : The law of Laplace. Some clinical applications. Mayo Clin Proc 48 : 863-869, 1973
69) Cobb WS, Burns JM, Peindl RD, et al : Textile analysis of heavy weight, mid-weight, and light weight polypropylene mesh in a porcine ventral hernia model. J Surg Res 136 : 1-7, 2006
70) Grevious MA, Cohen M, Jean-Pierre F, et al : The use of prosthetics in abdominal wall reconstruction. Clin Plast Surg 33 : 181-197, 2006
71) Bellón JM, Contreras LA, Buján J, et al : Tissue response to polypropylene meshes used in the repair of abdominal wall defects. Biomaterials 19 : 669-675, 1998
72) Greca FH, de Paula JB, Biondo-Simoes ML, et al : The influence of differing pore sizes on the biocompatibility of two polypropylene meshes in the repair of abdominal defects. Experimental study in dogs. Hernia 5 : 59-64, 2001
73) Novitsky YW, Harrell AG, Hope WW, et al : Meshes in hernia repair. Surg Technol Int 16 : 123-127, 2007
74) Simons MP, Aufenacker T, Bay-Nielsen M, et al : European Hernia Society guidelines on the treatment of inguinal hernia in adult patients. Hernia 13 : 343-403, 2009
75) Cobb WS, Kercher KW, Heniford BT : The argument for lightweight polypropylene mesh in hernia repair. Surg Innov 12 : 63-69, 2005
76) 渡邉幸博, 三毛牧夫, 加納宣康：メッシュ素材を考慮した鼠径ヘルニア手術. 外科 69：1341-1344, 2007
77) 三毛牧夫, 加納宣康：鼠径・大腿ヘルニアに対する Pure tissue repairs とその今日的意義. 手術 62：1691-1696, 2008
78) Bassini E : Über die Behandlung des Leistenbruches. Arch Klin Chir 40 : 429-476, 1889
79) Bassini E : New operative method for the cure of inguinal hernia. Cine-Med, Inc, 2008
80) 三毛牧夫：原著からみた鼠径ヘルニア手術— Bassini's operation. 外科 61：419-425, 1999
81) 三毛牧夫, 加納宣康：原著からみた鼠径・大腿ヘルニア手術— McVay repair. 手術 61：1939-1943, 2007

応用編

- **A** 鼠径ヘルニア ——— 22
- **B** 大腿ヘルニア ——— 94
- **C** 腹壁ヘルニア ——— 103
- **D** 傍ストーマヘルニア 135
- **E** 骨盤壁ヘルニア ——— 140
- **F** 腹腔内内ヘルニア — 152

A 鼠径ヘルニア

　内鼠径輪からヘルニア嚢が脱出してくる外鼠径ヘルニア(external inguinal hernia)は鼠径部ヘルニアのなかでも最も発生頻度が高い。したがって，このヘルニアをいかに効果的に治療するか，つまりいかに術後合併症なく，早期に社会復帰が可能で，術後愁訴や再発なく治療できるかにより，ヘルニアの治療成績が決まる。この20年間に鼠径ヘルニア修復術に対する考え方は激変してきている。

I 鼠径部の臨床解剖

　鼠径ヘルニアにアプローチする場合の最初で最低限の基礎知識は，「基礎編」で述べた腹壁の基本筋膜構成である(胎生期の腹膜配置・体壁の項 ➡ 2頁参照)。すなわち，腹壁は筋肉を中心として，浅層と深層が対称の筋膜構成となっている[1〜3]。この知識を鼠径部に広げると，外鼠径ヘルニアに関与した部位での矢状面(図12)と冠状面(図13)で理解するのがよい。

　精索部分においては，内精筋膜は横筋筋膜に由来し，この深層にさらに2層の腹膜下筋膜が存在する。ただし，各筋膜は互いに密着しており，識別が難しいことも多い。しかし，識別しようとする姿勢は大切であり，腹膜下筋膜浅葉と深葉の間には脂肪組織が比較的豊富であることが識別の一助となる(図13)。

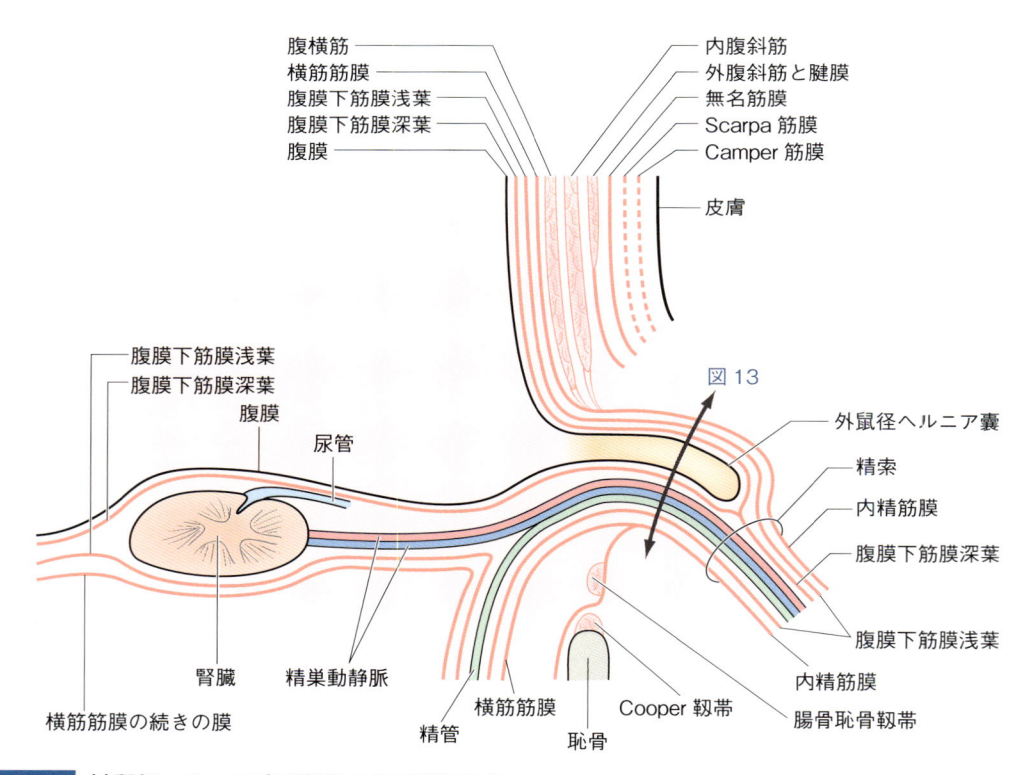

図12　外鼠径ヘルニア(下腹部の矢状断面図)
腹膜下筋膜浅葉と深葉は，腎臓を包む筋膜と同じである。精索内でも精管・精巣動静脈は腎臓と同じスペースに存在する。ヘルニア嚢に一番近い筋膜は腹膜下筋膜深葉である。

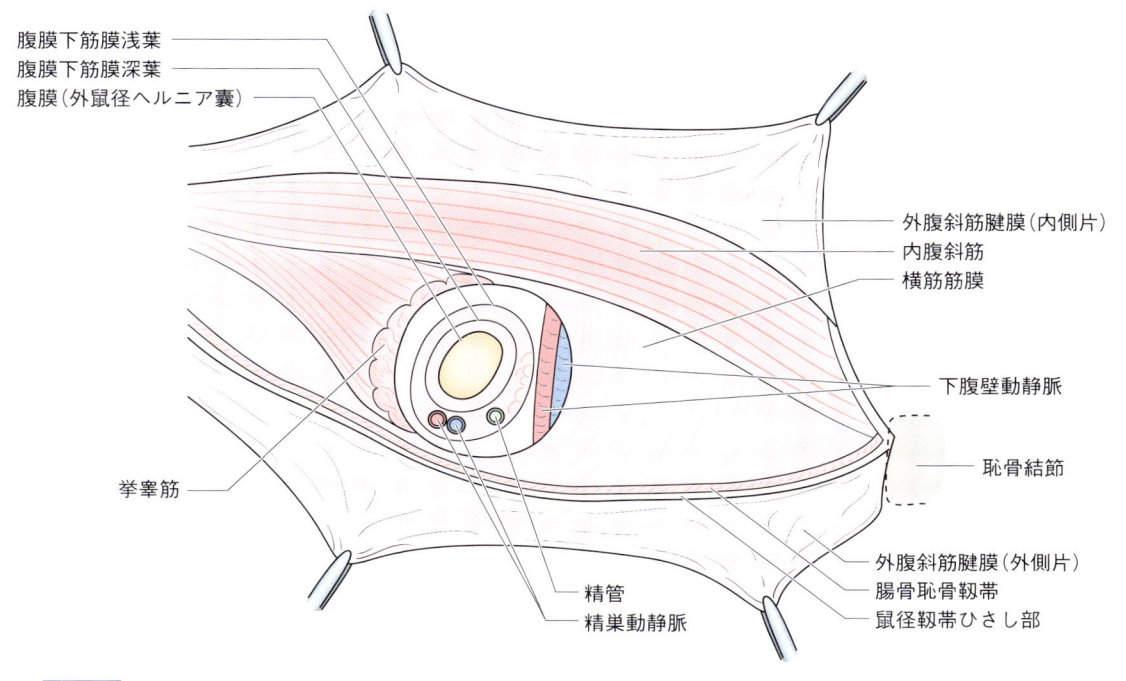

図13 右側外鼠径ヘルニア（内鼠径輪での精索の冠状面）

精巣動静脈は，腹膜下筋膜深葉と浅葉の間に存在する。下腹壁血管は，泌尿生殖系とは関係ないため，腹膜下筋膜浅葉と横筋筋膜の間に存在する。

（ラベル：腹膜下筋膜浅葉，腹膜下筋膜深葉，腹膜（外鼠径ヘルニア嚢），外腹斜筋腱膜（内側片），内腹斜筋，横筋筋膜，下腹壁動静脈，恥骨結節，外腹斜筋腱膜（外側片），腸骨恥骨靱帯，鼠径靱帯ひさし部，精管，精巣動静脈，挙睾筋）

　この腹膜下筋膜という言葉は，鼠径部においてはさまざまな名称がつけられており，混乱を来している。従来の，鼠径部解剖について言及する場合には注意が必要である。ここでは，全身の一部としての言葉である「腹膜下筋膜」という言葉を使用する。

　ヘルニア嚢の高位結紮（high ligation）の位置として，「腹膜前脂肪組織のレベル」という言葉が使用されるが，この言葉自体が何を意味するかが不明確である。すなわち，腹膜より浅い部分に存在する脂肪組織は通常は腹膜下筋膜浅葉と深葉の間にあり，この脂肪組織は，精索部分まで入り込むため，高位結紮の目印とすることには無理がある。したがって，「高位結紮」という言葉の定義づけをすることは難しい。通常は，ヘルニア嚢の本体は腹膜であることを考え，その高位結紮は，横筋筋膜レベルを超えて腹腔側であると考えられることが多い。

　腹膜下筋膜浅葉と深葉に囲まれた領域は，泌尿生殖器系の臓器の通り道であることから，腎臓，尿管，精巣動静脈，精管などはこの2枚の筋膜の間に存在する（図14）。泌尿生殖器系の臓器ではない下腹壁動静脈とその恥骨枝は，横筋筋膜と腹膜下筋膜浅葉の間を走行することになる（図13）。

　腹膜前腔，Bogros腔，Retzius腔など，腔に言及した言葉は多い。しかし，それぞれの定義は，その時代背景を反映しており，現時点での筋膜構成の理解とは一線を画していると考えるのが正しい[4,5]。したがって，本書では，臨床解剖的に筋膜を解釈することが重要であると考えており，あえてこれらの腔の定義には言及しない。

Ⅱ Hesselbach三角と外側三角

　下腹壁動静脈の内側で，腹直筋鞘外縁，鼠径靱帯（inguinal ligament）に囲まれた部はHesselbach三角（Hesselbach triangle）と呼ばれる（図15）。19世紀にドイツのHesselbachが唱えたHesselbach三角は本来，大腿輪も含んだ領域であったが[6~8]，鼠径靱帯の頭側のみがHesselbach三角と呼ばれるようになってしまった。いつからそうなったかは定かではない。

　メッシュによる修復ではHesselbach三角周囲だけでなく，内鼠径輪も含む外側三角（lateral tri-

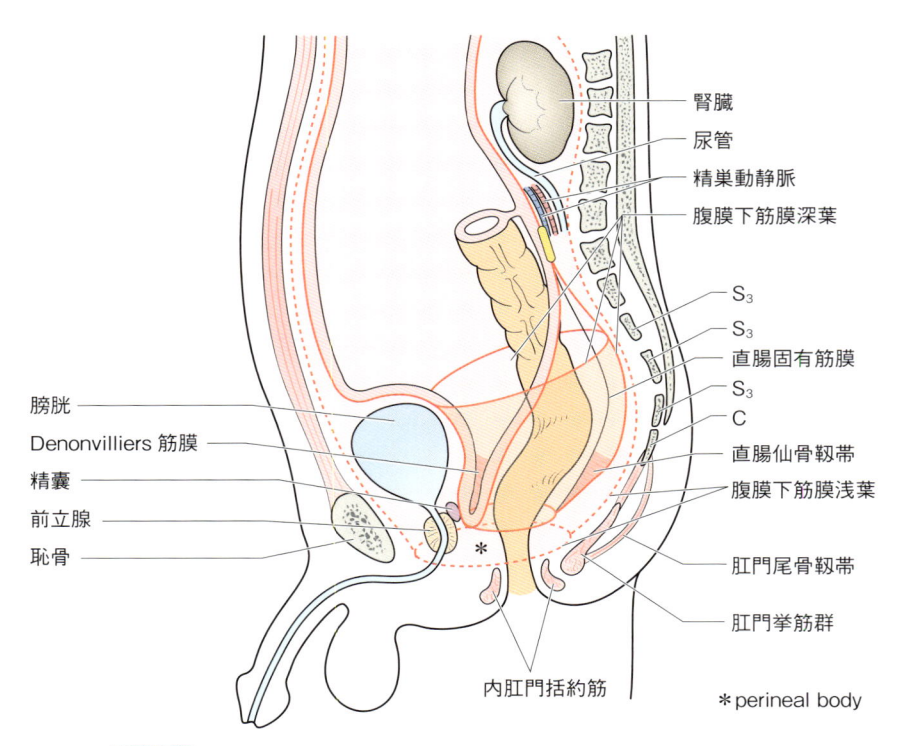

図14 腹膜下筋膜浅葉と深葉の関係
鼠径部での筋膜構成は，体幹すべての部分において共通である。

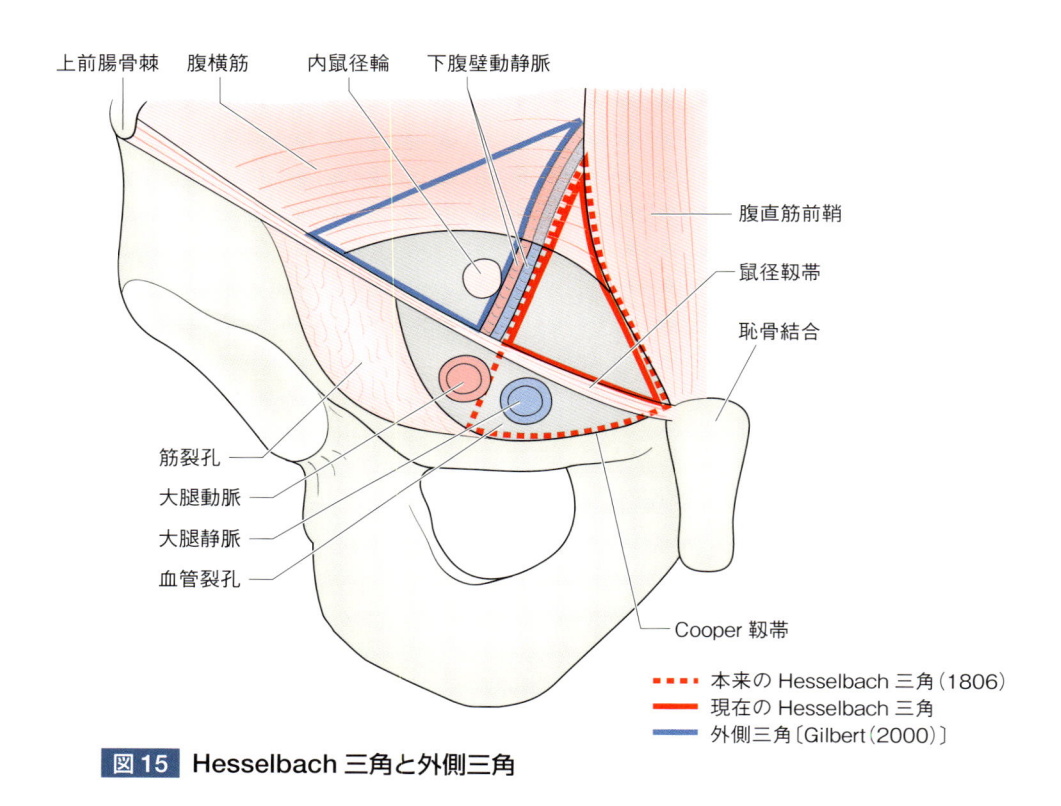

図15 Hesselbach 三角と外側三角

- - - 本来の Hesselbach 三角 (1806)
―― 現在の Hesselbach 三角
―― 外側三角 [Gilbert (2000)]

angle)もしっかりと補強すべきである。本書においては，外側三角については，「Gilbert の定義」を用いる[9]。下腹壁血管と鼠径靱帯を3等分した中央部分，さらに鼠径靱帯外側 2/3 の点と下腹壁血管が腹直筋外側縁と加わる部分を結んだ線で囲まれた部分とする(図15)。この外側三角の周囲は保護する筋肉がなく，外鼠径ヘルニア嚢を精索から剝離する際，自然のヘルニア発生防御メカニズムを司る横筋筋膜の sling を破壊しないように注意が必要である。

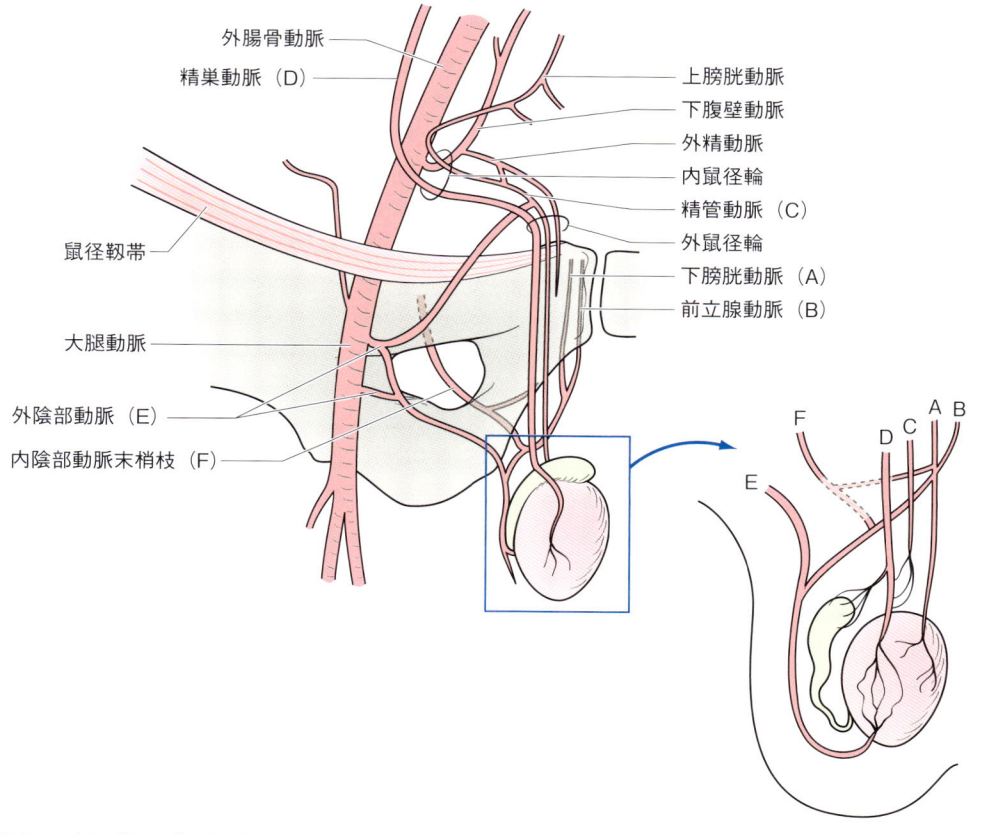

図16 鼠径・大腿部の動脈と精巣への血流

下腹壁動脈は，外腸骨動脈から分岐し，内鼠径輪の内縁を迂回するように頭側・内側に走行し，腹直筋後面に2, 3の枝を出しながら腹直筋内に入る。精索には外精動脈，精巣動脈と上膀胱動脈の枝である精管動脈が走行している。

III 下腹壁動静脈とヘルニアの種類

　　外腸骨動静脈の分枝である下腹壁動静脈(inferior epigastric artery and vein)は，横筋筋膜と腹膜下筋膜浅葉の間を頭側に走行する。ヘルニア嚢がこの血管より内側の内側鼠径窩に存在するときは内鼠径ヘルニア(internal or direct inguinal hernia)，外側の外側鼠径窩に存在する内鼠径輪から発生しているときは外鼠径ヘルニア(external or indirect inguinal hernia)である(図15)。

　　厳密には，内鼠径ヘルニアはこの血管と腹横筋腱膜弓，鼠径靱帯に囲まれた部の脆弱化により発生する。この部は内腹斜筋，腹横筋を欠き，横筋筋膜(transversalis fascia)のみ(ただし，腹横筋腱膜や内腹斜筋腱膜線維を含む)で形成され，鼠径床(inguinal floor)と呼ばれる。

IV 鼠径大腿部の動静脈と死冠

　　鼠径・大腿部領域の血管のうち，最も手術手技の指標となるのは，下腹壁動静脈である。この脈管は，外腸骨動静脈が鼠径靱帯の後方をくぐって大腿動静脈に移る一歩手前の枝で，内鼠径輪の内縁を迂回するように頭側・内側に走って腹直筋後面に2, 3の枝を出しながら腹直筋後鞘の尾側縁である弓状線(arcuate line)で腹直筋内に入る(図16)。

　　下腹壁動脈には鼠径靱帯のひさし部に沿って走る外精動脈など，いくつかの枝がある。また，精索には外精動脈，精巣動脈と上膀胱動脈の枝である精管動脈が走行している。さらに精巣と精巣上体には，上記の動脈以外に，外陰部動脈の枝や，内陰部動脈の末梢枝があり，さらに下膀胱動脈，前立腺動脈からの血流もある(図16)。

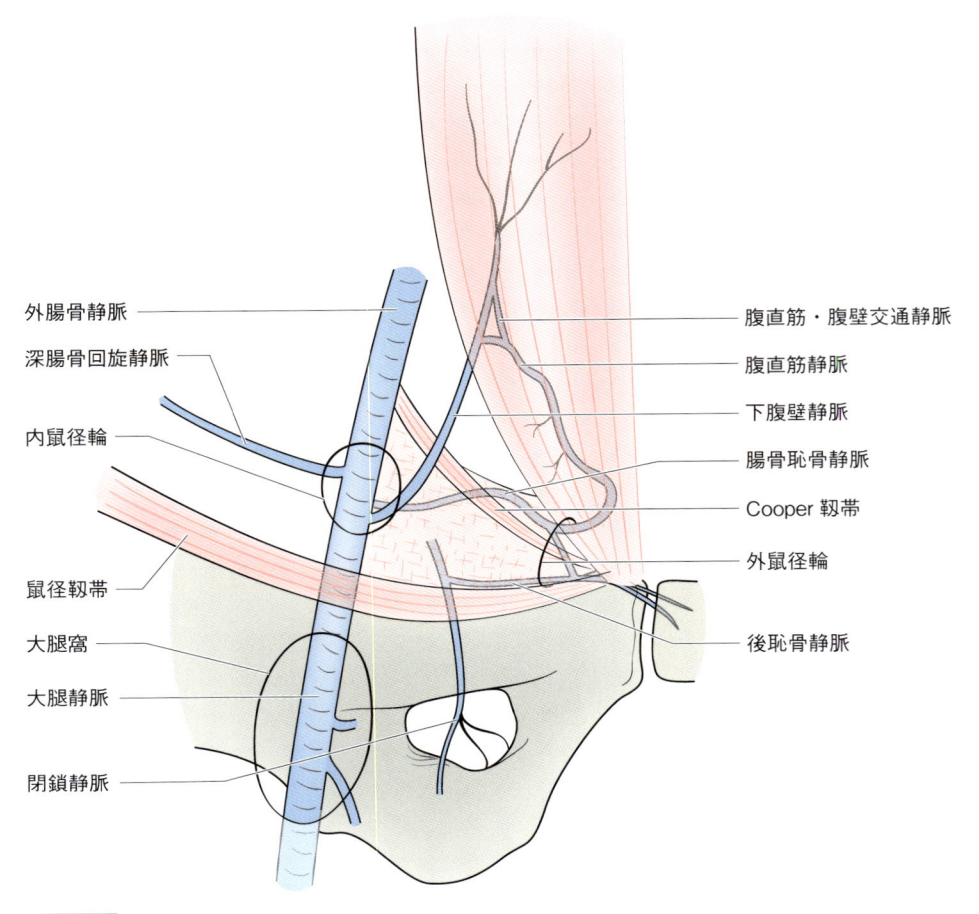

図17 鼠径・大腿部深部における静脈

鼠径部浅部においては，動脈に沿うように同名静脈が存在する。横筋筋膜を切開したのちの深部においては，図17のような多くの静脈が存在し，出血の原因となりうる。

下腹壁動脈からの枝が，閉鎖動脈との間に副血行枝(pubic branch)を形成し，異所性閉鎖動脈と呼ばれる。これは，外腸骨血管系の下腹壁動脈と内腸骨血管系の閉鎖動脈との間に環状に交通する動脈を形成することから，死冠(corona mortis)と呼ばれ，大腿ヘルニア修復手術におけるCooper靱帯への縫合や腹腔鏡下手術におけるステープラーによるメッシュ固定のときに十分に気をつけなくてはならない(図18)。死冠に関しては，動脈系においてはその頻度が少なく，静脈系における頻度のほうが多いとされている。そして，その場合には，外腸骨静脈と閉鎖静脈の場合が多いとされており，静脈における死冠のほうが，手術時に気をつけるべきものである[10〜12]。

V 腹腔内から見た鼠径・大腿ヘルニア手術の理解—特に解剖の簡略化について

1．腹腔内鼠径・大腿部の解剖の簡素化

鼠径・大腿部の解剖を腹腔内から理解しておくことは，開腹術時の修復において必要となる。腹腔側より見た鼠径・大腿部の解剖をできるだけ簡素化し，「骨組み」構造として考えると理解しやすい。

腹腔内から見ると鼠径・大腿ヘルニアへの腹腔鏡下アプローチにおいては，内側臍靱帯は解剖学的指標となるが，手術手技上は鼠径部の視野の妨げにもなる(図19)。これは，通常の下腹部正中切開操作で常にみられるはずであり，開腹の際の重要な指標である[13]。

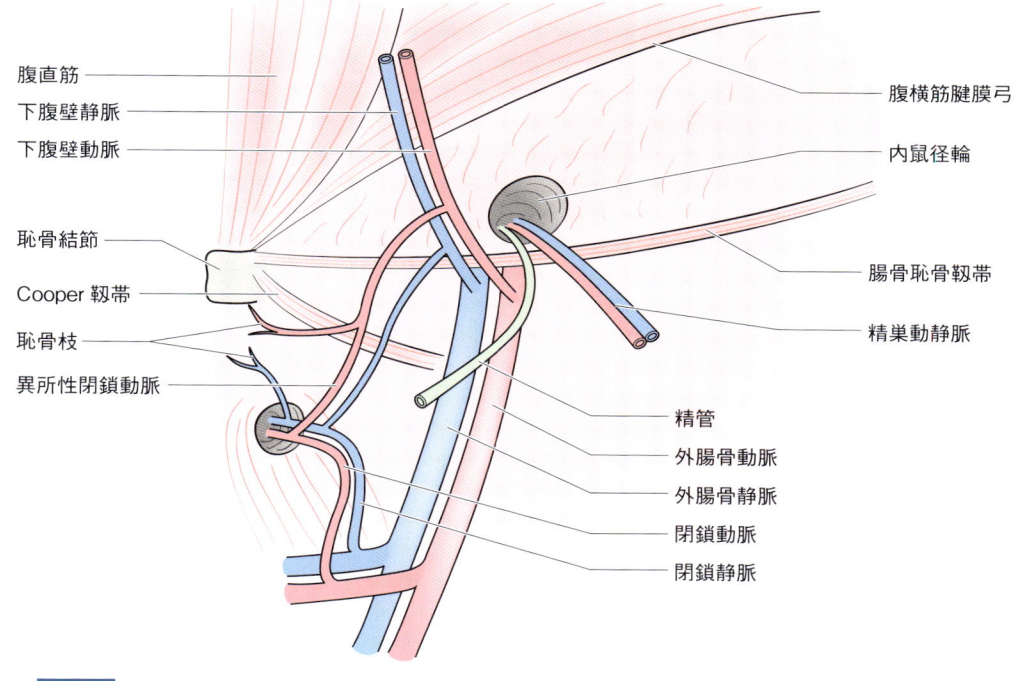

図18 死冠

異所性閉鎖動脈は，外腸骨血管系の下腹壁動脈と内腸骨血管系の閉鎖動脈との間に環状に交通する動脈を形成することから，死冠と呼ばれる。死冠は，動脈系においてはその頻度が少なく，静脈系における頻度のほうが多いとされている。

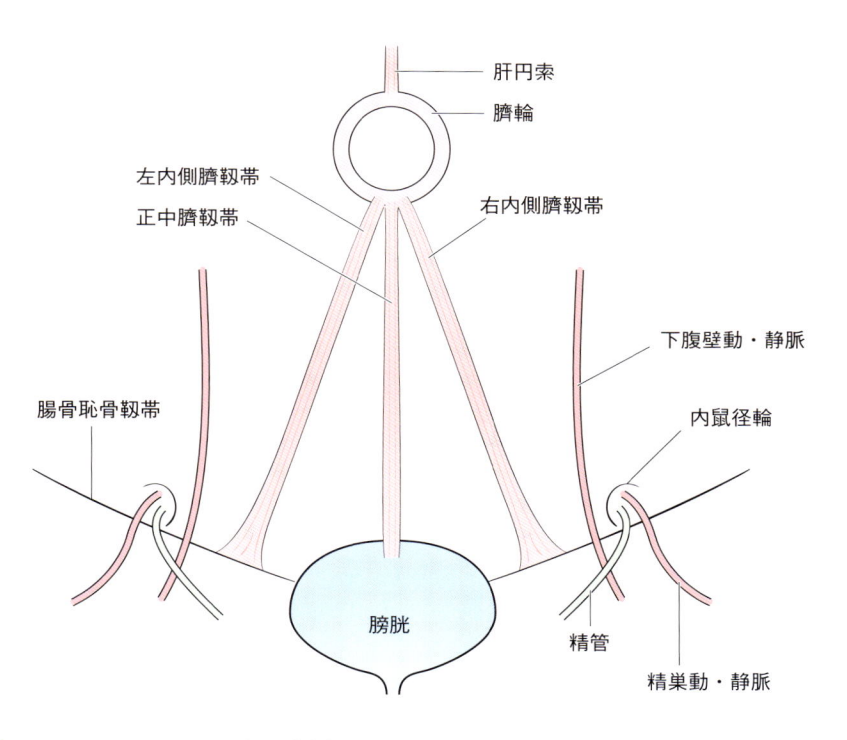

図19 臍を中心として見た腹壁内側

V 腹腔内から見た鼠径・大腿ヘルニア手術の理解

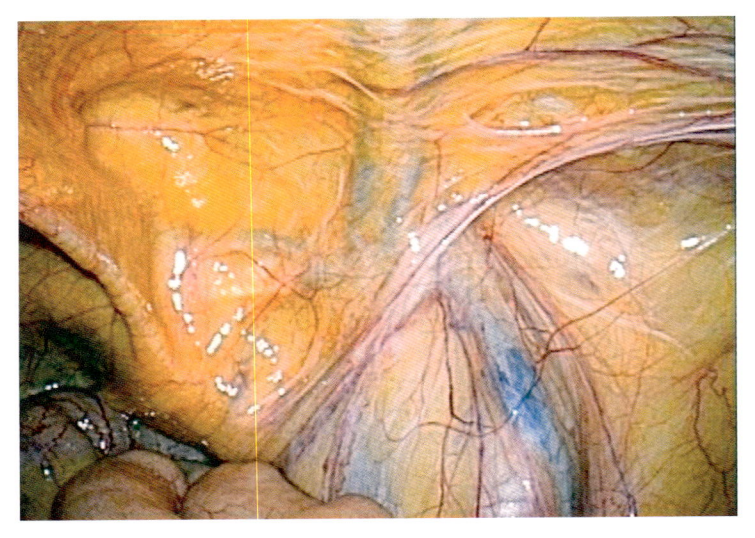

図20 右鼠径部を腹腔内から見た様子
右外鼠径ヘルニアの窪みがあり，腸骨恥骨靭帯，下腹壁動静脈，精管，精巣動静脈が透見できる。

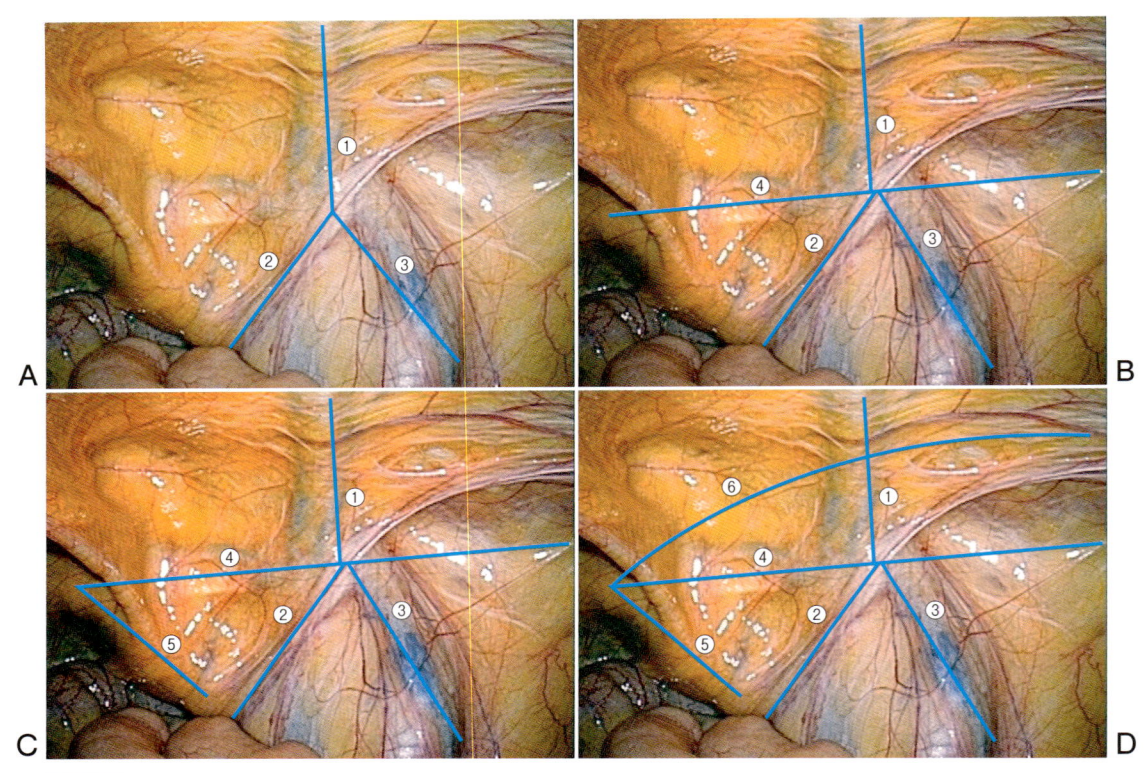

図21 腹腔内鼠径・大腿部の解剖の簡素化
A：図20に，下腹壁動静脈，精管，精巣動静脈に一致した3本の線を引く（①〜③）。
B：腸骨恥骨靭帯の線を加える（④）。
C：腸骨恥骨靭帯最内側の恥骨結節から外側背側に向かい Cooper 靭帯が存在し，この線を入れる（⑤）。
D：最後に，腹横筋腱膜弓の曲線を入れると，すべての鼠径部解剖が完成する（⑥）。

　図20は右外鼠径ヘルニアの術中写真である。右内側臍靭帯の外側に腹膜を透見して，腹側に立ち上がる下腹壁動静脈，内側に斜めに走行する精管，外側に斜めに走行する精巣動静脈が透見できる。腸骨恥骨靭帯も透見できる。
　ここで，筋膜構成を一切考えずに，鼠径・大腿ヘルニアの手術部位を模式化する。図20に，下腹壁動静脈，精管，精巣動静脈に一致した3本の線を引く（図21 A，①〜③）。この図に腸骨恥骨

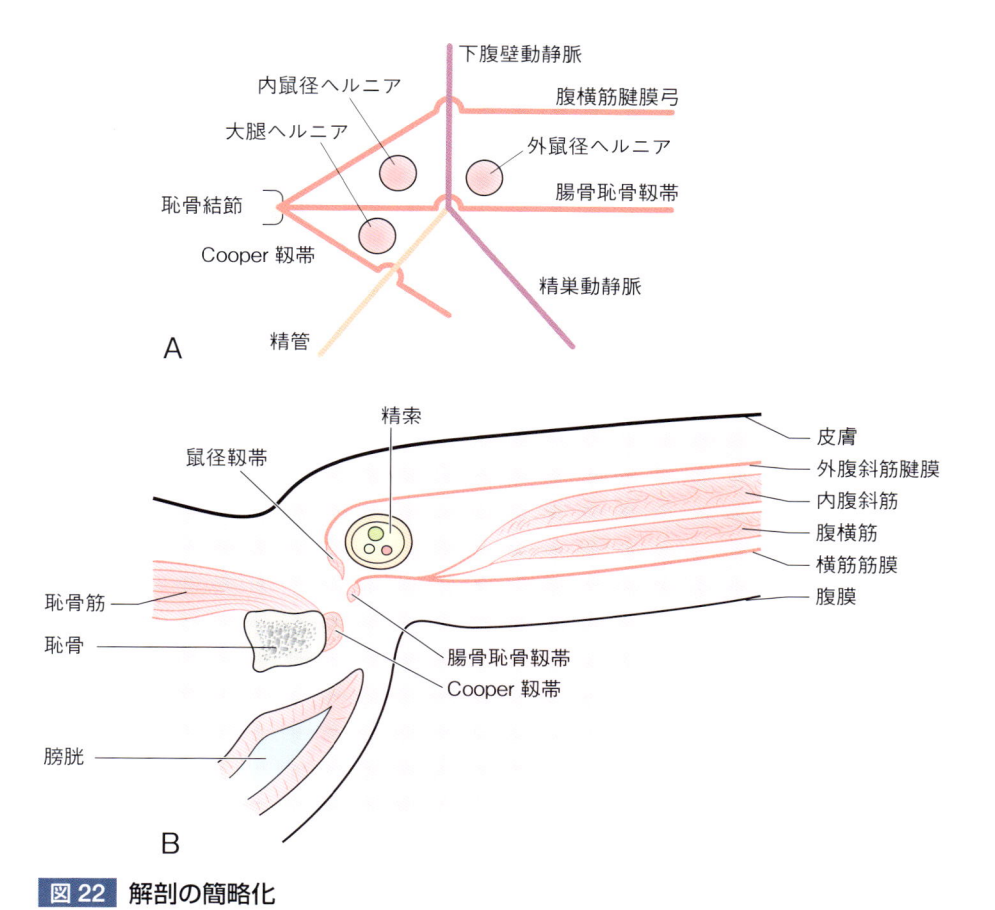

図22 解剖の簡略化
図21 D を線のみの図として簡略化する(A)。○印は各ヘルニアの位置を示す。
B の断面図においては，Camper 筋膜，Scarpa 筋膜と腹膜下筋膜浅葉・深葉が省略されている(図12 参照)。

靱帯の線を加える(図21 B，④)。腸骨恥骨靱帯最内側の恥骨結節から外側背側に向かい Cooper 靱帯がある(図21 C，⑤)。これに，腹横筋腱膜弓を追加するとすべての鼠径部解剖が完成する(図21 D，⑥)。すなわち，腹腔側からの鼠径・大腿ヘルニアの解剖は腸骨恥骨靱帯を中心として，腹背に存在する腹横筋腱膜弓と，Cooper 靱帯の3本の骨組みによって構成されており，この骨組みが下腹壁動静脈，精巣動静脈と精管によって分けられていると考えられる。

図22 に，各ヘルニア発生部位を簡略化して示した。腹横筋腱膜弓と下腹壁動静脈と腸骨恥骨靱帯に囲まれ，下腹壁動静脈の外側に接するように存在するのが外鼠径ヘルニアである。腹横筋腱膜弓と下腹壁動静脈と腸骨恥骨靱帯に囲まれ，下腹壁動静脈の内側部分に存在するのが内鼠径ヘルニアである。そして腸骨恥骨靱帯と Cooper 靱帯，精管に囲まれた部位に存在するのが大腿ヘルニアである。

2. 腹腔内から見た各ヘルニア修復術

鼠径ヘルニアに対する前方アプローチ(anterior approach)による各手術の腹腔側からの手術終了時の状態を記す。

図23 は大腿ヘルニアだけに対する古典的手技である Ruggi 法(Ruggi's repair)である[14〜16]。原著では鼠径靱帯と Cooper 靱帯の縫合閉鎖となっているが，現在では腸骨恥骨靱帯と Cooper 靱帯の縫合閉鎖が適当である[16]。この方法は大腿ヘルニア嵌頓の開腹術の際使用できる方法である。

図24 は anterior iliopubic tract repair(AIPTR)[17]である。大腿ヘルニア部分は放置されている。

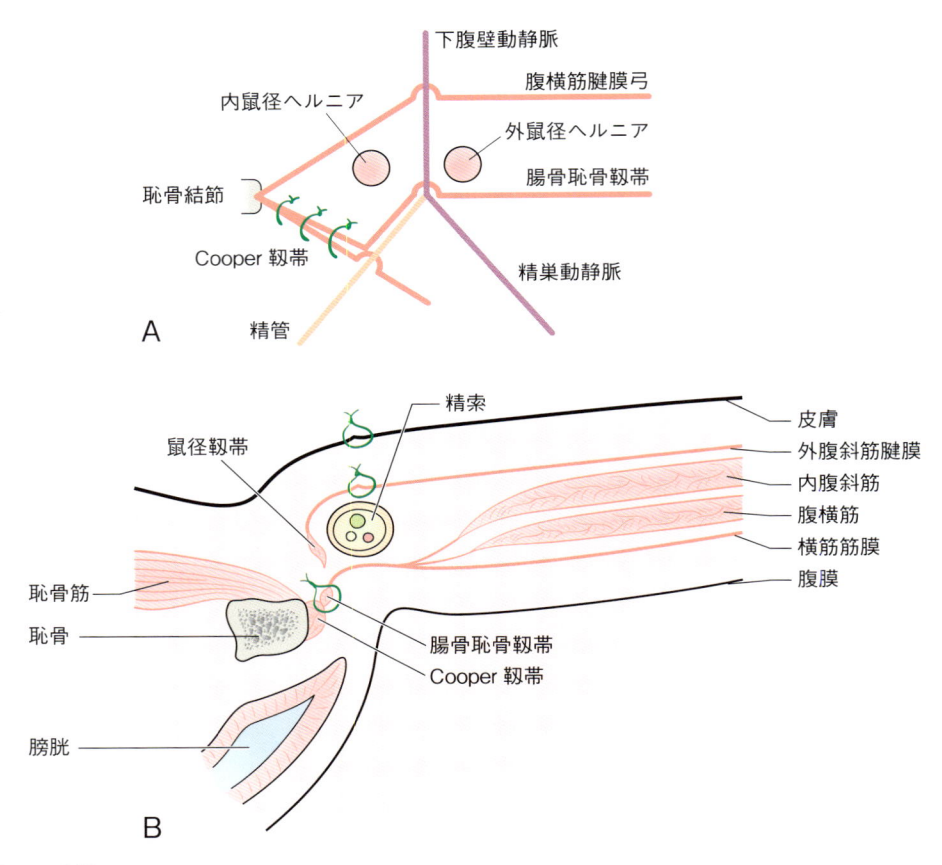

図23 Ruggi法
Cooper靱帯と腸恥骨靱帯(あるいは鼠径靱帯ひさし部)を縫合することにより，大腿ヘルニアのみを治療できる。

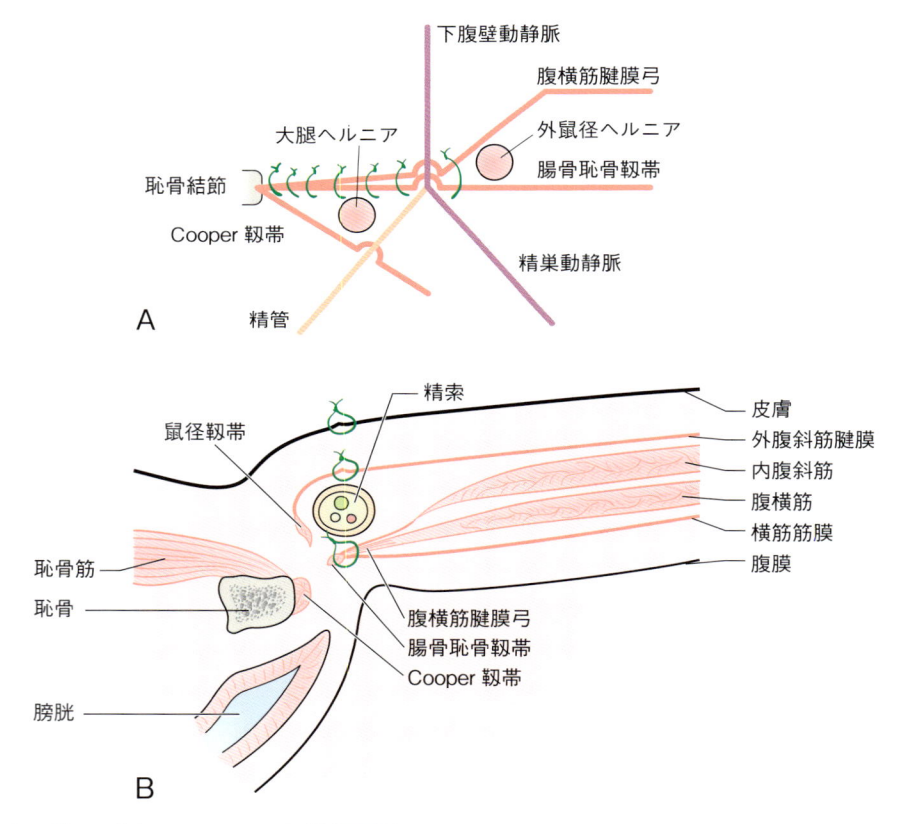

図24 anterior iliopubic tract repair (AIPTR)
腹横筋腱膜弓を腸恥骨靱帯(あるいは鼠径靱帯ひさし部)に縫合することにより，内・外鼠径ヘルニア門を閉鎖しうる。

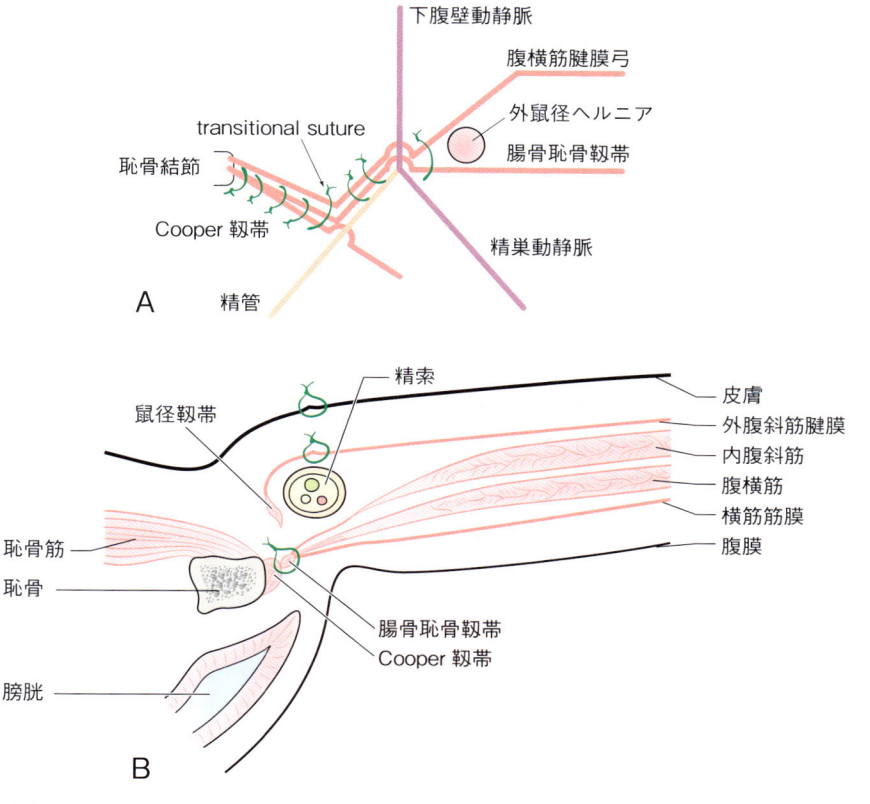

図25 McVay法
腹横筋腱膜弓とCooper靱帯の縫合，腹横筋腱膜弓，Cooper靱帯と腸骨恥骨靱帯（あるいは鼠径靱帯ひさし部）の3部分の縫合（transition suture），その外側の腹横筋腱膜弓と腸骨恥骨靱帯の縫合からなり，鼠径・大腿ヘルニアのすべての門が閉鎖されている。

図25はMcVay法（McVay's repair）[18]である。内・外鼠径ヘルニア・大腿ヘルニアともに治療されていることが示されている。key sutureと考えられるtransition sutureにより，大腿輪が確実に閉鎖されている。ただし，腹横筋腱膜弓とCooper靱帯間に相当な緊張がかかる。

以上のAIPTRとMcVay法という一般的な手術で要求される条件は，腹横筋腱膜弓という骨組みが十分に緊張に耐えるだけのものであるということである。実際では，特に高齢者ではこの腱膜弓が非常に脆弱であることが多く，Bassini法[19]を採用する必要が生じる。

前方アプローチでのメッシュ使用の試みは1959年のUsherまで遡ることができる[20]。メッシュ使用の方法として，図26にLichtenstein法（Lichtensteinのtension free repair）[21, 22]を示した。

腹腔鏡下ヘルニア修復術の考え方は，この3つの骨組みの間に腹腔側からメッシュを張るということにすぎない（図27）[23]。

3. 考察

鼠径・大腿ヘルニア手術に対する解剖の理解は膜構造をもって行われてきた。特に，腸骨恥骨靱帯と腹横筋腱膜弓の重要性と，大腿ヘルニアに対するCooper靱帯の重要性が力説されている。1990年の報告に始まる腹腔鏡下ヘルニア修復術[24]の根底にある理論は，現在，この3つの解剖学上の靱帯および腱膜弓にメッシュを当て，パスカルの原理に則り，内・外鼠径ヘルニアおよび大腿ヘルニアを治癒させようとするものと考えられる。

筆者は腹腔側からの鼠径・大腿部の解剖を簡略化し，前方アプローチとの統合を図った。これにより，まったく異なる2手術視野を区別することなく考察できる。また，現代のヘルニア手術におけるpure tissue repair[25]の根底が，腸骨恥骨靱帯，腹横筋腱膜弓とCooper靱帯にあることを考慮すれば，すべての鼠径・大腿ヘルニア手術症例に適応できる。

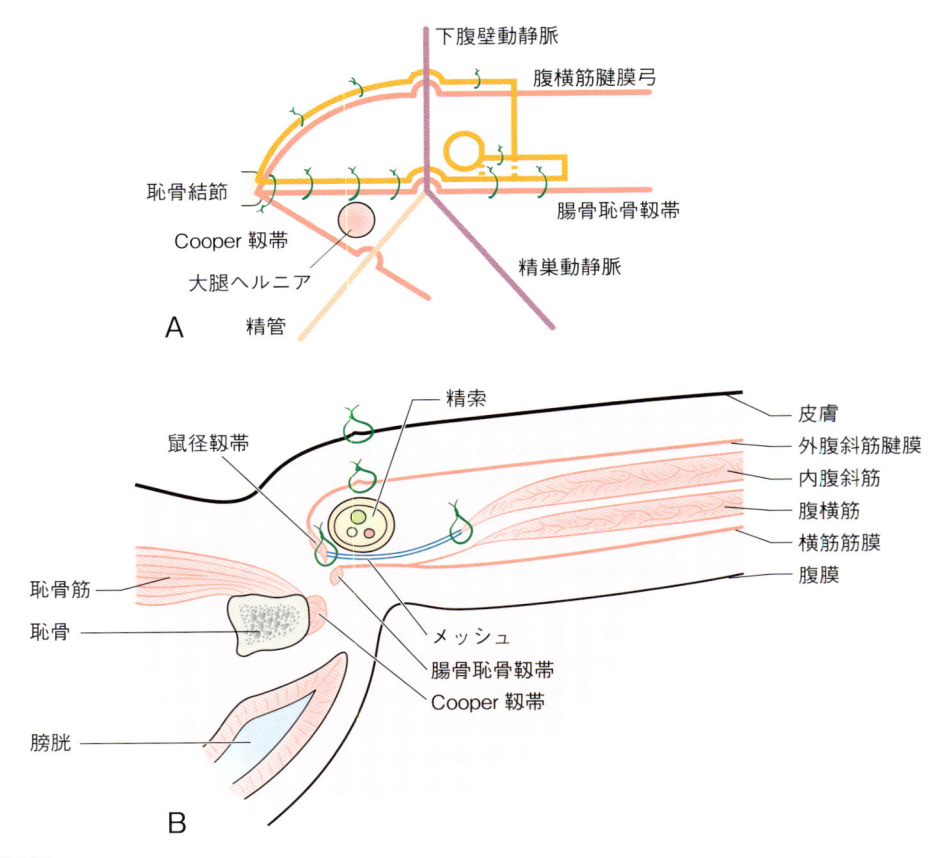

図26 Lichtenstein 法
内・外鼠径ヘルニアがメッシュにより閉鎖されている。外側三角は、メッシュが二重になっている。

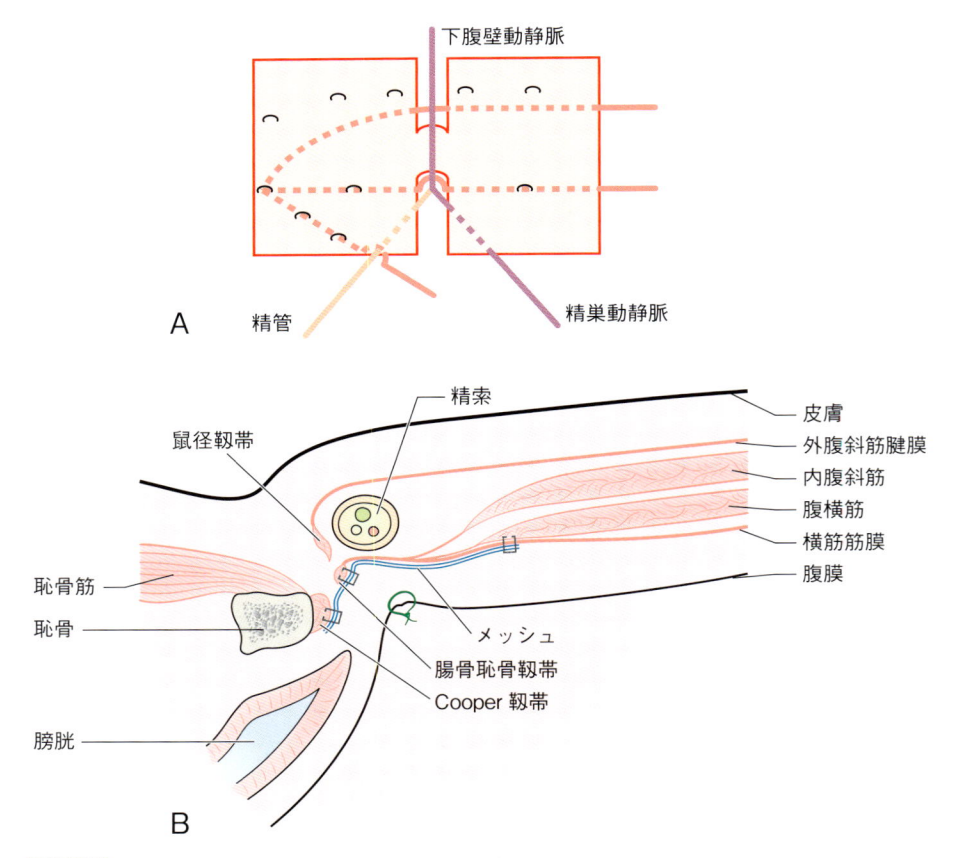

図27 腹腔鏡下修復術のメッシュの張り方
腹腔鏡下修復術では、3つの骨組みの間に腹腔側からメッシュを張る。

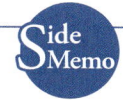

Side Memo: 鼠径ヘルニアの偽還納(reduction en masse)

鼠径ヘルニア偽還納は，腸管が嵌頓した状態でヘルニア囊と一緒に腹膜前腔に戻る稀な病態である。ヘルニア還納後にも改善しない small bowel obstruction (SBO) に対して考慮すべき合併症と考えられている。腹部所見からは腫瘤を触知しなくなることが多く，嵌頓は一見整復されたように見えるが，腹膜前腔で腸管の絞扼は残存しているので，以後も SBO が続くことになる。

本徴候は，外鼠径ヘルニアに生じることが多いが，内鼠径ヘルニア，大腿ヘルニアでも生じうる。この原因として，鼠径ヘルニアによる腹膜への刺激が線維化の肥厚を起こすことにより狭窄を生じ，これが腹膜による新たなヘルニア門の形成につながるものと考えられている。

欧米の文献では，ヘルニア囊の強制的な還納が腹膜前腔に新たに腔を形成してしまうとする機序の記載が多い[30,31]。

内・外鼠径ヘルニアにおけるこれらの状態は，Barker-Smiddy 徴候[32] により確かめることができる。すなわち，内鼠径輪部を左手で固定し，睾丸を陰嚢方向に牽引すること，さらに精索を牽引した状態にすることにより，腸骨窩に疼痛が誘発されることである(図 28)。

重要なことは，ヘルニア腫瘤を腹腔内に還納した外科医が，偽還納の状態ではないかと常に考え，Barker-Smiddy 徴候がないことを必ず確認することである。

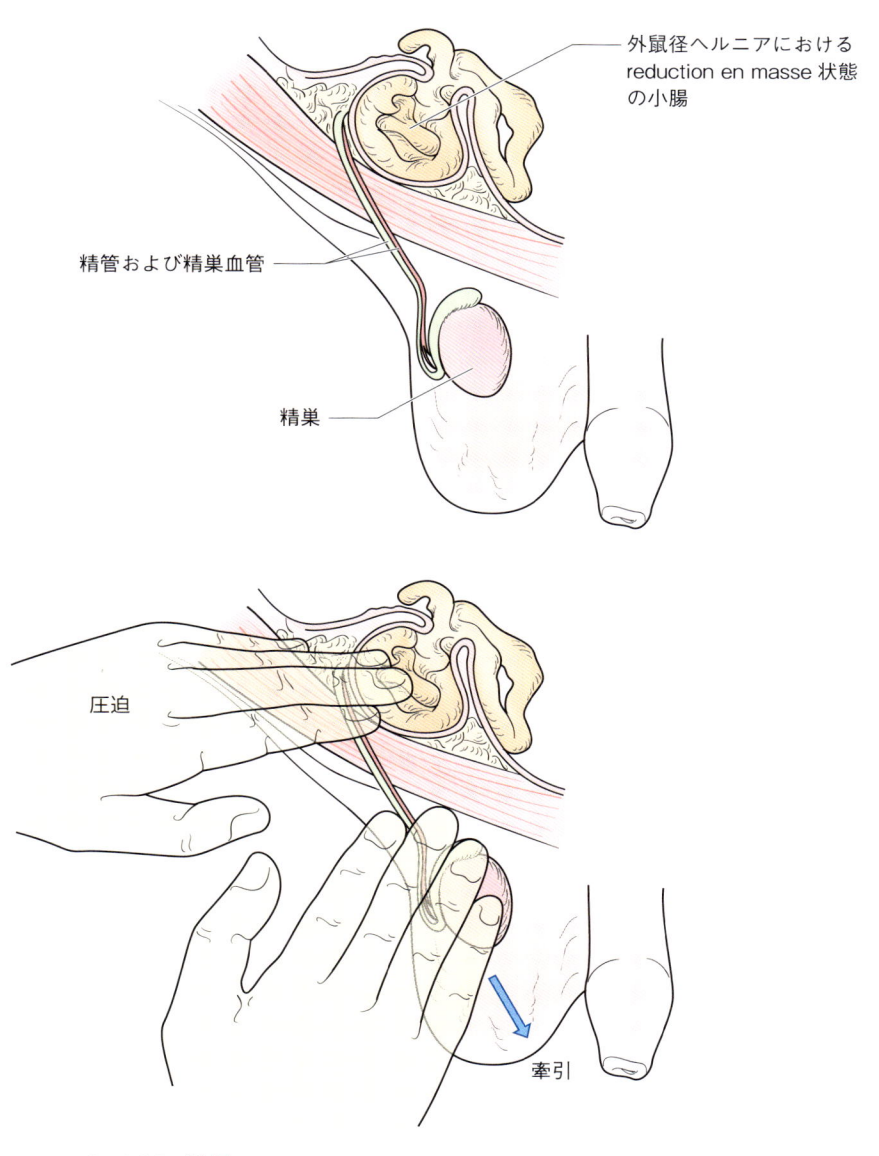

図 28 Barker-Smiddy 徴候
内鼠径輪部を左手で押さえ，精索を牽引すると，結果的に睾丸を牽引することになり，疼痛を誘発する。

VI ヘルニア手術の古典的三原則

「ヘルニア再発例で最も多い原因はヘルニア囊の低位結紮(low ligation)である。つまり，ヘルニア囊をその発生部位まで遡って処理・高位結紮(high ligation)していないため，手術を行ったといっても，なお依然としてヘルニアが残存していることになり，これが再発につながる」との考え方が1990年代前半までの考え方であり，ヘルニア治療の基礎は，

　① ヘルニア囊の高位結紮とその切除
　② 内鼠径輪の縫縮，特に内鼠径輪を構成する横筋筋膜レベルでの縫縮
　③ 鼠径床の補強・構築に筋肉を使わず，筋膜，特に横筋筋膜に糸を掛けることに留意すること

であった[26]。現在でも，この原則は pure tissue repair[25] を施行するためには重要な考え方と思われる。

VII 現在のヘルニア手術での混乱

メッシュによる治療がほとんどとなっている現状で，その手術手技として最も採用されることが多い Lichtenstein 法の原法[21,22]では，ヘルニア囊はそのまま翻転が原則である。さらに，腹腔鏡下手術では，外鼠径ヘルニア囊は切離され，その断端は放置されるのが普通である。すなわち，メッシュを使用した鼠径ヘルニア修復術では，現実的にはヘルニア囊の切除は不要ということになる。

また，メッシュ使用に関しては，最低限，基礎編で述べた知識(基礎編 ➡ 15頁参照)を身につけ，十分な考慮のもとに使用すべきであり，新しいメッシュ素材を使用するには，その製品の長期予後が出ていないことを十分に患者に説明し，同意を得るべきであることを銘記しておく必要がある。

さらに，メッシュ使用による妊孕性(fertilization)への問題点[27,28]についても，十分に論文を吟味し，インフォームドコンセント時に説明を加える必要がある。ただし，European Hernia Society (EHS)のガイドライン[29]では，18〜30歳の若年者に対する鼠径ヘルニアにメッシュ使用を勧めている。しかし，妊孕性については言及されていない。

VIII 手術適応—ヘルニアの個別化は必要か

すべての鼠径ヘルニアがすぐに手術適応となるかに関しては，2つのランダム化比較試験が存在し，腫脹以外に症状のない鼠径ヘルニアを1年間放置した場合の緊急手術となる可能性は0.3%である[33,34]。

実際に，手術治療をするときに問題となるのは，ヘルニアの個別化が必要かどうかということである。

個別化は治療に結びつかないかぎり意味をもたない。筆者は，鼠径・大腿ヘルニアの根本治療は，腹圧に対して面を用いて修復するのがよいと考えている。そして，鼠径・大腿ヘルニアは腹腔側から見ると，腹横筋腱膜弓・腸骨恥骨靱帯・Cooper靱帯の3本の骨組み構造を修復すると簡易化できると考えている。したがって，この3本の骨組みの間にいかなる大きさのヘルニアがあろうとも，修復はその骨組みの間にメッシュを張るか骨組みを閉じること以外にありえないと考えている(26〜32頁参照)[23]。この考え方から，鼠径・大腿ヘルニアの分類はシンプルであるのがよいと考え，Nyhusの分類[35]を評価し，この考え方を踏襲してきた。しかし，その後多くの evidence によりこの分類の問題点が示唆されたため，現在では，さらに簡素化され，幼少時症例を含まない Aachen 分類[36]をさらに簡素化した European Hernia Society (EHS)の分類[37]がよいと考えている。

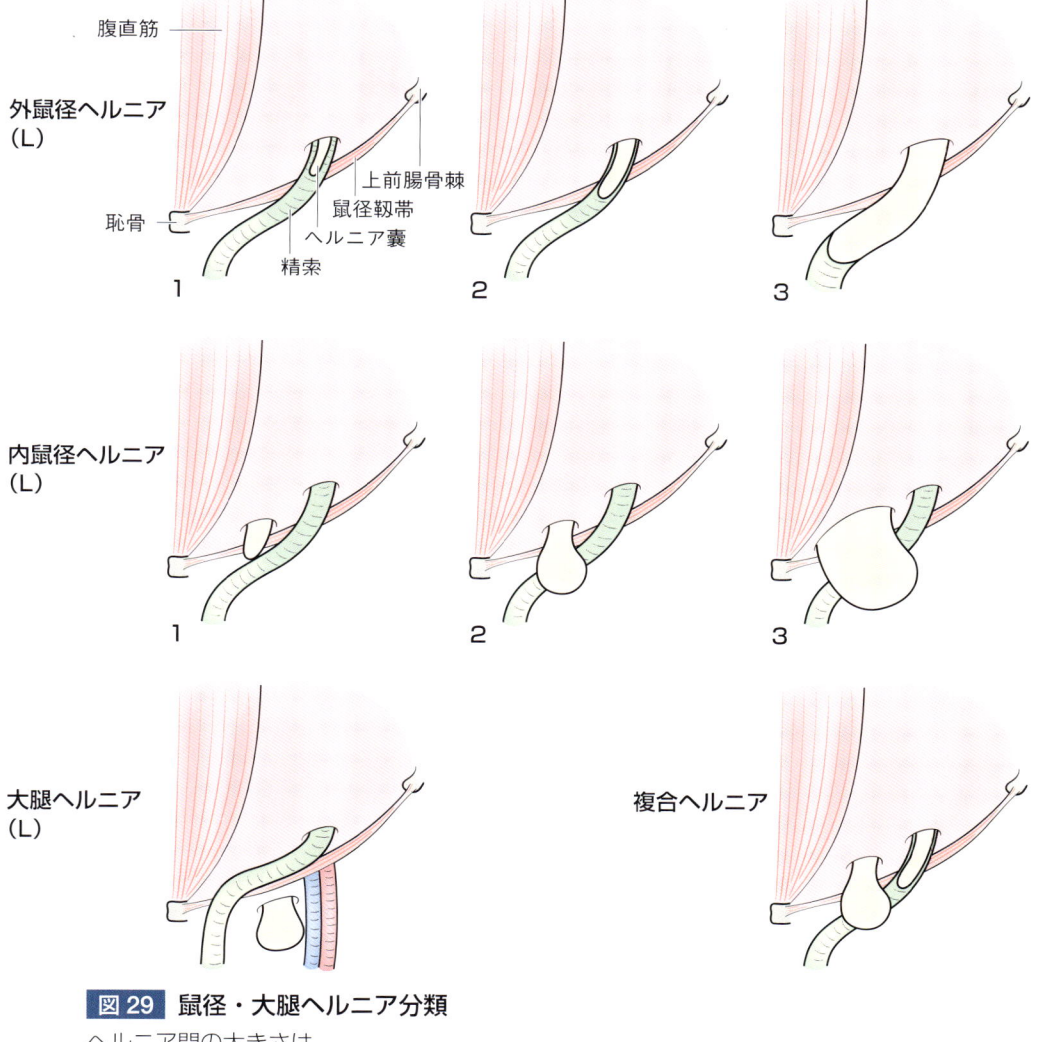

図29 鼠径・大腿ヘルニア分類

ヘルニア門の大きさは
1（1横指より小さい），
2（1～2横指），
3（2横指より大きい）
と表現する。

1. EHSの鼠径部ヘルニアの分類[37]

　　　　理想的な分類体系は，前方・後方アプローチのどちらでも覚えやすく，利用可能な解剖学的位置に基づいてなされなければならない。EHSでは，分類は簡単で一般外科医でも受け入れられるために教育的でなくてはならないとの考え方に基づき，初発あるいは再発，鼠径あるいは大腿ヘルニアの（術中の）分類のための現実に利用可能な分類の簡素化された統合を提案した。

　　　　EHSでは，前方からの手術では示指を基準として用いる。なぜなら示指の先端の通常の大きさは，ほとんど1.5～2.0cm位だからである。この寸法は，またほとんどの腹腔鏡用把持鉗子ブレード間の距離と同一であり，腹腔鏡下手術においても同様の基準として使用可能である。

　　　　以上から，ヘルニア門の大きさは1（1横指より小さい），2（1～2横指），そして3（2横指より大きい），と表現とする（図29）。したがって，例えば2.5cmは大きさ2と表される。解剖学的位置に関しては，L＝外側，M＝内側，F＝大腿とする。複合ヘルニアの場合は異なるヘルニアとして別の欄に記載する。初発・再発は，PとRの文字に囲みを入れることで各々を表す（表1）。

表1 EHS－鼠径・大腿ヘルニア分類

		P (初発)	R (再発)		
大きさ 解剖学的位置	0	1	2	3	X
L(外側)					
M(内側)					
F(大腿)					

0＝ヘルニアを認めない，
1＝1.5 cm 以下(1 横指)，
2＝3 cm 以下(1～2 横指)，
3＝3 cm より大きい(2 横指より大きい)，
X＝評価不能

2. 各ヘルニアの修復術の個別化

　ヘルニア修復へのアプローチの個別化は，内鼠径輪の完全な露出と，鼠径床の状態と大腿輪の診査に基づくべきである。

　1990年前半のヘルニアの診察における記載として，「陰嚢皮膚から外鼠径輪へ示指を差し込み，これによりヘルニア嚢の外側に内鼠径輪を感じて，さらに鼠径管の後壁の強度を診査して，時に直接ヘルニアを感じ取ることもできた」とある。しかし，現在の考え方では，触診で局所に疼痛をもたらすよりも，術中所見で十分であると考えられる。

　最も大切なことは鼠径ヘルニアと大腿ヘルニアとを鑑別することである。なぜなら，鼠径床を開く必要がある大腿ヘルニアでは，手術手技の複雑さが増すからである。

　Nyhus 分類[35] Type 1 ヘルニアは，どんな筋膜の修復も必要としないヘルニアであり，これには嚢の高位結紮のみで十分であるとの記載がある。小児外科の領域まで考え方を広げると，この型も必要であり，Potts 法が適応となる。本書では，成人ヘルニアに関してのみの記載であることから，小児外科手技への考え方の記載は差し控える。

　以上から，18歳以上のNyhus Type 1 ヘルニアの治療をどうするかについての考察を加える。これについては，EHS のガイドライン[29]においては，非メッシュ手術の5年以上のちの再発率が5%以上あることから，メッシュを使用した手技を勧めている。筆者らは，若年者を対象にしたメッシュによる妊孕性低下の症例があることを患者に説明し，メッシュを使用しないMarcy 法[38]を選択肢として示していた時期もある。もちろん，その再発率が，ソフトメッシュを使用したLichtenstein 法[21,22]に比し非常に高率であることを説明していた。

　すなわち，EHS 分類における，外・内鼠径ヘルニアすべてにおいてLichtenstein 原法を施行していることになる。他のメッシュ製品による治療成績は，長期予後が論文として報告されていないことから，選択しない[29]。もちろん，不潔手術になった場合は，メッシュ使用は控えており，pure tissue repair[25]（59頁参照）としての AIPT(anterior iliopubic tract repair)法[39]も選択肢とはなるが，長期成績の論文はない。evidence の意味では Shouldice 法[40]が適応となるが，煩雑な手技のため日本では採用する施設は少ない。

　大腿ヘルニアでは，腸管壊死などの不潔手術となった場合を想定しなくてはならず，この場合は，前方アプローチにより Cooper 靱帯に腸骨恥骨靱帯を縫い合わせることにより大腿輪を閉鎖する(Ruggi 法)[14,41]（大腿ヘルニアの項 ➡ 100頁参照）。さらに，鼠径床補強として AIPT 法を採用する。メッシュを用いることができる場合は，大腿輪をメッシュで閉鎖したのちに Lichtenstein

法を踏襲する方法(original procedure)[42]（大腿ヘルニアの項 ➡ 99頁参照）を用いており，決して大腿アプローチは採用しない．なぜなら，大腿法では，大腿輪を閉鎖しえないからである．

再発ヘルニアには，精索の損傷を来しやすく，ヘルニア門が瘢痕でしっかりした状態であれば，唯一，プラグ法の適応となる．腹腔鏡下手術も積極的に適応としている（腹腔鏡下ヘルニア修復術の項 ➡ 76頁参照）．

3. 考察

以上，1990年代初頭から現在までのヘルニア分類について考察した．日本におけるヘルニア手術は，専門病院でなされることが少なく，一般消化器外科医が行っている現状から，分類は簡単で理解しやすく，教育的であり，なおかつアプローチの異なる場合でも使用可能なEHSの分類が優れていると考える．もちろん，専門病院であれば，さらに精密な分類を考えるべきである．

IX 手術手技

鼠径ヘルニアは，臨床解剖とそれに相応した合理的な手術手技をもって施行されるべきである．
それには，術前にヘルニアの膨隆部位，その大きさ，ヘルニアの種類，特に鼠径ヘルニアか大腿ヘルニアかの鑑別を十分しておき，手術中にパニックにならないようにすることが重要である．
鼠径部(領域)ヘルニアには大別して外鼠径，内鼠径，大腿の3種類のヘルニアと，これらのうち2種類以上が合併している複合ヘルニアがある．まず，これらの各種ヘルニアに共通の手術手技として，皮膚切開の置き方からヘルニア嚢露出までの手技を，鼠径部の臨床解剖を参照しながら記載する．

1. 体位と配置

左右を取り違えないよう，術前に患側にマジックで印をつけておく．
仰臥位で手術を行う．左右どちらのヘルニアであっても，術者は常に右側に立つ．なぜなら，鼠径ヘルニアは精索のテーピングで始まり，内鼠径輪という頭側・外側に向かう手技であるため，利き腕である右手が尾側から頭側に向かう手技でなければならないからである．さらに，後壁補強における縫合のための運針もスムースに行える．

2. 皮膚切開

手術をするということは，すなわち「切開をどこに置くかを自分で決定できる」ということである．これが自分でできないようでは，術者とはいえない．到達法一つで手術がきわめて平易になったり難渋したりする．また皮膚切開を見ただけで，手術自体の程度（レベル）がわかる．
まず，体表における手術の解剖学的な指標となるのは，恥骨結節と上前腸骨棘である．鼠径ヘルニア手術では認識できても，腹腔鏡下手術におけるトロカール挿入時には，上前腸骨棘の認識を誤ることもある．図30は，左股関節部尾側面の図である．被験者は背臥位で，膝が前方にきている．上前腸骨棘は，恥骨結節との間の橋渡しとして，鼠径靱帯が張り渡され，その背側の脈管・神経の保護のための構造物である．したがって，臥位では最も頭側であり，その頭側には腸骨結節があり，腸骨稜へと続く．
上前腸骨棘から恥骨結節に引いた直線の中点が内鼠径輪のおおよその位置である．この部から内側に向かう皮膚割線上に皮膚切開を置く．この割線はsuprapubic creaseと一致するが，成人でははっきりしないことも多い．
皮膚切開の前に必ずイソジン液などで内鼠径輪部にマーキングを行う（図31A）．この位置でのLanger皮膚割線(Langer's lines)はほぼ大多数で横走しているが，体型によってはかなりの傾斜をもって走行することもあり，これに沿って5cm程度の切開を置く（図31B）．ともかく皮膚切開をこの位置に置けば，皮膚縫合の際，緊張がかからず感染も起こしにくく，最も仕上がりがよい．こ

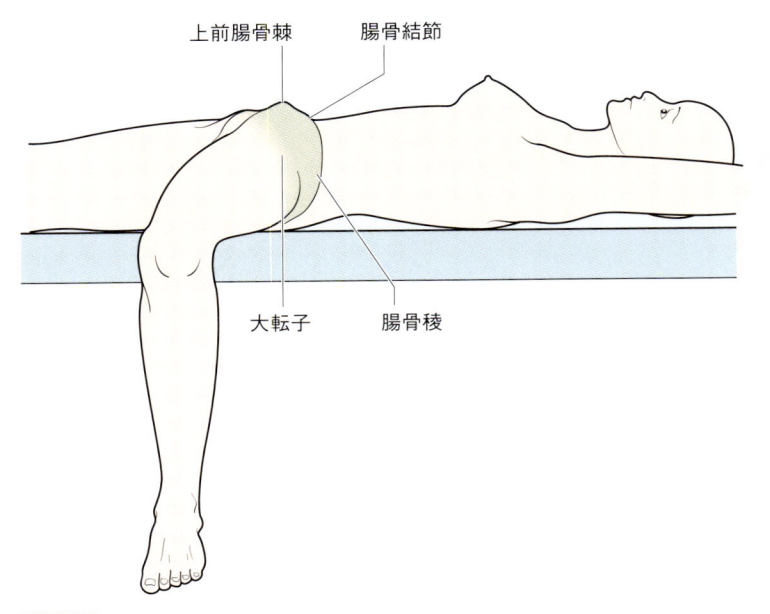

図30 上前腸骨棘と腸骨結節
被験者は背臥位で、左足をベッドから下げ、左膝が前方にきている。上前腸骨棘は、恥骨結節との間の橋渡しとして、鼠径靱帯が張り渡されている。

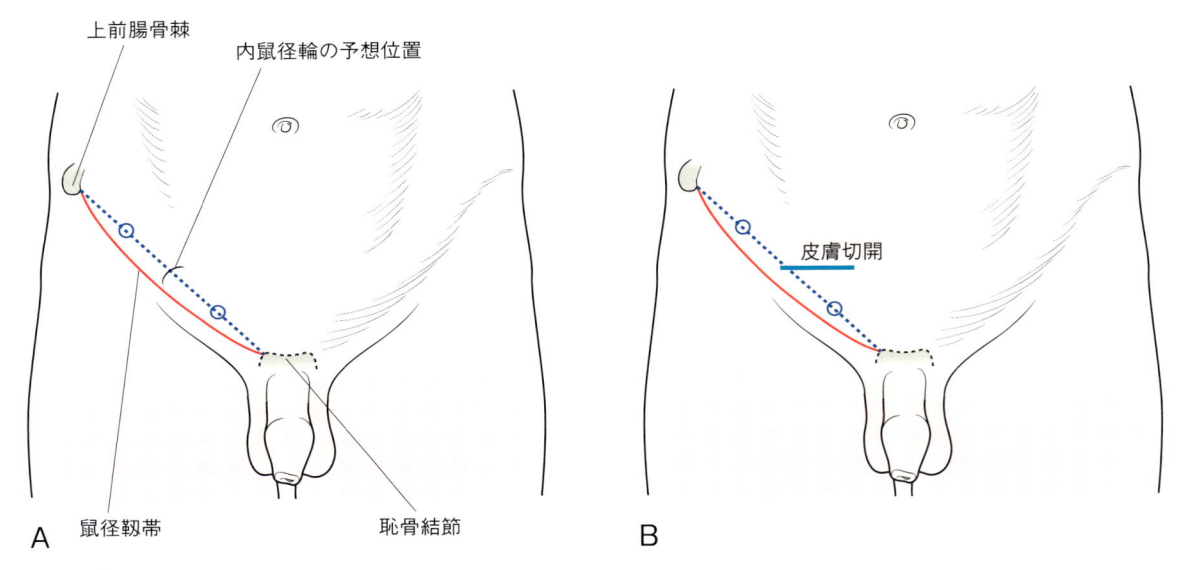

図31 皮膚切開前のマーキング
上前腸骨棘から恥骨結節に引いた直線の中点が内鼠径輪の予想位置である。この位置での Langer 皮膚割線に沿って皮膚切開を加える。

の位置は、鼠径ヘルニアにおける再発部位、すなわち恥骨結節近傍、内鼠径輪、外側三角のいずれをも十分に観察でき、なおかつ整容的な切開創である。この皮膚切開を変更したいと考える場合には、合理的な理由が必要である。

　局所麻酔下手術、あるいは肥満患者の手術においては、上記の整容的な切開にこだわるべきでない。すなわち、上前腸骨棘と恥骨結合を結ぶ鼠径靱帯（普通は、尾側に凸の曲線である）の2横指頭側で、これに平行な皮膚切開も用いられる。この皮膚切開なら、外腹斜筋腱膜の切開が容易になり、確実に鼠径管に達することができる。

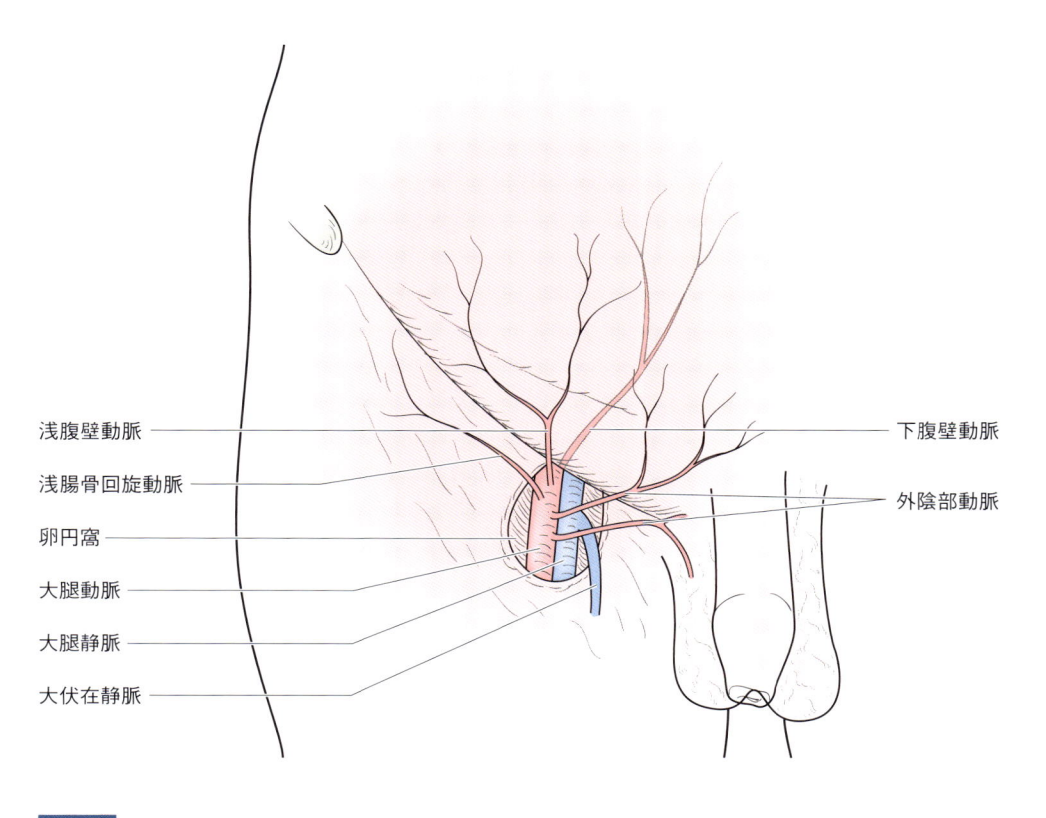

図32 鼠径部における脈管解剖

（左側ラベル、上から）浅腹壁動脈／浅腸骨回旋動脈／卵円窩／大腿動脈／大腿静脈／大伏在静脈
（右側ラベル）下腹壁動脈／外陰部動脈

　外科医師が2人おり，その手術が問題なくできると考えるときは，手術する部のみが視野に入りやすい前者の切開でよいと考えるが，ジュニアレジデント（前期外科研修医，外科医1～2年）と2人で行わなければならないときには，視野を十分に取れるように後者の切開が勧められる。

　皮膚切開においては，その両端の皮膚切開はシャープに行うことで，手術終了時の埋没縫合時に的確に皮膚縁を寄せることができる。電気メスでやけどを作ってはならない。筆者は，皮膚切開は10番メスで行い，電気メスで脂肪層までの切離を行うが，両端は再度メスか鋏でシャープに切開している。

3．皮下組織の切開

　皮膚切開と同方向に切離を皮下脂肪組織に進めていくと，まず皮下の比較的太い血管として浅腹壁動脈（superficial epigastric artery）と静脈，その外側には浅腸骨回旋動脈（superficial circumflex artery）と静脈の枝が現れる。これらの動脈はいずれも大腿動脈の枝として卵円窩（ovarian fossa）から出て，腹壁を頭側に向かう枝であり，静脈は大腿静脈の枝として同名動脈に沿って伴走する。卵円窩からの主たる動脈の枝は3本あり，上記の動脈と外陰部動脈（external pudendal artery）である（図32）。

　これらの脈管は，電気メスでの凝固で対処可能であるが，必要な場合は結紮切離する。これらの脈管は，皮下脂肪層を横切っているが，ここに浅腹筋膜であるCamper筋膜（Camper's fascia）がみられるはずであるが，はっきりと認識できない場合がほとんどである。この脂肪層を切離すると，しっかりした線維性の深腹筋膜であるScarpa筋膜（Scarpa's fascia）が現れる。Camper筋膜とScarpa筋膜を合わせて浅腹筋膜と呼ばれることが多いが，臨床解剖学的には，前者は腹膜下筋膜深葉に対応した浅腹筋膜，後者は腹膜下筋膜浅葉に対応した深腹筋膜と呼ぶべきである（図33）。Scarpa筋膜は，動かすと皮膚も一緒に動き，背側に脂肪組織を視認しうる。このScarpa筋膜を電気メスで切離する。

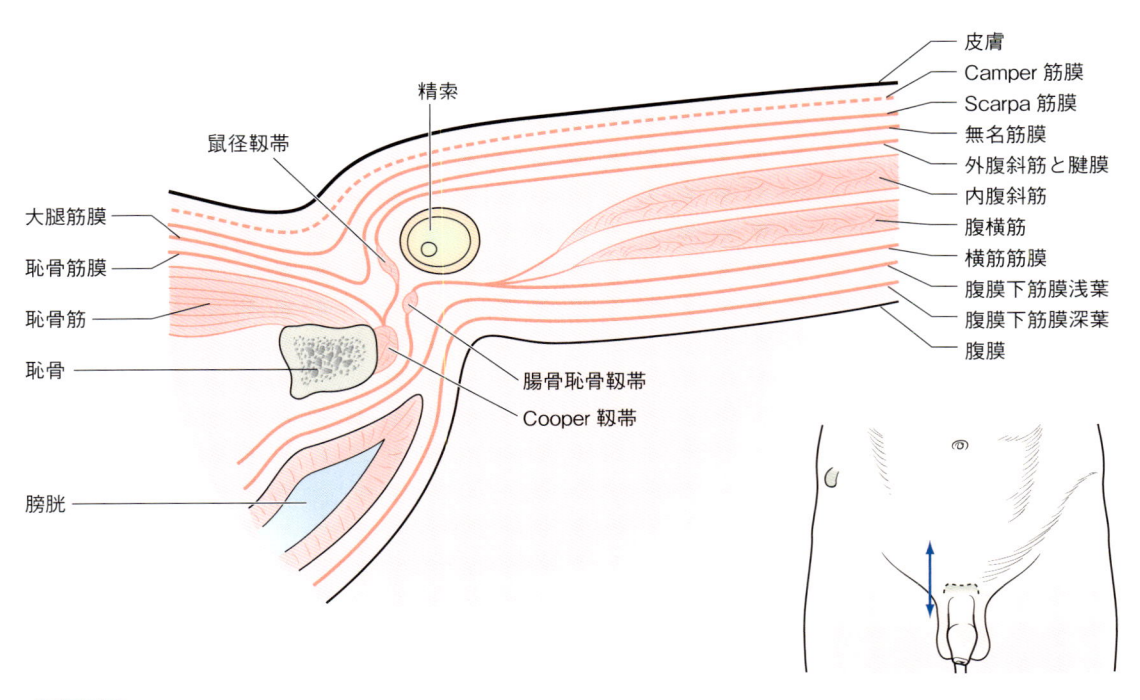

図 33 鼠径部における縦断面図

　鼠径部縦断面図を図 33 に示す。精索を挟んで，腹側と背側ともに同数の筋膜によって構成されており，筋層を中心にすると対称である。この筋膜構築の関係は，腹壁においてはどの部においても変わらない（基礎編：胎生期の腹膜配置・体壁の項 ➡ 2 頁参照）。

4．外腹斜筋腱膜の切開

　Scarpa 筋膜を切離して，その背側の脂肪組織を筋鈎で圧排すると，柵状線維配列を示す白く艶のある外腹斜筋腱膜（external oblique aponeurosis）が見えてくる。そして，その表面を薄く透明な膜様組織である無名筋膜（innominate fascia）が覆っている。この無名筋膜は，鼠径靱帯（inguinal ligament）を越えて大腿部に至ると，しっかりした大腿筋膜（fascia lata）と呼ばれ（図 33），また外鼠径輪より陰嚢側では外精筋膜（external spermatic fascia）と呼ばれる。一連の筋膜がその所々で名称が異なることは，腹部筋膜構成を連続した考え方で理解することにおいては，改善するべき事柄である。

　無名筋膜を剥離し，限られた大きさの創部から筋鈎で十分に外腹斜筋腱膜を露出する。さらに筋鈎で内側・尾側に術野を展開すると，外鼠径輪を視認しうる。外鼠径輪は輪というよりも外腹斜筋腱膜の内・外脚からなる三角形の間隙であることがわかる。

　外腹斜筋腱膜の切開にはまず，鼠径靱帯を視野に置き，この部から閉創時に十分な幅が取れるほどの距離（1～2 cm）を想定し，この切開線が内・外脚の間にできるだけ一致するラインを切開位置とする。このためには，外腹斜筋腱膜の表面を十分に尾側に剥離し，鼠径靱帯の折れ返りを必ず同定することが必要である（図 34 A）。

　鼠径靱帯に近すぎると腸骨鼠径神経（ilioinguinal nerve）が切開創と交叉してしまい，腱膜の背後でこの神経を損傷する危険がある。切開は，外腹斜筋腱膜のみにとどめるように留意する。また，外腹斜筋腱膜外側片に腸骨鼠径神経が付着していることもあるので注意する。

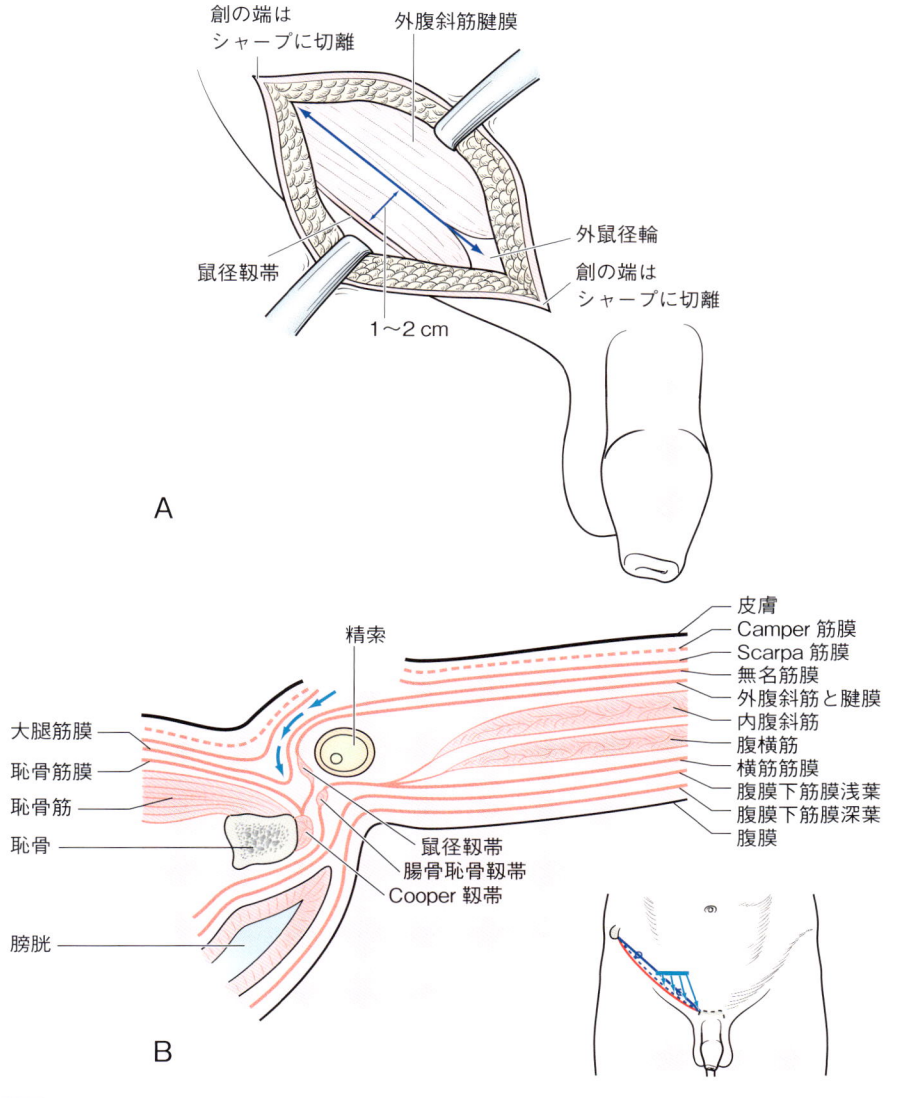

図34 鼠径靱帯の確認
外腹斜筋腱膜の切開部位を確かなものとするため，外腹斜筋腱膜の表面を十分に尾側に剝離し，鼠径靱帯の折れ返り部分を必ず同定する。これから，1〜2 cm の部位を切離予定線とする。

5. 外鼠径輪の位置

　外腹斜筋腱膜にその線維方向に沿う小切開を入れる。
　腱膜切開創の内側片・外側片をペアン鉗子で把持し，これよりクーパーを陰囊方向に挿入して，クーパー先端を腹側に押し上げるようにすると，急に抵抗がなくなり前方に持ち上がってくる。これがほかでもない外鼠径輪(external inguinal ring)である。外鼠径輪の位置の正確な同定は重要で，その後の剝離操作のよき道しるべとなる。外鼠径輪は必ず開放する(図35)。

6. 神経の温存

　同様に，外腹斜筋腱膜の線維方向に沿い頭側・外側にも切開を十分に広げ，内腹斜筋を露出する(図36 A, B)。筋肉の腹側面を外側から内方，腹直筋鞘の方向に走る細い白色の神経，すなわち腸骨下腹神経(iliohypogastric nerve)が認められる(図36 C)。この神経は鼠径部のかなり内側・頭側にあり，メッシュ固定を施行する場合には，メッシュの固定糸で結紮しないように注意する。

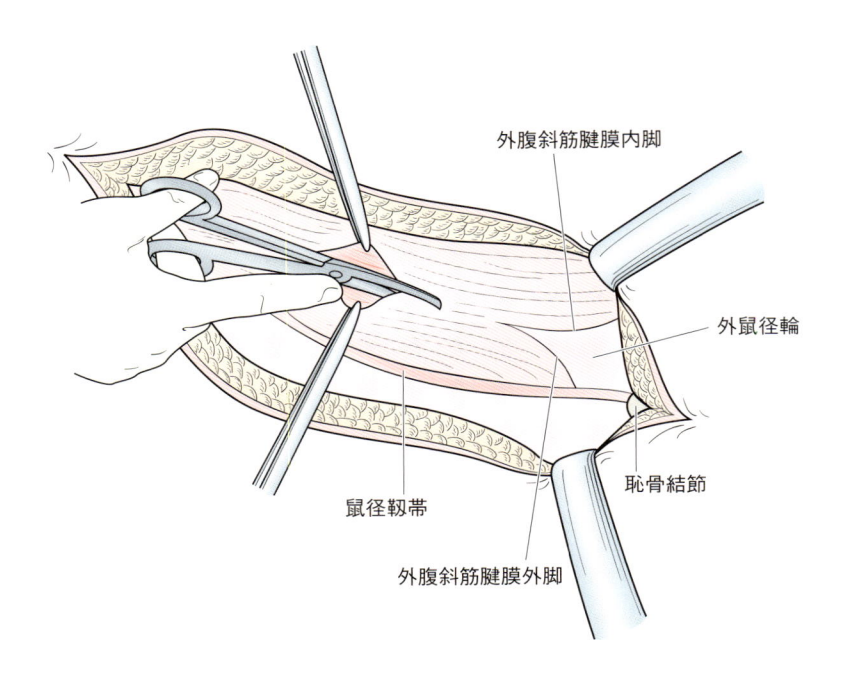

図35 外腹斜筋腱膜の切開，外鼠径輪の開放
外腹斜筋腱膜を切開するときに，そのすぐ裏を走行する腸骨鼠径神経を損傷しないように気をつける。また，頭側・内側には腸骨下腹神経が内腹斜筋の腹側に観察できる。尾側において，外鼠径輪を開放する。

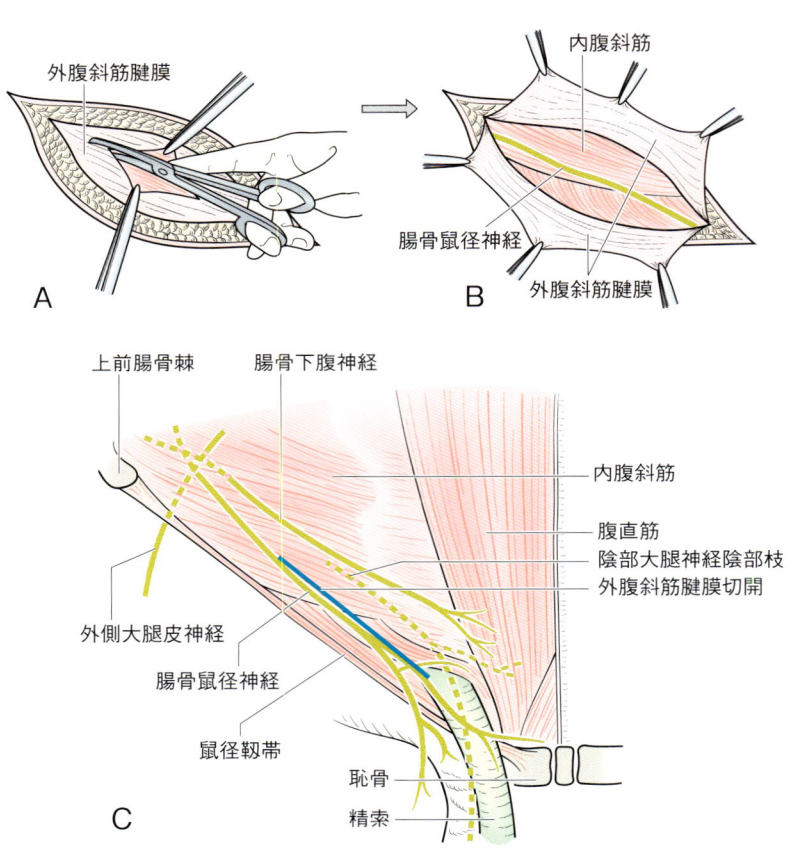

図36 外腹斜筋腱膜の外側への切開，鼠径部における神経と切開創の位置関係
尾側・内側で外鼠径輪を開放したのち，外腹斜筋腱膜頭側・外側に腱膜線維に沿って切開する。

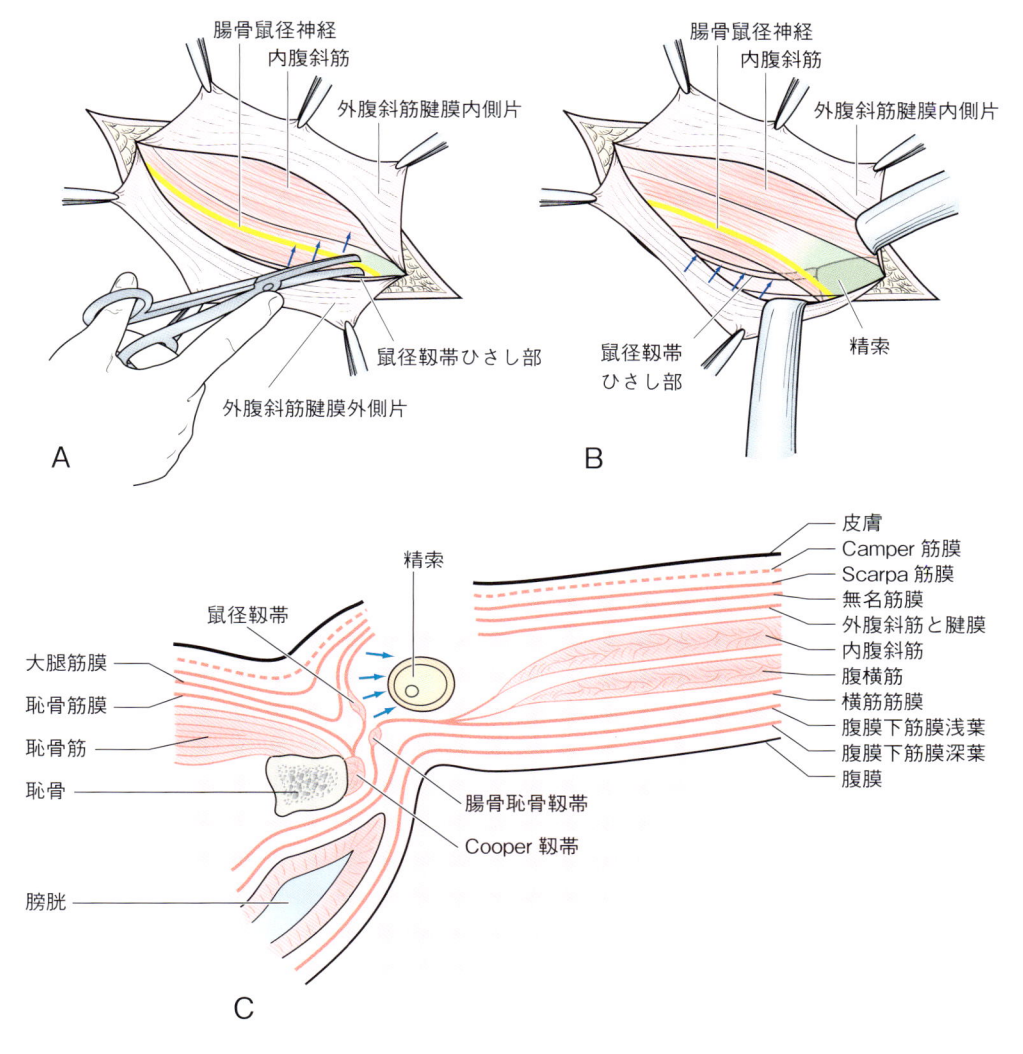

図37 精索の鼠径床からの遊離
外腹斜筋腱膜の内面に沿って，内腹斜筋，疎性結合織を鼠径靱帯ひさし部が露出するまで剥離していく。

7. 鼠径靱帯の露出と精索の位置

　　　外腹斜筋腱膜の外側片を把持しているペアン鉗子を引っ張り上げ，この腱膜を緊張させ，その内面に沿ってこれに付着している内腹斜筋，疎性結合織を鼠径靱帯ひさし部が露出するまで剥離していく（図37）。このとき腸骨鼠径神経が腱膜の内面にへばりついていることがあるので，これを損傷しないように注意する。腱膜内面に沿った剥離を十分行うと，挙睾筋前面を外鼠径輪に向かい鼠径靱帯にほぼ平行に走行する腸骨鼠径神経が認められる。原則的に，腸骨鼠径神経には vessel loop を用いて確保する。

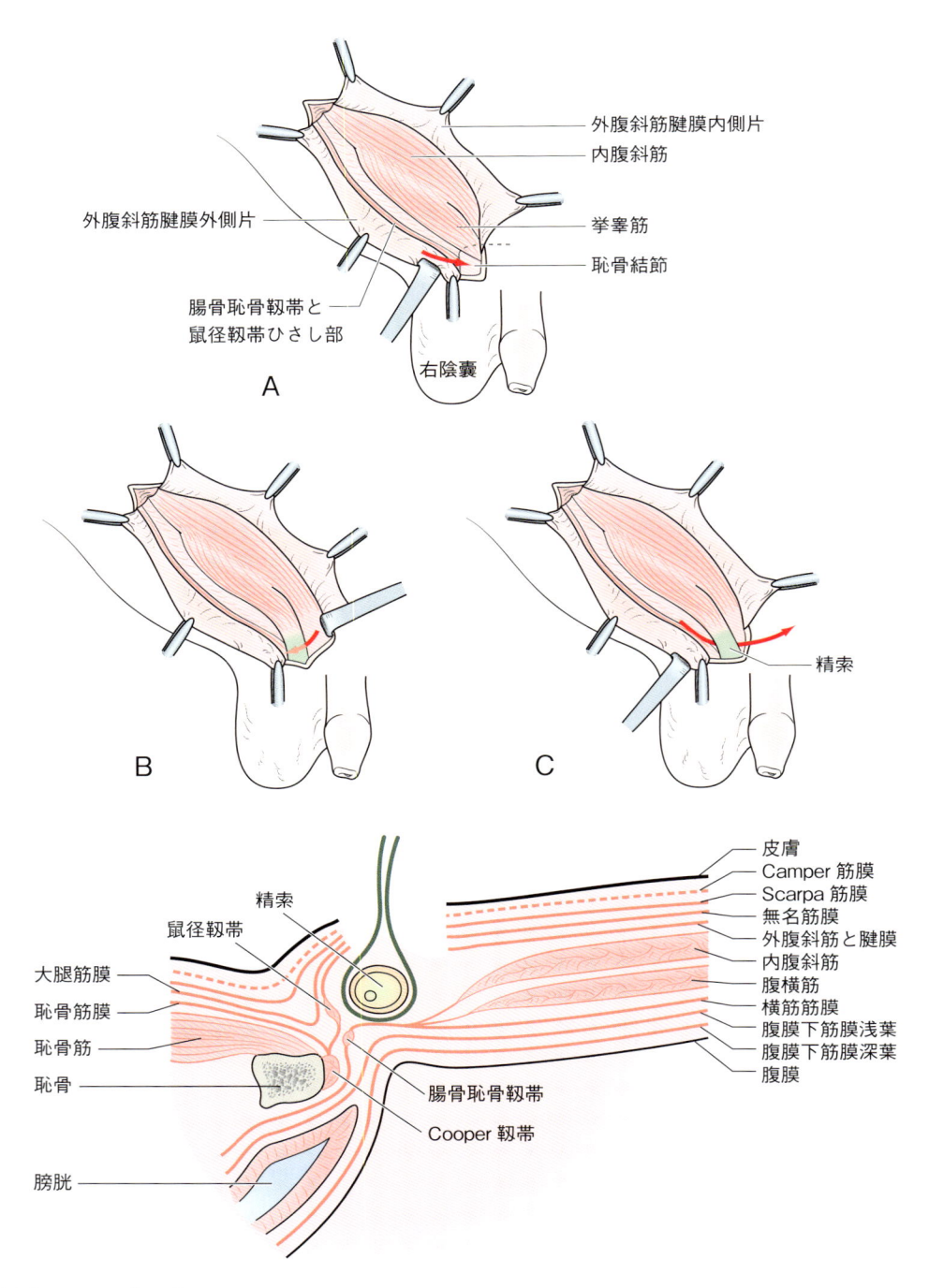

図38 精索のテーピング
恥骨結節腹側に沿って，外側から内側に十分に恥骨筋膜を剝離し（A），内側から内腹斜筋尾側で恥骨腹側を剝離することで，精索のテーピングが可能となる（B，C）。

8. 精索のテーピング

　　精索（精管，精巣血管，挙睾筋，内精筋膜，腹膜下筋膜浅葉・深葉）を一挙に剝離し，テーピングするには，恥骨結節腹側に沿って外側から内側に十分すぎるほど恥骨筋膜を剝離することが肝要である（図38 A）。この操作のあと，内側から内腹斜筋尾側部分で恥骨頭側部分に入ったのちに，恥骨腹側を剝離することにより精索のテーピングが可能となる（図38 B, C）。特に，ヘルニア囊が大きい陰囊ヘルニア，巨大鼠径ヘルニアなどでは，必ずこの手技を行う。こうすれば，ヘルニアの種類が何であれ，以後の手術が非常に簡単となる。このため，大きいヘルニア囊の場合は，彎曲の大きい鉗子があるとテーピングが容易である。

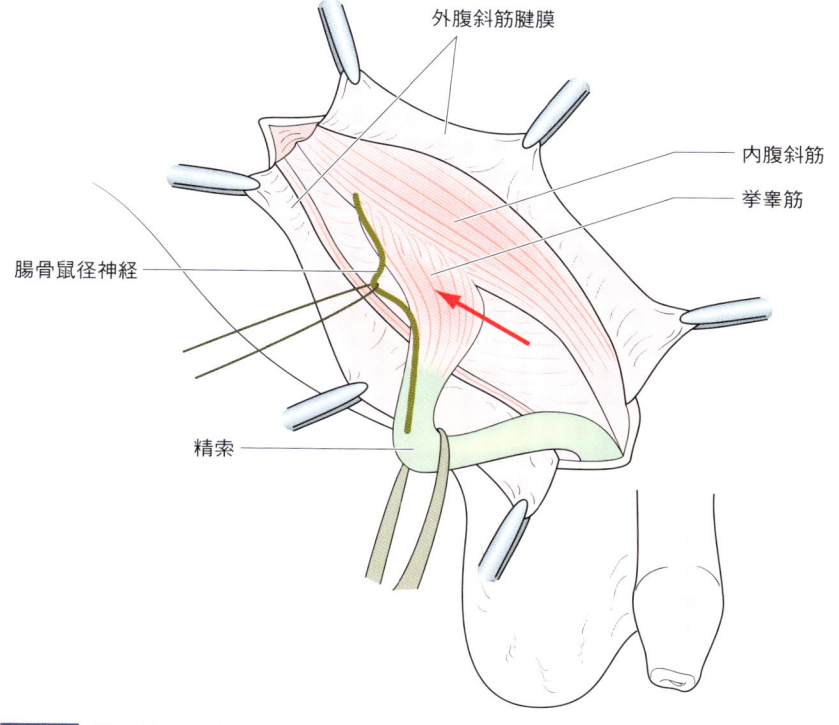

図39 挙睾筋の切離
精索と腸骨鼠径神経を牽引しながら，内腹斜筋尾側縁に沿って挙睾筋を切離する。

・鼠径ヘルニア手術ができるようになるための三原則
① 皮膚切開位置を自分で決められる。
② 外腹斜筋腱膜の切開位置を自分で決められる。
③ 精索のテーピングを正しい位置で行うことができる。

この三原則を実行できれば，鼠径ヘルニアはジュニアレジデントにとっても容易な手術となりうる。

9. 内ヘルニア合併の有無と鼠径床脆弱化の有無の検索

さらに手術を進める前に，Hesselbach三角の脆弱性を触診で調べ，内鼠径ヘルニアの合併の有無を検索する。

10. 内鼠径輪部への剝離

精索に掛かったテープを尾側に牽引する。腸骨鼠径神経にvessel loopを掛け外側に軽く牽引しておく。内腹斜筋尾側縁に沿って挙睾筋を電気メスで切離すると，特有の艶やかな内精筋膜に包まれた精索が現れる（図39）。

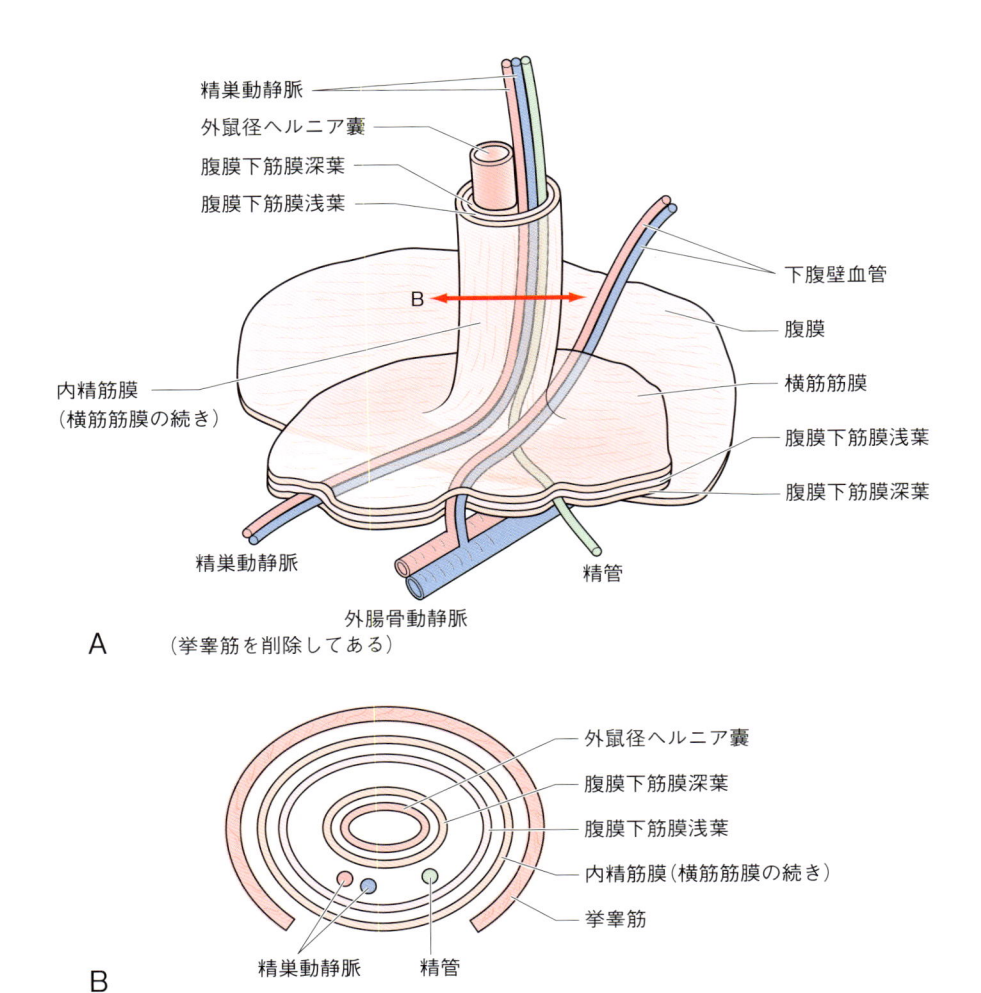

図40 精索がテーピングされた時点での内鼠径輪部と精索の解剖

腸骨鼠径神経と伴走していた挙睾筋をその線維方向に内側から内腹斜筋尾側縁に沿って電気メスで切離したのちの解剖図である(A)。特有の艶やかな内精筋膜に包まれた精索が現れ，その断面図も表した(B)。

11. 精索内からのヘルニア嚢の剥離分離

　内鼠径輪を構成する横筋筋膜が円筒状の鞘となって精管と精巣動静脈を包む内精筋膜(internal spermatic fascia)となるが，外鼠径ヘルニアはこの内鼠径輪から発生し，精索の中を発育・成長していく。さらに，内精筋膜(横筋筋膜の続き)とヘルニア嚢(腹膜の続き)との間には，腹膜下筋膜浅葉と深葉が存在するはずである。この浅葉と深葉の間に精管・精巣動静脈が存在する(図40)。したがって，精索内にヘルニア嚢が存在するときはその分だけ精索が分厚くなっている。

　精索のテープを助手が陰嚢方向に牽引する。内鼠径輪部から4〜5cm尾側，つまり陰嚢側の内精筋膜を，縦すなわち精索方向に切開し，3枚の膜(内精筋膜，腹膜前筋膜浅葉・深葉)を剥離し，ヘルニア嚢に達する(図41B〜E)。この際，遠位側のヘルニア嚢も把持しておく。精索内の内側に存在するヘルニア嚢をペアン鉗子で把握し，これを手術助手に内方に牽引させながらこの部のヘルニア嚢から血管や精管などの精索構造物を剥ぎ取るようにクーパー剪刀の先端で剥離・分別する(図41A)。血流障害による睾丸萎縮や精管の機能障害などを防ぐため，どのような細小血管もヘルニア嚢側に残さないように剥離する。

図中ラベル（図A）：
- 外鼠径ヘルニア嚢
- ペアン鉗子
- 下腹壁血管
- 腹膜
- 内精筋膜（横筋筋膜の続き）
- 横筋筋膜
- 腹膜下筋膜浅葉
- 腹膜下筋膜深葉
- 精巣動静脈
- 精管
- テープ
- 末梢側のヘルニア嚢
- ペアン鉗子

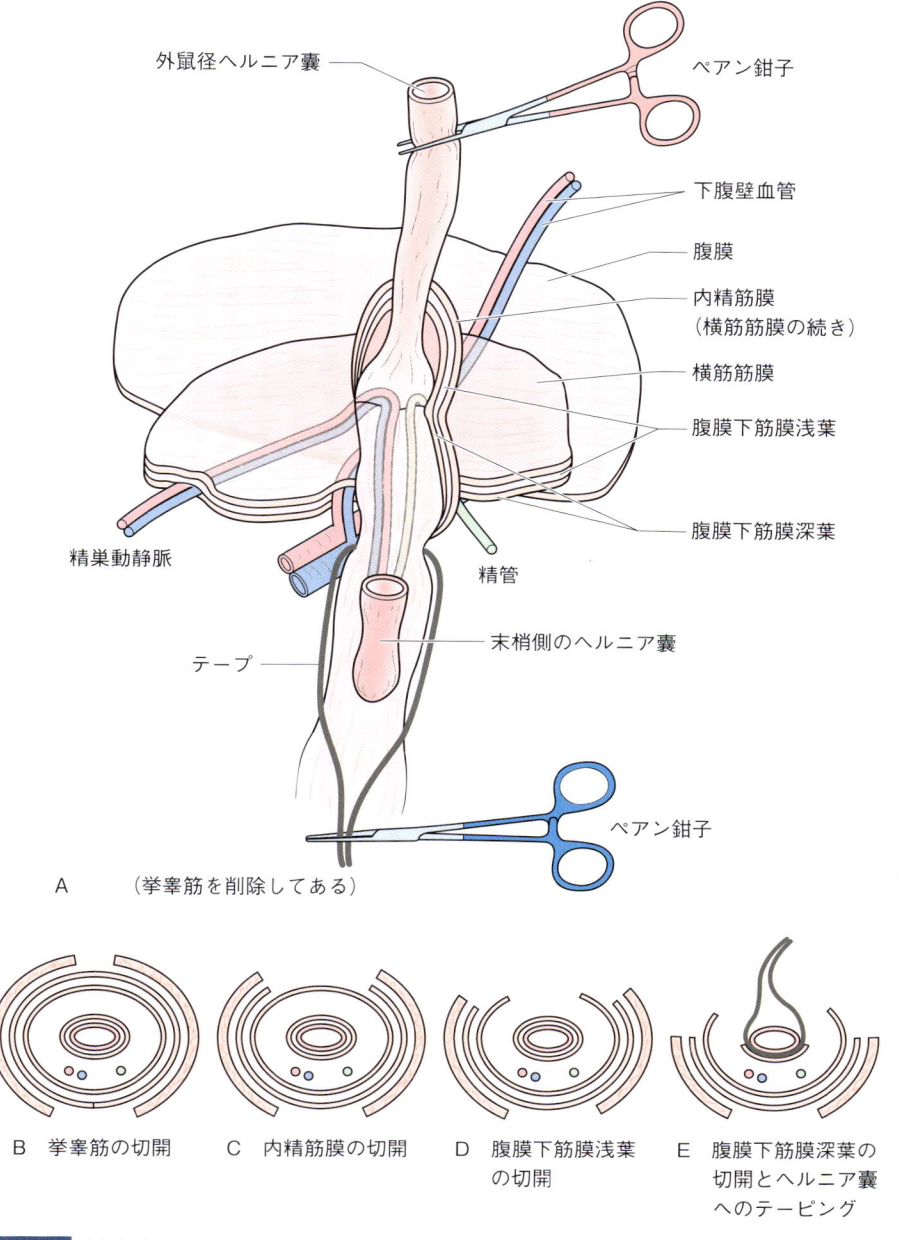

A （挙睾筋を削除してある）

B　挙睾筋の切開
C　内精筋膜の切開
D　腹膜下筋膜浅葉の切開
E　腹膜下筋膜深葉の切開とヘルニア嚢へのテーピング

図41　精索内からヘルニア嚢の遊離

精索のテープを助手が陰嚢方向に牽引する。内精筋膜を，縦すなわち精索方向に切開し，3枚の膜（内精筋膜，腹膜前筋膜浅葉，深葉）を剥離しヘルニア嚢に達する（B〜E）。精索内のヘルニア嚢をペアン鉗子で把握し，ヘルニア嚢から血管や精管などの精索構造物を剥ぎ取るようにクーパー剪刀の先端で剥離・分別する。
図Aはヘルニア嚢の離断後のものである。

　巨大なヘルニアほど瘢痕性癒着が強いため，この剥離が難しくなる。全周性の剥離が難しいときには，早期にヘルニア嚢を開き，ペアン鉗子で把持しながら全周性の剥離を行う。この場合には，ヘルニア嚢が内鼠径輪に向かい裂けないよう十分な注意が必要である。
　ヘルニア嚢と精索の剥離・分別が終わったら，もう一度精索側に精管や精巣動静脈の存在を確かめたのち，ヘルニア嚢にその内容のないことを確認後2本のペアン鉗子を掛け，その間を離断する（図41A）。

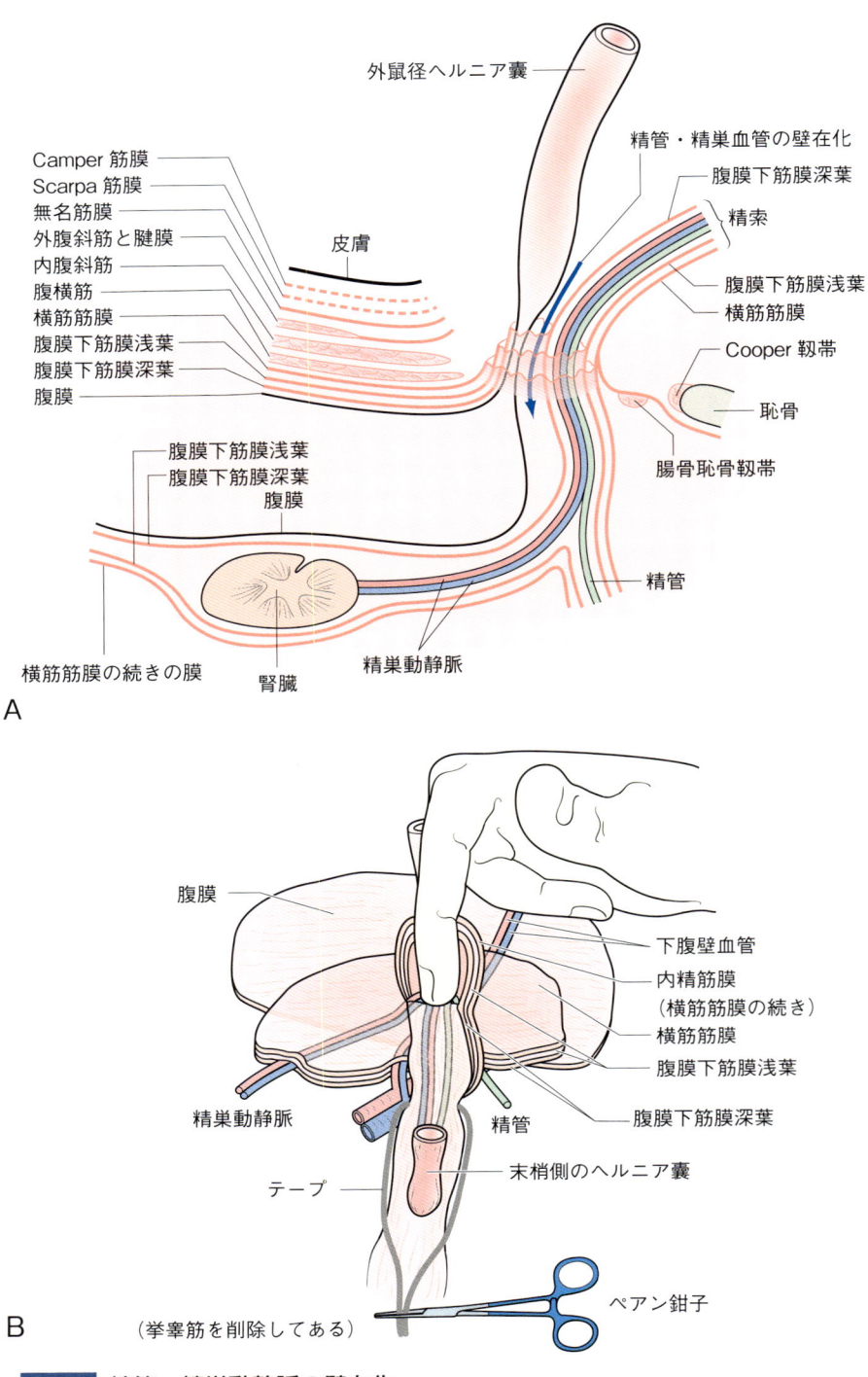

図42 精管・精巣動静脈の壁在化

ヘルニア囊と精管・精巣動静脈の剝離操作は，腹膜と腹膜下筋膜深葉との間の剝離であるべきで，これを精管・精巣血管の壁在化という。

　切離した近位側のヘルニア囊をまとめてペアン鉗子で把持し，内鼠径輪まで剝離を行う。
　精索の剝離を，腹腔側に向かって進めていくが，精索がちょうど鼠径床に移行して裾広がりになった部分が露出され，この部位に一致して内方に凸の弓状に取り巻く血管が透見される。ここが内鼠径輪（internal inguinal ring）である。ヘルニア囊と精管・精巣血管との間は疎であり，示指が容易に挿入でき，精管・精巣血管の壁在化（parietalization of the cord and the vessels）が可能である（図42）。この部の両側は，3枚の筋膜がそれぞれ観察できる位置であり，ヘルニア囊に孔を開

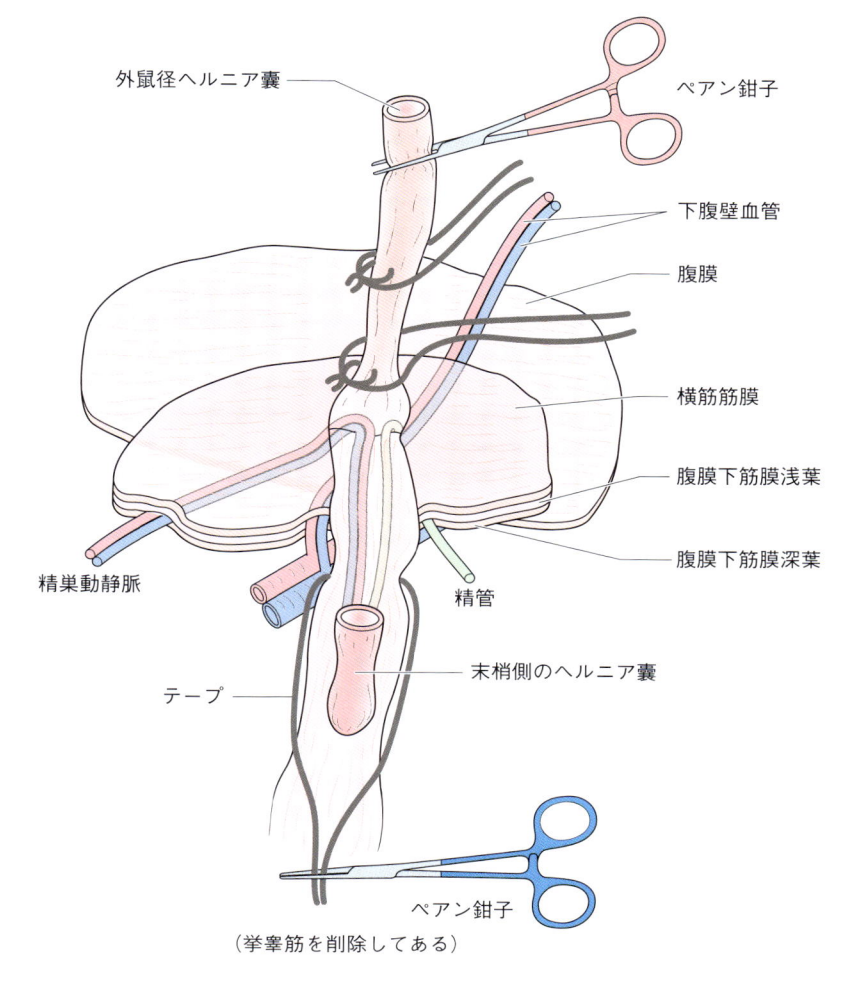

図43 ヘルニア囊の結紮・切離
ヘルニア囊をできるだけ腹腔側で，3-0 Prolene®糸で周刺結紮し，さらにこの遠位側で再度周刺結紮し，切離する。

けてしまいやすく，1枚ずつ丁寧に剝離を行い，壁在化(parietalization)した部分以外のヘルニア囊の壁の全周性の連続性を維持する。

　精管・精巣血管の壁在化は，ヘルニア手術にとって不可欠な手技ではなく，横筋筋膜より背側(腹膜前腔という言葉が使用される)にメッシュを留置する手技，あるいは製品において必要となる手技である。腹腔鏡下手術(76頁参照)においては，破滅の三角(triangle of doom)と呼ばれ，精巣動静脈と精管が形作る三角部の剝離であることから常に勧められる手技ではない。

　内・外鼠径ヘルニアが検出できない場合は，内鼠径輪部で精索の内側に腹膜鞘状突起(processus vaginalis)が存在しないか検索する。精索内に向かって，1～2 cmの白色の囊状突出が認められれば，それが鞘状突起である。

12．ヘルニア囊の結紮・切離

　大腿ヘルニア合併がないか，開放されたヘルニア囊から示指を挿入して大腿輪を検索する。
　ヘルニア囊をできるだけ腹腔側で，3-0 Prolene®糸で周刺結紮し，さらにこの遠位側で再度周刺結紮する(図43)。
　ヘルニア囊を切除すると，その腹腔側切離断端は内鼠径輪部横筋筋膜の背側に落ち込む。

Side Memo　ヘルニア嚢の高位結紮

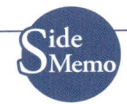

　現在でも,「ヘルニア嚢の高位結紮」という言葉が生きている。その定義および意義について考えてみたい。

　Henry[43]は,大腿ヘルニア修復術における記載の中で,ヘルニア嚢の頸部には false fat-enriched "neck" と,true inlet of the sac があり,後者が真の壁側腹膜との境であるとしている。さらに高位結紮の部位は,腹膜前脂肪レベルであるとされる場合もある。これらは,いずれも臨床解剖学から導き出された考え方ではなく,これらを現在の臨床解剖に当てはめて考えてみると,脂肪層は,深・浅腹膜下筋膜の2層の間に存在する。そしてこの2層は精索部分にまで到達していても不思議ではない。したがって,偽の頸部も真の頸部もあったものではないし,腹膜前脂肪の意味するものもない。以上から,ヘルニアの頸部とはここである,との定義は難しい。あえて鼠径ヘルニアについて述べれば,横筋筋膜レベルとするのが妥当かもしれない。

　それでは,高位結紮に意味があるかについて考えてみよう。現在では,高位結紮を問題とするのではなく,ヘルニア嚢の切除,切離,嵌入のいずれを選択するのかが問題となる。いまだに,この問題についてはコンセンサスが得られていない[44～48]。最近のスウェーデンのヘルニア登録例 48,433 症例を用いたヘルニア嚢の処理に関する後ろ向きに比較した論文[49]では,外鼠径ヘルニアにおけるヘルニア嚢の嵌入,切除,切離の三者を比較したところ,切除が嵌入,切離と比較して再発危険度が有意に低かった。このことから,高位結紮より,ヘルニア嚢を切除するほうが再発率が少ないといえる。また,同じ Lichtenstein 法で手術を施行した症例においても,切除が嵌入,切離よりも再発率が良好であった。

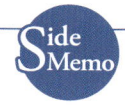

Side Memo 滑脱ヘルニアの対処

　腹腔内臓器がヘルニア嚢の壁の一部を形成しているものを滑脱ヘルニア（sliding hernia）というが，成人ではS状結腸の脱出がよくみられる。これら臓器はヘルニア嚢と癒合筋膜を形成しているため，剥離は無理である。

　これら滑脱ヘルニアのヘルニア嚢高位結紮の仕方は，Ponka法[50)]に準ずる方法がよい。すなわち，滑脱臓器の両側に切開を入れ，滑脱臓器を折り返して腹腔内に脱転させ，そののちにヘルニア嚢に巾着縫合（purse-string suture）を加えるものである（図44）。

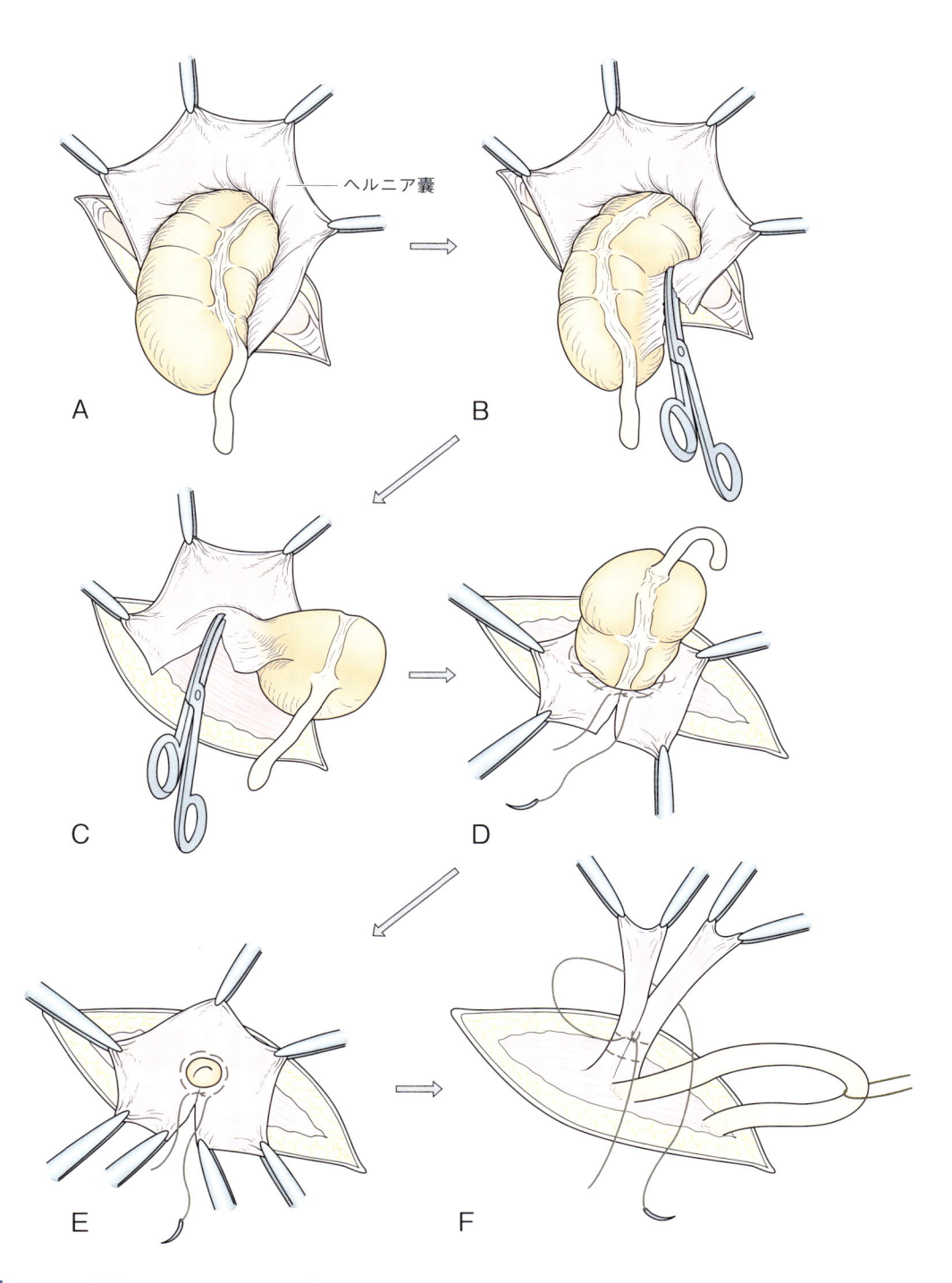

図44 Ponka法（Ponka's method）
滑脱臓器を持ち上げ，その周囲でヘルニア嚢に巾着縫合を掛けたのち（D），滑脱臓器を腹腔内に納め（E），さらに末梢のヘルニア嚢に周刺結紮（trans-fixing suture）を加える（F）。

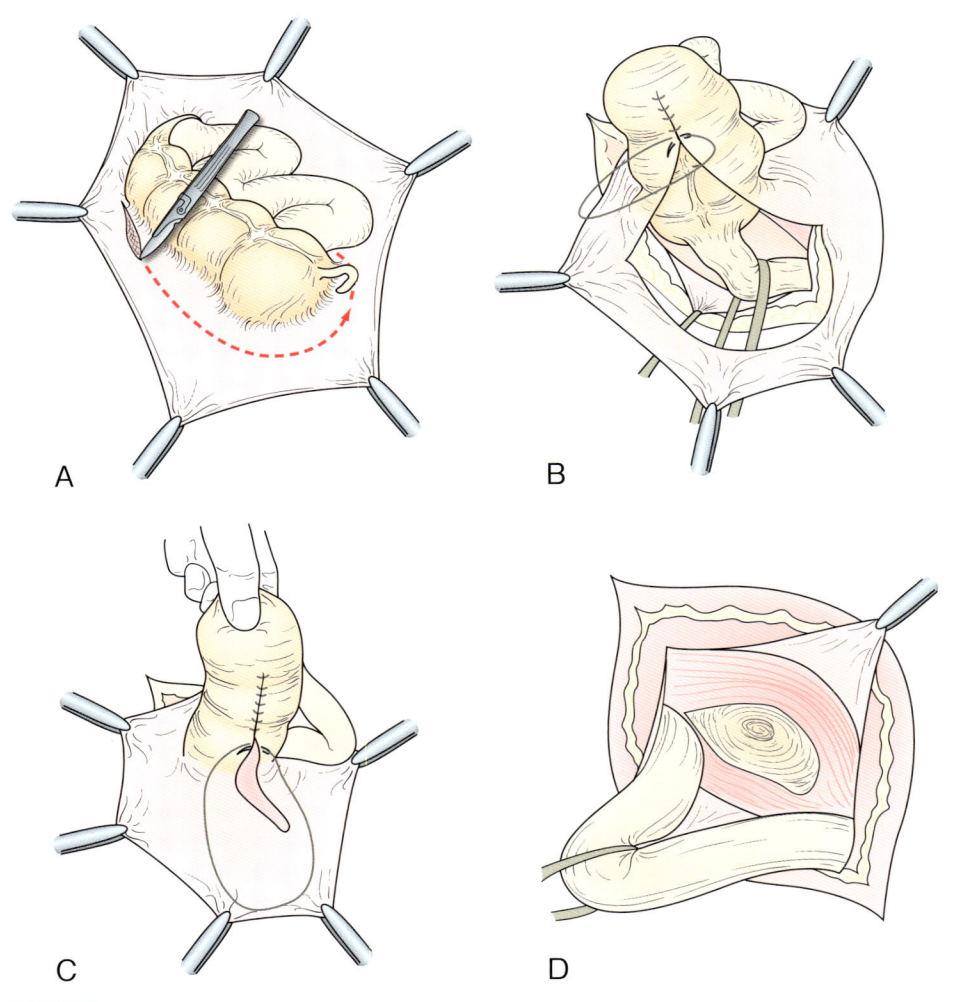

図45 Hotchkiss法（Hotchkiss's method）

さらに，広い癒合のある滑脱ヘルニアでは，Hotchkiss法[51]がある。これは，まず滑脱臓器に沿いヘルニア嚢を腹腔側腹膜移行部まで切離し（図45 A, B），その滑脱臓器の背面を滑脱臓器側に付いているヘルニア嚢断端を裏返しにして縫合修復したのち，これを腹腔内に納める。次いで腹膜移行部でヘルニア嚢を結紮・切離して高位結紮する（図45 C, D）方法である。しかし，Hotchkiss法が必要となることは多くない。

簡便な方法として，ヘルニア嚢内の脱出腸管沿いに巾着縫合を行い結紮し（図46 A），脱出腸管を腹腔内に押し込む（図46 B, C）Zimmerman法もある[42]。

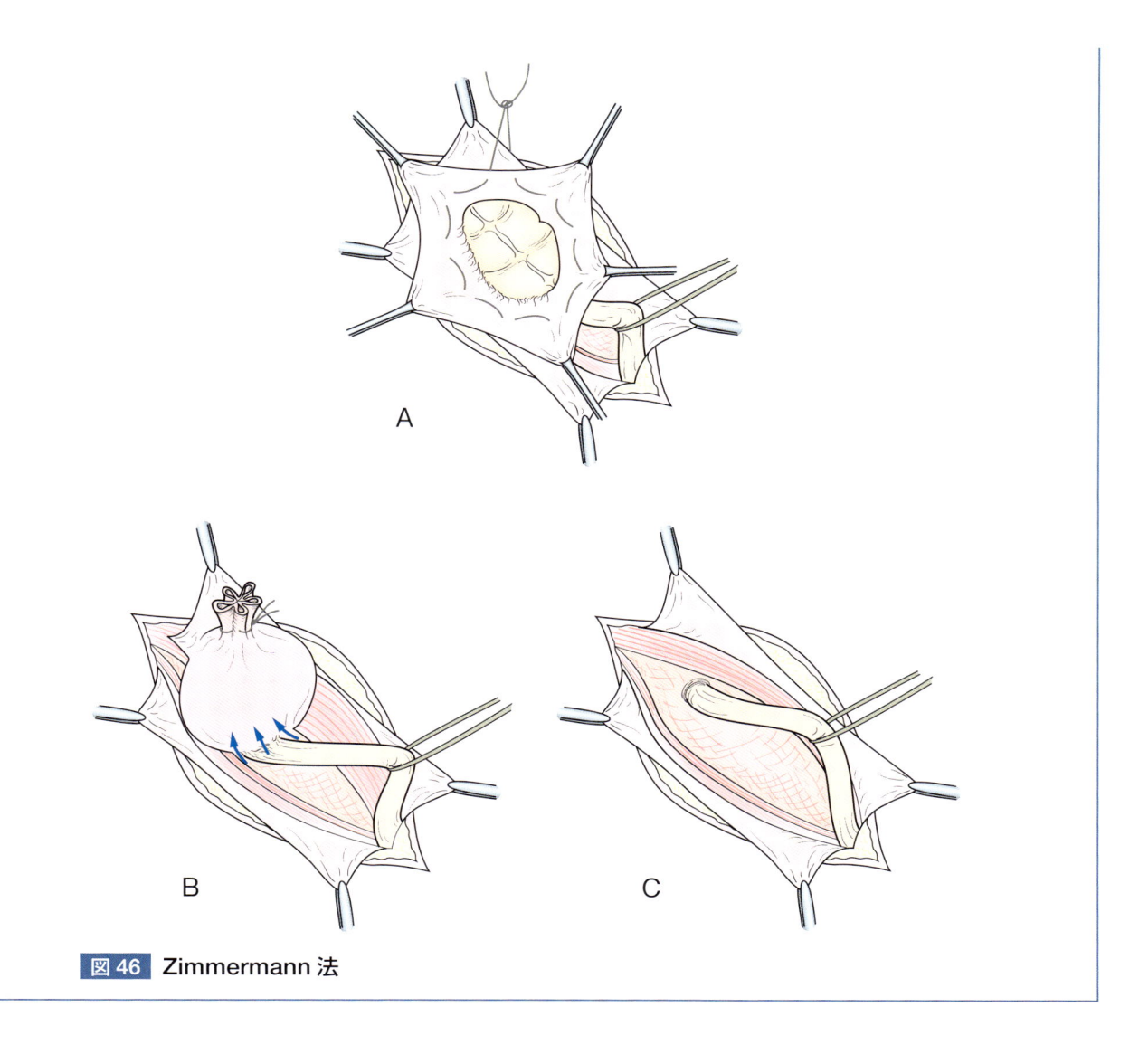

図46 Zimmermann法

Side Memo 女性の鼠径ヘルニア

① 手術に対する考え方
女性の鼠径ヘルニア手術については，その再発率が高いことがわかっており，その再発形式も大腿ヘルニアが40％も占めている[53,54]。しかし，これが本当に再発と考えてよいのか，あるいは初回手術時に存在していた大腿ヘルニアを見逃したものなのかは現在もわかっていない。当然このことから，女性に対する初回鼠径ヘルニア手術では，必ずヘルニア嚢から大腿輪を診査すべきであり，内視鏡を用いた手術（TAPP，TEP）では必ず大腿輪も閉鎖する手技を行うべきである[29]。

② 円靱帯の切離の是非
円靱帯はヘルニア嚢の壁の一部をなすといってもよいくらいにヘルニア嚢との組織癒合は強い。高位結紮の際，これを円靱帯から剥がすことは出血やヘルニア嚢の破損など煩わしいトラブルが発生しやすく，高位結紮そのものもうまくいかないことが多い。円靱帯の処理についての記載は，はっきりしたものはなく，円靱帯切離に伴う合併症はほぼ考えなくてよいとの記載が多い。昔，円靱帯切離に伴い，子宮後屈が生じるとの記載もあったが，婦人科の世界では，子宮後屈そのものが「顔つきの違いの程度」と認識されていることから，剥離することなく切離でよい。

③ Nuck管水腫の治療
Nuck管水腫には，子宮内膜症の合併[55]や，稀ではあるが腺癌の合併が報告されており，囊胞を損傷することなく完全切除することが重要である。すなわち，上記の円靱帯の切離の考え方から，円靱帯と一緒に切除する。

Side Memo　巨大鼠径ヘルニア

　巨大鼠径ヘルニアとは,「陰囊に達するヘルニアのうち,ヘルニア囊の尾側端が立位において大腿内側中点より尾側に達するヘルニア」と定義されている[56,57]。治療においては,腹腔内に還納される腸管などの体積が多いことから,腹部コンパートメント症候群が最も問題となる。この回避対策として,①一定期間,人工呼吸器管理をする,②術前の気腹訓練により腹腔内容量を増やす,③手術的に腹腔内容量を減らす,が考えられる。①は簡便な方法であるが,あくまで補助的な方法である。②については,本邦での報告がなく,OECD諸国でBMIが世界一低い本邦にはなじみにくい。③は術中に簡便に施行でき,緊急手術においても施行可能である。しかし,腸管切除になると準不潔手術になることから施行しづらい手技ではある。これ以外には,El-Dessouki[58]が報告した,陰囊内のヘルニア囊を剝離し,ヘルニア内容を腹腔内に戻すとともに,このヘルニア囊によりreperitonizationをする方法である。こののちに大きなメッシュを用い腹壁を修復する。

　しかし,これらのことを考慮しなくてはならないのは,BMIが高い諸外国の場合であり,OECD諸国でBMIが一番低い本邦においては,これらを考慮する機会は,それほど多くないと考えられる。

X　鼠径管再建法

1. Lichtenstein法(Lichtenstein repair)

　現在,鼠径ヘルニア手術用の多くのメッシュ製品が開発され,さまざまな術式が企業の先鞭で導入されている。短期成績はよいものの,長期成績が出ないままに導入されている。

　European Hernia Society(EHS)[29]では,鼠径ヘルニアのメッシュを使用する術式としてLichtenstein法と腹腔鏡下手術を推奨している。さらに,スウェーデンにおいても同様である[59]。そのような状況から考えると,American Hernia Society(AHS)でも推奨術式が発表されてもよいようであるが,いまだになされていない。これは,本邦においても同様である。

　筆者は,外科学のevidenceを検索するときに,常に米国と欧州という2つの巨人の状況を見て判断している。鼠径ヘルニア手術に関しての指針は,米国および本邦では明らかに利益相反に妨げられているのではないだろうか。

　本項では,鼠径ヘルニア修復術における最も重要な前方アプローチ法であるLichtenstein法を概説する。

a Lichtenstein法に関する基本的事項

　Lichtenstein法も1つの論文を読むだけですべてが記載されているわけではない。したがって,Lichtenstein,Amid,Shulmanの論文を読み,術式の改善を経てきたことを理解し,現在の修正Lichtenstein法として,その変更を明らかにすることが必要である。現実的には,Lichtenstein-Amid法といったほうがよいと筆者は考えている[21,22,60]。

b 手術の実際

　外鼠径ヘルニアであれば,ヘルニア囊は切除しないで翻転させて腹腔に押し込む。内鼠径ヘルニアが大きい場合には,ヘルニア囊周囲に巾着縫合(purse-string suture)を行い,囊を腹腔内に翻転させるとの記載がある[21]。しかし,教育的配慮からも,すでに「IX．手術手技」の項で記載したごとく,ヘルニア囊を縫合結紮し切除している(Side Memo：ヘルニア囊の高位結紮 ➡ 50頁参照)。ただし,内鼠径ヘルニアの囊は,そのまま放置することを原則とする。

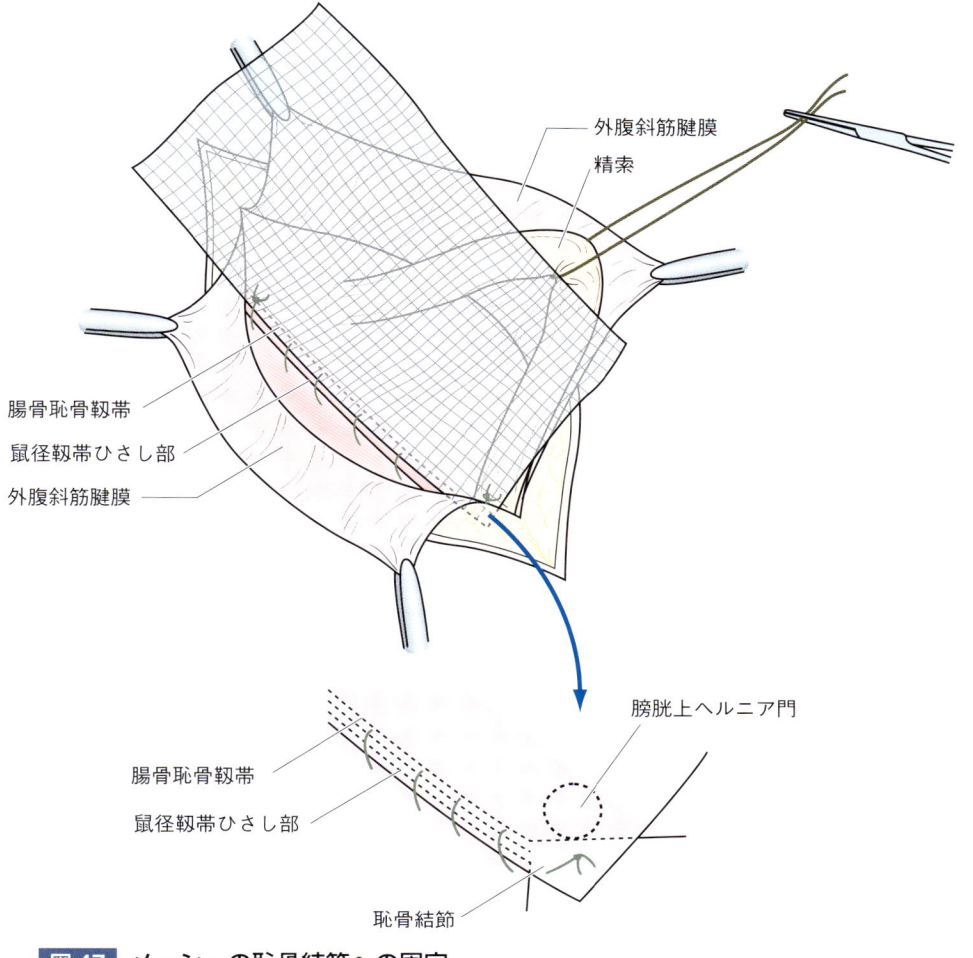

図47 メッシュの恥骨結節への固定
メッシュの内側の角を恥骨結節に15〜20mm程度覆うように3-0 Proline®糸で固定し，この糸を腸骨恥骨靱帯と鼠径靱帯ひさし部に連続縫合する。

　鼠径床修復には，市販の7.6×15cmのPROLENE® Soft（Ethicon社製）（基礎編 図11 ➡ 16頁参照）を使用する。このメッシュを，内側は恥骨結節から20mm内側まで，Hesselbach三角の上方30〜40mmまで，そして外側は内鼠径輪から50〜60mm外側まで広げる[60]。外側は，30〜40mm切離することになり，内側の角も切離することが多いが，最初にトリミングすることはない。
　精索を頭側に牽引して，3-0 Prolene®糸を用いた連続縫合を行う。まず，メッシュの角を恥骨結節に20mmオーバーラップするように恥骨結節の腱膜に縫合するが，この部の骨膜は避ける[22]。これに続いて，鼠径靱帯ひさし部に向け連続縫合を行う。内鼠径輪を十分に越えた位置で結紮する（図47）。恥骨結節部の縫合がkey sutureであることを十分に銘記する。

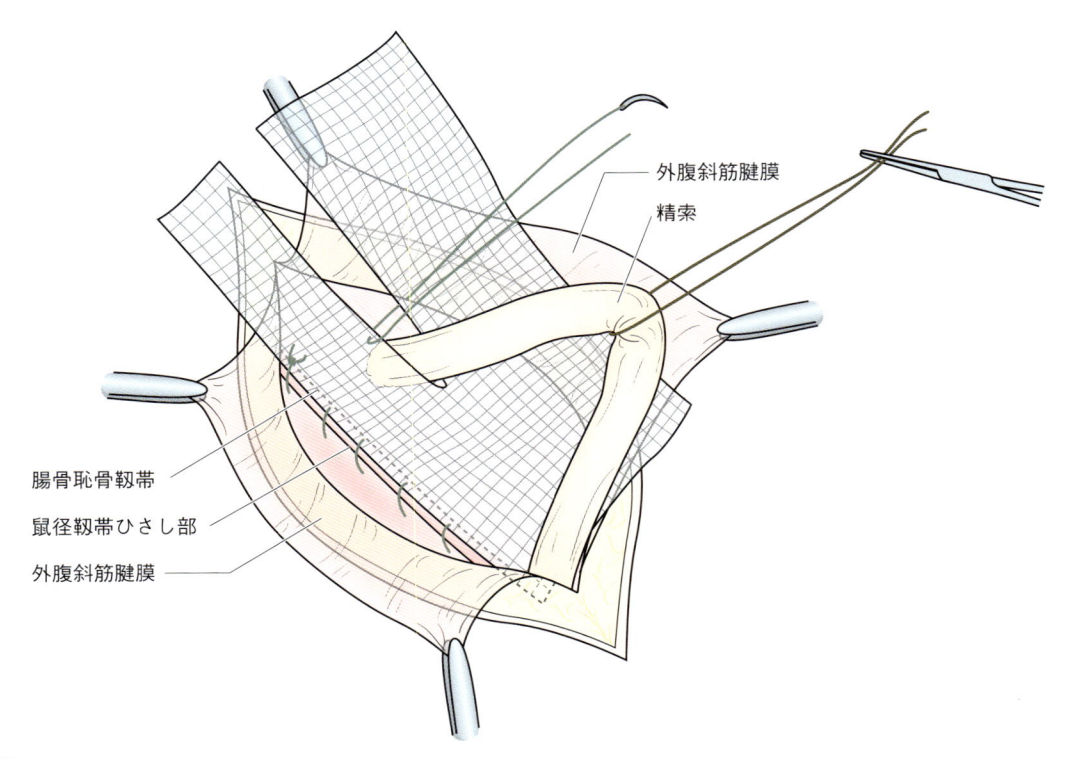

図48 メッシュへのスリットの形成と内鼠径輪部での縫合
メッシュに腸骨恥骨靱帯と内鼠径輪尾側縁の距離の幅で，スリットを入れる。スリットの長さは，Hesselbach三角部のメッシュが面を形成でき，精索との境にペアン鉗子が1本入る程度の位置で，スリットを1針縫縮する。

　ここで，内鼠径輪部で精索がメッシュから前方へ出られるように，メッシュにスリットを入れる。メッシュの外側部分から内鼠径輪に向かう直線を意識し，その線に沿ってスリットを延長する。この目印は，鼠径靱帯ひさし部と内鼠径輪尾側部の距離に影響を受ける。太い内側の辺を精索の背側を通して頭側に挿入する。ここでは，鼠径床部分に面による補強がなされており，内鼠径輪部で精索尾側方向にメッシュがまくり上っていないことを確認する。鼠径床に面としてメッシュが留置できていることを確認して，内鼠径輪を形成する。すなわち内側辺を精索に回し込んで，その接合部を3-0 prolene®糸で1針縫合する（図48）。

　その後，内片が鼠径靱帯ひさし部に届く位置で余剰な部分を切離し，数針ひさし部に縫合固定する（図49）。これにより，外側三角部は，二重のメッシュで補強されたことになる。メッシュの尾側を精索の外側で交叉させるのは内鼠径輪外側の再発を防止するためである。各々の尾部を交叉させないで縫合することが，内鼠径輪部での再発の原因として知られている[60, 61]。

　次いで，恥骨部に戻り，連続縫合の始まり部分から内側・頭側の部分の腹直筋前鞘にしっかりとメッシュを3-0 prolene®糸で単結節縫合固定する。この部では，膀胱上ヘルニアの凹みのある部分が十分にカバーできたことを確認しながら縫合固定する必要がある（図47）。さらに内側・頭側に縫合固定をしていくと，ようやくメッシュの角に余裕ができるので，この部を切除する。残したメッシュを内側ぎりぎりに縫合固定するが，この余剰部では腸骨下腹神経（iliohypogastric nerve）が存在するので，視認できたとしても3-0 prolene®糸の運針は水平方向に行う。以上の縫合固定は，鼠径床が常に面を形成するべく観察しながら行う（図50）。鼠径床のメッシュがこんもりと軽度膨隆する程度までを限度と考える。

　最終的に頭側のメッシュが浮き上がらないように数針の縫合固定を内腹斜筋膜に行う。

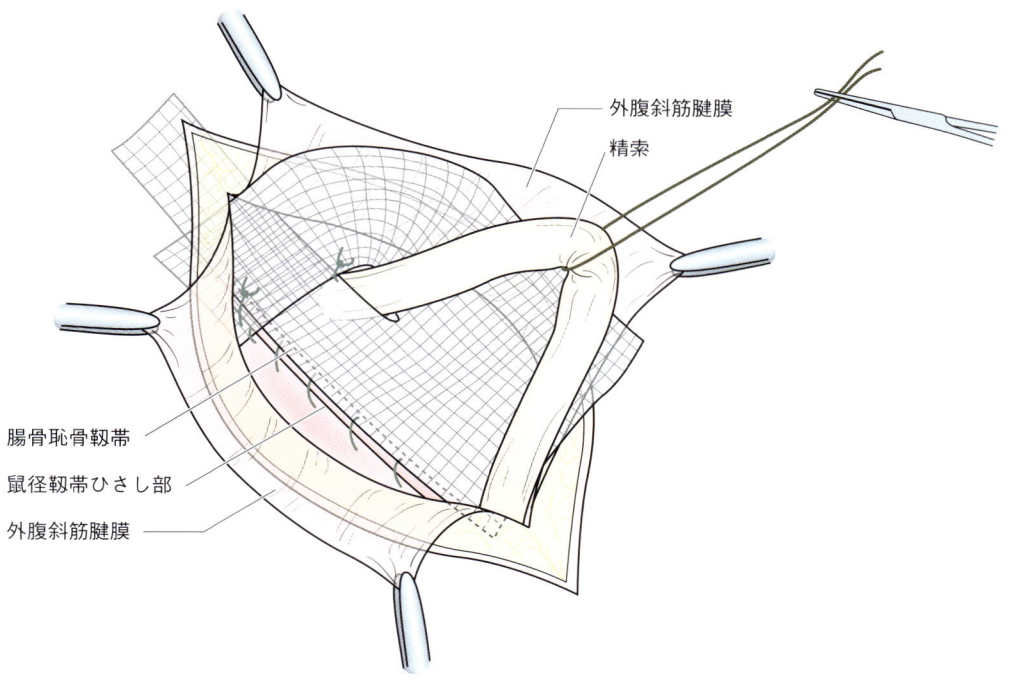

図49 メッシュ内側片の固定
メッシュ外側片を外側に敷きつめる。内側片は，外側三角部を補強するため，内鼠径輪外側部で尾側に折り曲げ，鼠径靭帯ひさし部に2針縫合固定する。

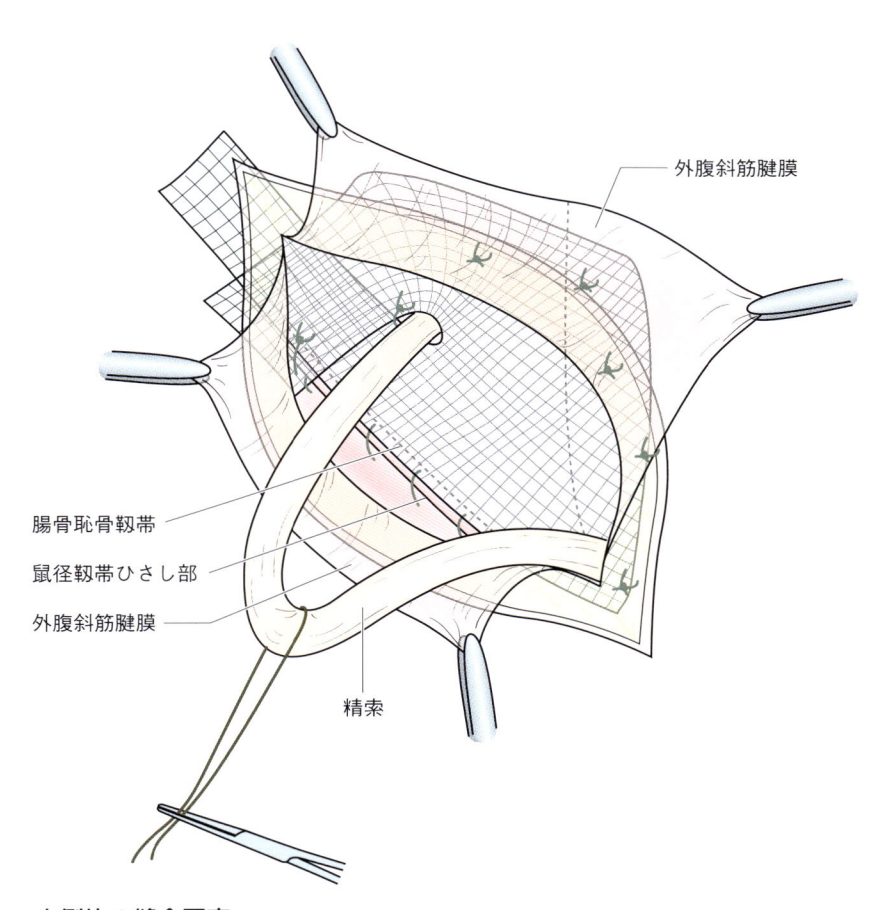

図50 メッシュ内側片の縫合固定
メッシュ内側片を内腹斜筋上に敷きつめ，内側部分では，腹直筋前鞘に縫合固定する。この際，恥骨結節から頭側部分が再発の重要な部位であることを認識して，腹直筋前鞘にまで十分にメッシュを縫合・固定する。

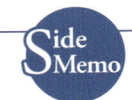

Side Memo 「裂孔靱帯」，「Cooper靱帯」，「conjoined tendon」

多くの学術集会や学会でよく耳にする言葉のうち，気になるものとして，裂孔靱帯，Cooper靱帯，conjoined tendonがある。

裂孔靱帯(lacunar ligamentあるいはGimbernat's ligament)は，鼠径靱帯が恥骨結節に付着する手前で腱膜線維が分かれて恥骨上枝内側・尾側面に付着する部位であり，大腿窩から見た場合に視認しうる(図51)。大腿輪の内側縁を形成するとされていたが，大腿輪はCooper靱帯，腸骨恥骨靱帯，大腿静脈に囲まれた部分をいい，裂孔靱帯は関係がない。また，鼠径ヘルニア手術にはまったく関係しない。この靱帯については，Lichtensteinの原論文とされる1989年の有名な論文でも，「裂孔靱帯に縫合する」との記載がある[37]。その後Amidが1993年の論文でその部分を削除している[29]。すなわち，「裂孔靱帯」は，現在特別な存在価値(entity)を有しない構造物であり，必要のない言葉である。

Cooper靱帯は，恥骨上枝腹側面全長と定義できる。しかし，鼠径床を切開していない場合の言葉として，Cooper靱帯を使用する外科医が多い。靱帯とはある長さをもって存在するものであるから，その端のみを指して靱帯という言葉を使用することは差し控えたい。したがって，鼠径床を切開していない場合は，見えないはずの「Cooper靱帯」という言葉は使用しないのが当然である。

conjoined tendonという言葉も今でもしばしば聞かれることがある。この定義は，内腹斜筋腱膜の尾側の線維と腹横筋腱膜からの線維が合わさって形成される腱膜をいい，これらは恥骨結節と恥骨上枝に停止するとするものである。しかし，この頻度は，Hollinsheadによれば5%，Condonは3%，McVayはただのアーチファクトであるとした。したがって，使用が差し控えられる言葉と考えられる[63]。このほかに，鼠径鎌，Henle靱帯などの言葉がこの部の解剖において使用されるが，いずれも定義があいまいで，ある確率をもって存在するという定義が多く，使用を差し控えるのがよいと考えられる。

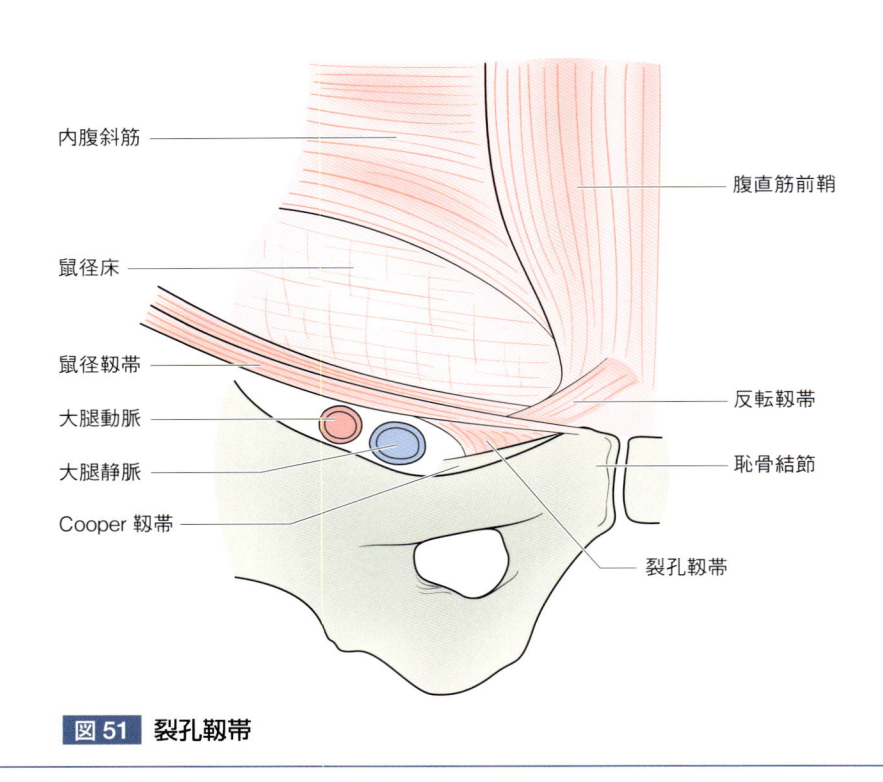

図51 裂孔靱帯

c 考察

　　Lichtenstein は，1987 年の論文で自身の 6,321 例のヘルニア手術に言及し，その症例のうち鼠径ヘルニアが 94％ であったと報告している[62]。そのうち，45％ を従来の pure tissue repair[25] で，42％ を mesh patch 法で，12％ を mesh plug 法で施行したと報告している。そして，この mesh patch 法においても，いわゆる anterior iliopubic tract repair を施行後にその腹側にメッシュを敷いた術式を報告している。

　　現在の Lichtenstein 法，すなわち tension-free repair の最初の論文は，1989 年の論文である[21]。この報告では，術式は簡単にしか記載されていないが，1,000 例に施行し再発はないとしている。この術式を弟子の Amid が 1993 年の Lichtenstein との共同の論文で紹介した。これは，1989 年の Lichtenstein の tension-free hernioplasty の手術手技の原則を訂正した形となっている[22]。さらに，2004 年には，Amid 独自の理論を展開している[60]。

　　これらのことから，どの術式をもって Lichtenstein 法と考えてよいかがなかなか難しい。筆者は，現在 2004 年の Amid の論文を基本とした方法をできるかぎり変えないように施行している。

2. pure tissue repair に関する基本事項

　　メッシュを用いない手術に対する言葉として，conventional repair，そしてその訳として従来法，非メッシュ法などが用いられてきた。いずれも，すでに昔のものとなってしまった手術，あるいはメッシュを中心に据えた言葉であり，好ましいとは考えにくい。メッシュという手術材料に視点を置いた言葉であることを考えると，みずからの組織そのものを用いた修復術という意味を含めて，pure tissue repair という言葉が，訳しがたいがまさに的を射た言葉であると考えられる。

　　現在，鼠径・大腿ヘルニアに対する手術は，メッシュを用いることが当然のこととして施行されており，欧米の各国のヘルニア修復術の 80％ 以上がメッシュを用いたものとなった。こうした現状で，手術自体が不潔手術になった場合も含めて，メッシュを用いることができない状況での pure tissue repair が重要になってきている。pure tissue repair の方法・概念をしっかりと身につけておくことは鼠径・大腿ヘルニア修復術を施行する外科医にとっては当然のことである[25]。

　　すべての鼠径・大腿ヘルニアに対する手術術式の基本は，1 術野でいかなる状況にも十分に対応できるということに尽きる。したがって，pure tissue repair においても鼠径部切開による，鼠径・大腿ヘルニア修復術が勧められる。本法はヘルニア門を治療し，緊急手術に対応でき，腸管の viability についても確認でき，腸管切除・再建も可能である唯一の方法であると考えられる。

　　pure tissue repair の採用を考える状況としては，①若年者でメッシュを使用する必要がないほど鼠径床が強靱である場合，②メッシュの合併症を考慮してメッシュ使用を控えたいとの患者の意向がある場合[64]，③腸管切除，腹膜炎などで不潔手術となり，メッシュの使用を控えたい場合，が挙げられる。①については，Marcy 法が不可欠であり，②，③については，状況に応じて Marcy 法，anterior iliopubic tract repair（AIPTR），McVay 法（Cooper 靱帯法）が選択肢として考えられる。③のなかには，高齢者の組織脆弱性から，Bassini 法を考慮しなくてはならない場合もありうる。

　　原著の方法に正しく修正を加えることが外科の進歩につながるかもしれないが，概念の形骸化にもつながることを常に念頭に置いて原著の手技を引用すべきである。pure tissue repair を理解せずに，鼠径・大腿ヘルニア治療をすべきでない。

　　しかしながら，pure tissue repair は，Shouldice 法[65,66] 以外の長期予後は芳しくなく[67,68]，安易にメッシュ使用を差し控えることも問題である。

a Marcy 法（Marcy's repair）[69〜73]

　　1892 年の Marcy 原著[72] では，横筋筋膜をはっきりと示すために，掲載図から鼠径靱帯と腹筋が除去されている。内鼠径輪部での横筋筋膜に尾側から頭側に向かい縫合がなされて縫縮されている。この原著の Marcy 法に多くの説明を加えたのは，Griffitt であり，その概念も含めて 1964〜

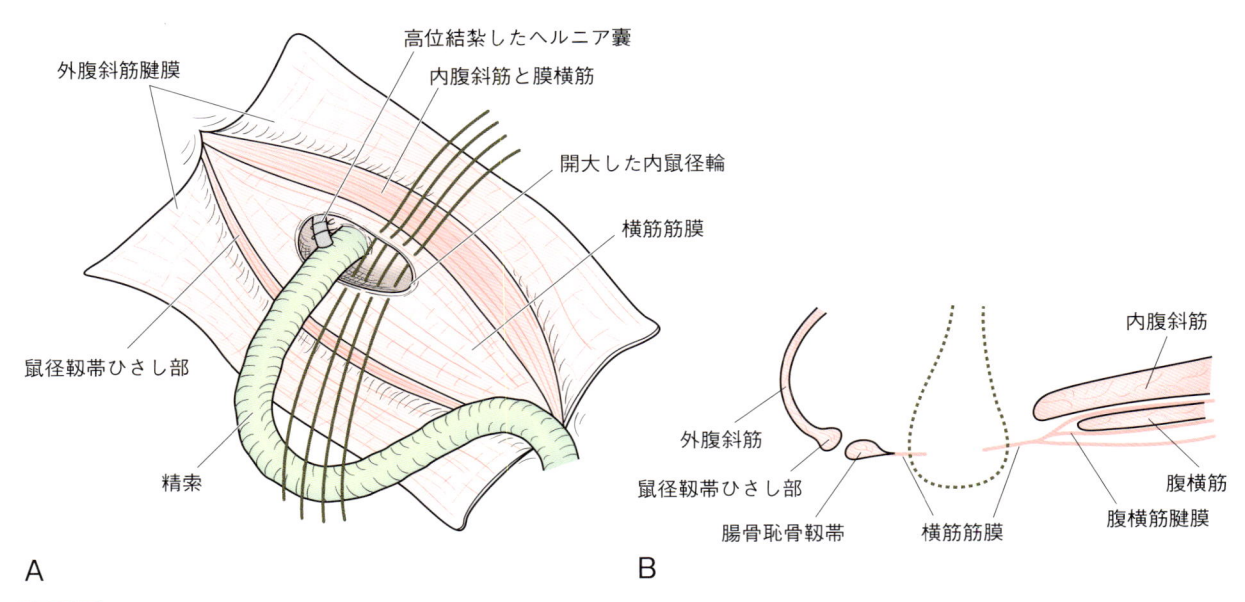

図52 Marcy法
ヘルニア嚢の高位結紮と比較的小さい内鼠径輪の横筋筋膜を1-0あるいは2-0非吸収性モノフィラメント糸で縫縮する。

1995年まで長期にわたり出版されている[74〜78]。

若年者においては，鼠径床が強靱で，内鼠径輪の開大が主な所見である外鼠径ヘルニアがほとんどである．したがって，この場合には，内鼠径輪に対する手術のみの選択でよいと考えられていた．しかし，実際の治療成績は芳しくない[67,68]。

外鼠径ヘルニアに対するMarcy法は，ヘルニア嚢の高位結紮と比較的小さい内鼠径輪を横筋筋膜のみを用いて1-0あるいは2-0非吸収性モノフィラメント糸で縫縮することからなる（図52）。ただし，Marcy法における内鼠径輪の開大の治療とは，単に拡大した内鼠径輪を縫縮するだけではなく，機能的なvalvular action（弁状の作用）を取り戻すために，伸びきってしまった横筋筋膜のsling（つり紐状部分）に対する手術とも考えられる（図53）。さらに，現代の鼠径・大腿部解剖学からは，横筋筋膜のみを縫縮したわけではないことは明らかで，横筋筋膜には腹横筋からの腱膜組織が入ることにより強靱となるのであり，本来の横筋筋膜は薄く脆弱な組織である．

内鼠径輪の縫縮時には以下の点に注意を要する．①内鼠径輪の内半周を囲むように走行している下腹壁動静脈の損傷に注意する，②鼠径靱帯に沿って走行し内鼠径輪に出入りする外精動静脈と陰部大腿神経陰部枝の巻き込みないし損傷に注意する，③精索の締めすぎにより血流が阻害されるため，精索に沿い止血鉗子の先端が挿入できる程度に内鼠径輪を縫縮する．いずれにしても修復後，鼠径床を構成する横筋筋膜が適度の緊張があって平坦になっていなければならない．

内鼠径輪の縫縮の際，縫合の頭側縁や尾側縁が脆弱な場合は，本手技の適応外と考えるべきである．

ⓑ anterior iliopubic tract repair（AIPTR）[17,79,80]

鼠径床の補強法として，CondonのAIPTRは不可欠である．CondonはAIPTRでの鼠径ヘルニア修復術の要点は，①解剖の熟知，②剝離によるヘルニア嚢の同定，③脆弱・余剰組織の切除，④ヘルニア嚢縁の明確化，⑤緊張なしにヘルニア欠損部を縫合すること，と述べている．

① 横筋筋膜の切開

内鼠径輪部で横筋筋膜を，その直下に存在する下腹壁動静脈から剝離し，さらにHesselbach三角の裏面（腹腔側面）を剝離しておく．

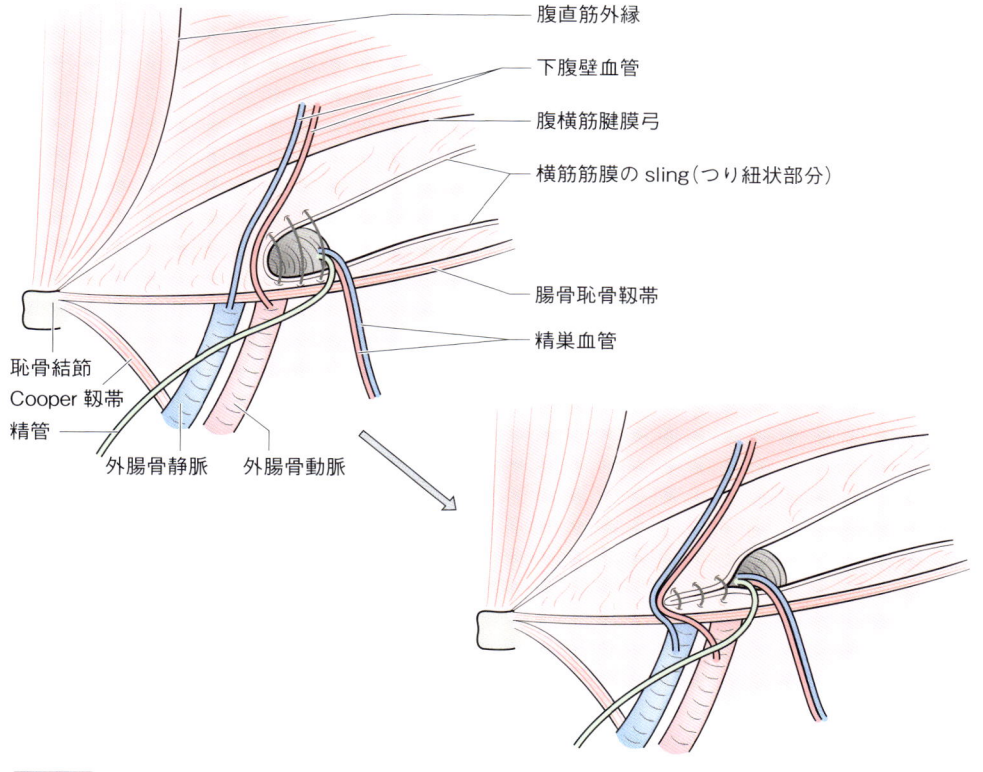

図53 valvular action の改善
機能的な valvular action を取り戻すために，伸びきった横筋筋膜の sling を縫縮する．

次に，横筋筋膜を内鼠径輪から恥骨結節に向かいその線上においてこれを切開し，その切開縁をペアン鉗子で把持しておく．

② 腹横筋腱膜弓の同定

横筋筋膜の頭側片を内側・頭側方向に持ち上げてその裏側から，艶のある白線に縁取られた腱膜を横筋筋膜越しにペアン鉗子でつかむ．この腱膜こそ，これからの鼠径床再建に最も重要な腹横筋腱膜（transversus abdominis aponeurosis）であり，白線（white line）はその尾側縁の目印になる腹横筋腱膜弓（transversus abdominis arch）である．

③ 腸骨恥骨靱帯（iliopubic tract）の露出

鼠径靱帯側の横筋筋膜尾側片を把持して，鼠径靱帯のひさし部（shelving portion）に到達する．このひさし部を尾側，大腿方向にクーパーの先端で剥離していくと，ひさし部に被覆されている部分の横筋筋膜が少し肥厚し，白い光沢をもって索状になった部分が現れる．これが腸骨恥骨靱帯である．腸骨恥骨靱帯は，腸骨稜（iliac crest），上前腸骨棘（anterior superior iliac spine）より始まり，内鼠径輪の尾側縁，外腸骨動静脈の腹側縁を形成しながらその後扇状に広がって骨盤壁内面に沿い，恥骨上枝に続く．

鼠径靱帯と腸骨恥骨靱帯は粗性結合織により接着しているとはいえ，粗な結合にすぎず隙間がある．したがって，腸骨恥骨靱帯は，その表層に存在している鼠径靱帯とは深さのレベル（層：layer）が異なる．内鼠径ヘルニア発生部位である鼠径管底の修復再建には，表層の鼠径靱帯ではなく，同一の深さ（層）に存在するこの腸骨恥骨靱帯を利用する．

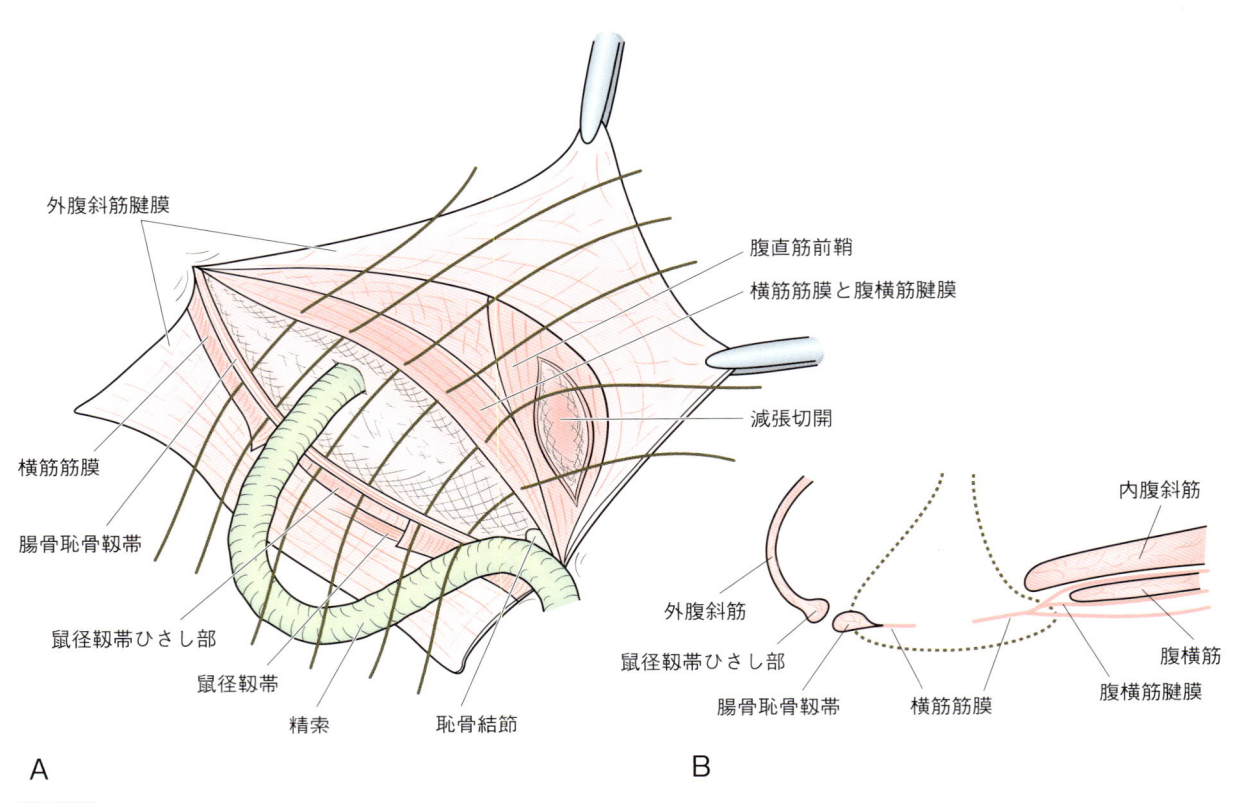

図54 anterior iliopubic tract repair(AIRTR)

A：全景，B：断面図。腹横筋腱膜弓と腸骨恥骨靱帯との縫合を，恥骨結節から外側に向かって行う。精索より外側にも縫合を追加し，精索を絞めすぎないようにする。縫合に緊張が強い場合は，腹直筋前鞘に減張切開を加える。

　以上のごとく腹横筋腱膜弓と腸骨恥骨靱帯が認識できたところで，これらの縫合に移る。腹横筋腱膜弓と腸骨恥骨靱帯との縫合は，1-0あるいは00の非吸収性モノフィラメント糸で精索を挙上して，その背側で内側から始める。最内側は再発の起こりやすい部位であり，恥骨結節との間に間隙ができないように注意する。外側に向かって縫合を進め，精索より外側にも縫合を追加し，精索を締めつけすぎないようにペアン鉗子の先端が入る程度の間隙を保つようにする(図54)。

　しかし，腸骨恥骨靱帯は薄く脆弱なことが多い。したがって，この靱帯のみに糸針を掛けて腹横筋腱膜との縫着を図っても，緊張のため破損したり断裂したりで，とても靱帯としての把持力を期待することはできないこともある。このため，腸骨恥骨靱帯の腹側面をこれと接着し，平行して走行している鼠径靱帯のひさし部を補助的支持組織として一緒にすくって利用することが多い。

　腹横筋腱膜弓を腸骨恥骨靱帯に縫着すべく牽引してみて，緊張が強いようであれば腹直筋前鞘に減張切開を加える必要がある。

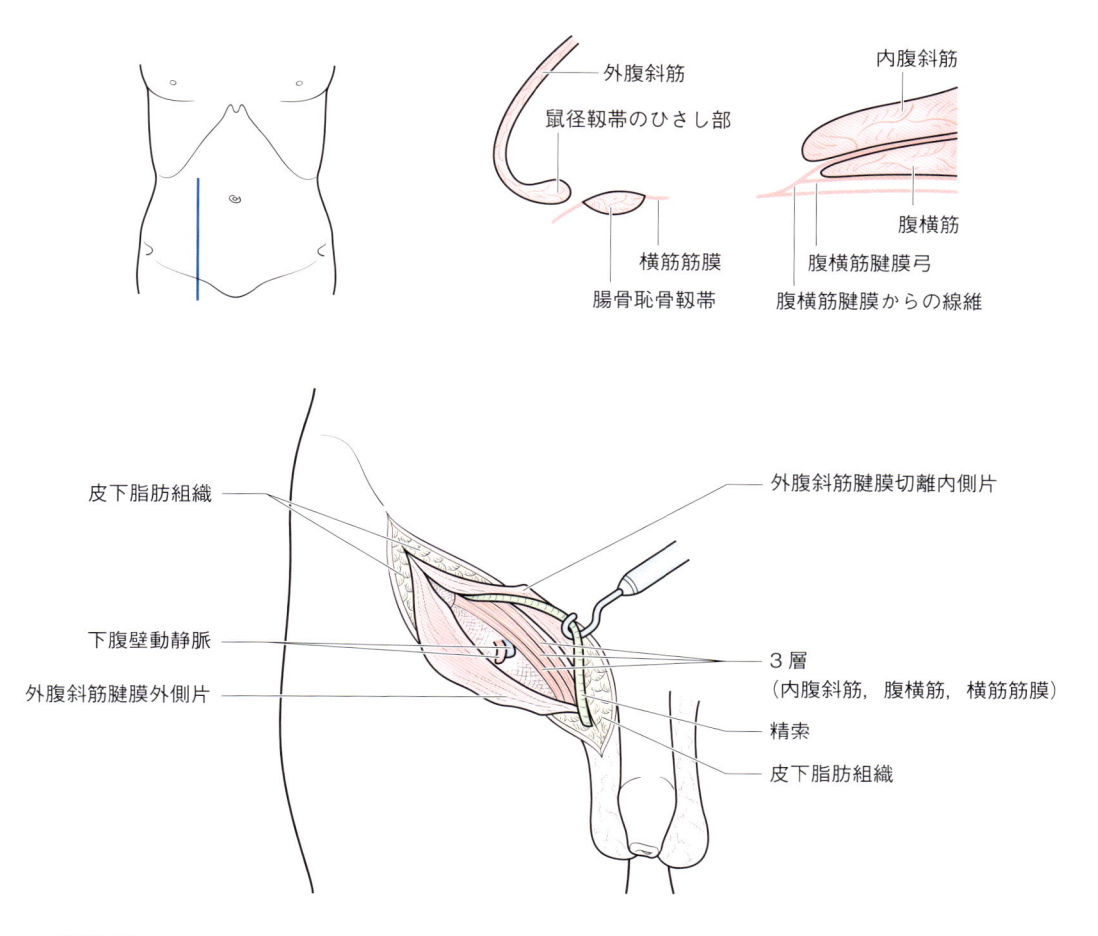

図55 Bassini 原法①
第3操作における精索剥離後，この時点で鼠径床は切開されている。

ⓒ Bassini 法(Bassini's repair)

　Bassini 法については，1890 年の原論文[19]に掲載された付図により鼠径床が切開されていないとの誤解を与えたため，American Bassini 法，European Bassini 法，そして本邦での Bassini 法とさまざまな術式に変容することとなった。しかし，訳書[81]の出版により，262 例の症例とともに Bassini 原法を正しく理解することができるようになった。

① Bassini 原法[81]

　第1・第2操作では，精索からヘルニア嚢を剥離し，結紮・切離する。
　第3操作では，遊離した精索を頭側に移動・牽引し，外腹斜筋腱膜を外側および内側に牽引し，鼠径靱帯が構成している尾側に凹の面に達する。それから鼠径靱帯の頭側 1 cm 部まで剥離し，精索が腸骨窩から出てくるところを露出する。次いで内腹斜筋，腹横筋，横筋筋膜から構成される3層(dreifache Schicht)を外腹斜筋腱膜から剥離し，腹膜前脂肪組織からも遊離する(図 55)。
　集合した3層を再び一緒にして鼠径靱帯の剥がしてある背側に縫着することができる。両者の縫合は，結節縫合で行う。縫合の際は，恥骨結節から精索に向かって外方へ 5〜7 cm の広さの範囲にわたり，上前腸骨棘から約 1 cm 離れたところまで縫合する(図 56)。
　第4の操作は，精索を元の位置に戻し，外腹斜筋腱膜を縫合し(図 57)，皮膚を縫合する。

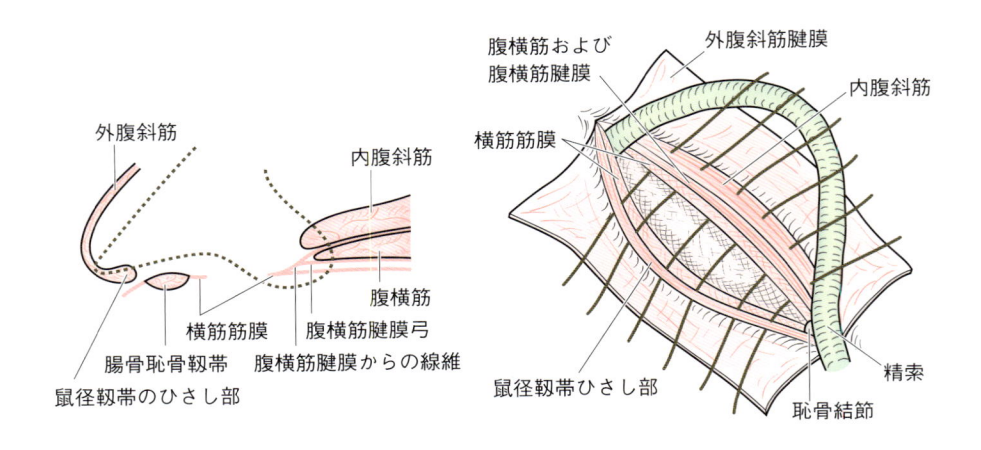

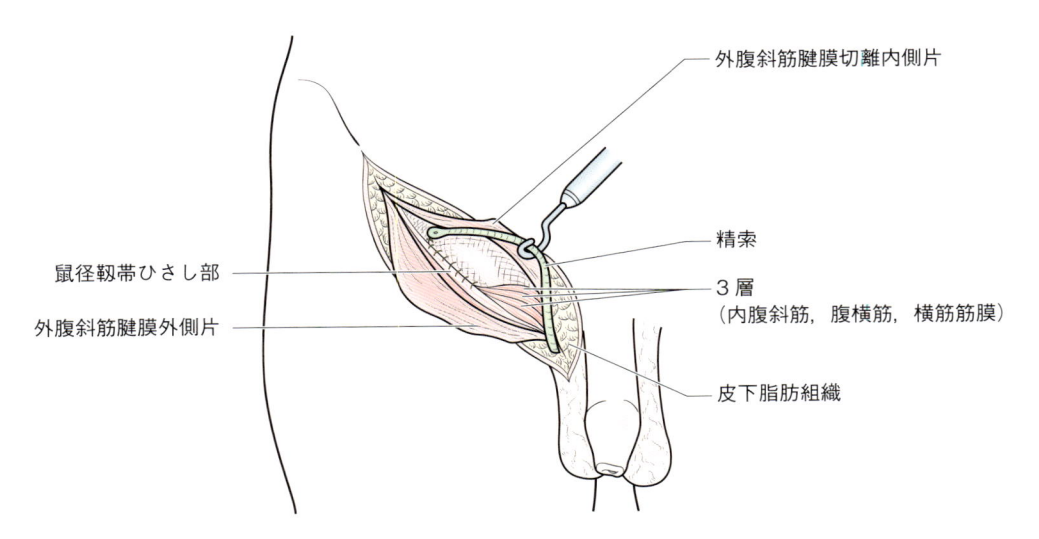

図56 Bassini原法②
第3操作における後壁補強。十分に腹横筋腱膜弓と横筋筋膜が鼠径靱帯に縫合されることとなる。

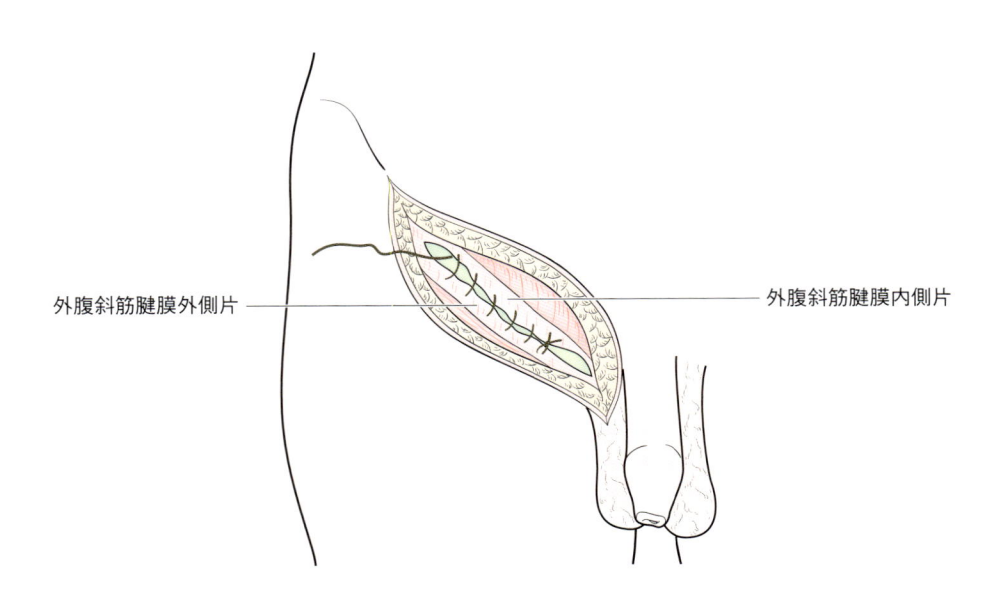

図57 Bassini原法③
第4操作での外腹斜筋腱膜の縫合。

64　応用編

② 考察

　Bassini が Bassini 法を確立したのは 1884 年であり，世界的に知られるようになったのは，1890 年の『Archiv für Klinische Chirurgie[19]』誌に発表されてからである．それ以来，この術式が次第に異なる術式に変貌し，なおかつ Bassini 法と呼ばれてきたことは驚くべきことである．

　Bassini の論文中の「内腹斜筋，腹横筋，横筋筋膜から構成される 3 層を外腹斜筋腱膜から剝離し，腹膜前脂肪組織からも遊離する」との表現と論文付図から，横筋筋膜を切開していると想像できる．しかし，論文中に横筋筋膜を"切開"（鼠径床切開）するという具体的な記述はない．また，上記手技も，拡大された内鼠径輪からの剝離で可能である．

　この辺の"あいまいさ"が鼠径床切開を伝えるのに不十分であり，誤った Bassini 法，簡易法となった一因と考えられる．

　Wantz[82]は，Bassini 原法の図（図 55〜57）を描いた Catterina が，後年さらに詳しいシェーマで Bassini 原法を出版したことを報告している．その著書のシェーマでは，鼠径床切開がされている．そして，この著書が欧州諸国で発行されたのに，北米で発刊されなかったことが，Bassini 法が正しく北米に伝わらなかった原因としている．

　現代の鼠径ヘルニアの pure tissue repair の本質から考えると，鼠径床補強術としての Bassini 法を改善するには，内腹斜筋に縫合糸を掛けることを省き[83]，さらに層の改善，すなわち鼠径靱帯を腸骨恥骨靱帯に置き換える必要がある．これは，すなわち Condon[17,79,80]の AIPTR である．しかしながら，高齢者の組織脆弱性に遭遇したとき，Bassini 原法を選択せざるをえない場合がある．

d McVay 法（McVay's repair, Cooper ligament repair）

　McVay 法については，原著・原論文から逸脱して記載された報告が多い．なぜなら，McVay 法が鼠径・大腿部の解剖の解明に従い変遷してきた手術であり，そのため原著・原論文内で用いられた用語を現代の解剖学用語に置き換えないと理解が難しいからである．さらに，McVay 法が本来は大腿ヘルニアの手術法ではないからでもある．本項では，解剖学者であり外科医である McVay の生涯を通じての鼠径・大腿ヘルニアへのかかわり合いを，1940 年代からの論文をたどることにより検証したい．

① 鼠径・大腿部の解剖

　McVay 法を考察するには，鼠径・大腿部の解剖用語の統一を行っておかなくてはならない．McVay は，耳鼻咽喉科医で解剖学者の Anson とともに 1932 年以降，解剖学の論文を多数著している．『Surgical Anatomy 第 6 版』[84]は，1984 年に出版されているが，この時点でも，鼠径部の解剖学用語は現代とは異なる語が多いことから，これらの用語を現代のものと置き換えて表すこととする．特に，前大腿血管鞘は，現在の腸骨恥骨靱帯に置き換えられる．また，腱膜（aponeurosis）と筋膜（fascia）の概念の違いを認識し，特に腹横筋腱膜と横筋筋膜との関係を十分に理解する必要がある．すなわち，横筋筋膜は本来，透明な何の構造ももたない膜であるが，これに腹横筋腱膜線維が混在することにより鼠径床の圧に対する抵抗力をもつようになる．また，横筋筋膜は腸骨恥骨靱帯を形成したのちに，Cooper 靱帯を越え全身に広がる筋膜であり[48]，大腿管の形成にも関与している[85]．

　さらに，使用する縫合糸はすべて現在使用されている糸に変更して記載した．

② McVay 法

　大きな内鼠径ヘルニアと外鼠径ヘルニアに対する手術として，McVay は外科レジデントであった 1942 年に Cooper 靱帯を使用した方法を初めて論文[86]に記した．さらに，1948 年の論文[87]では図入りで，大腿ヘルニアも含め，すべて手術が可能であることが述べられている．彼の鼠径床再建術の概念と術式の変遷をたどることとする．

　1948 年の論文[87]：内ヘルニア囊あるいは外ヘルニア囊を処理したのち，脆弱化した鼠径床の腱

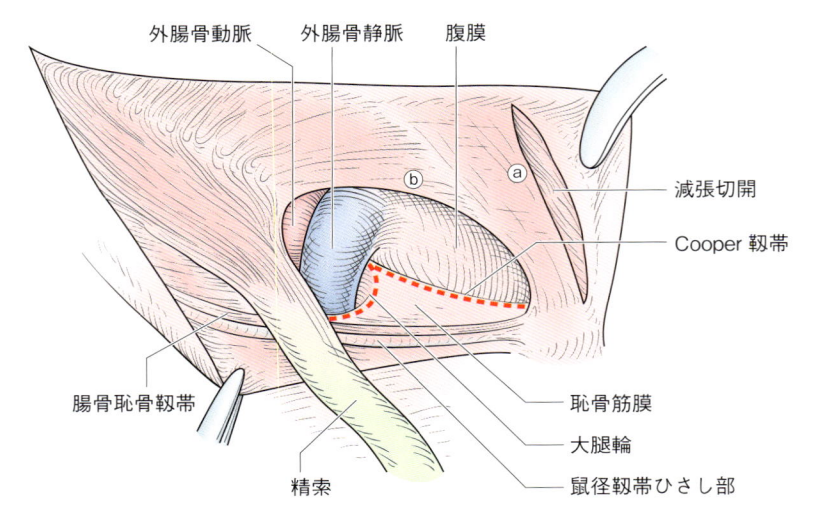

図 58 大きな内鼠径ヘルニア嚢および外鼠径ヘルニア嚢処理後の状態

減張切開がなされており（a），鼠径床の脆弱部は切除されて，強靱な上縁が残されている（b）。

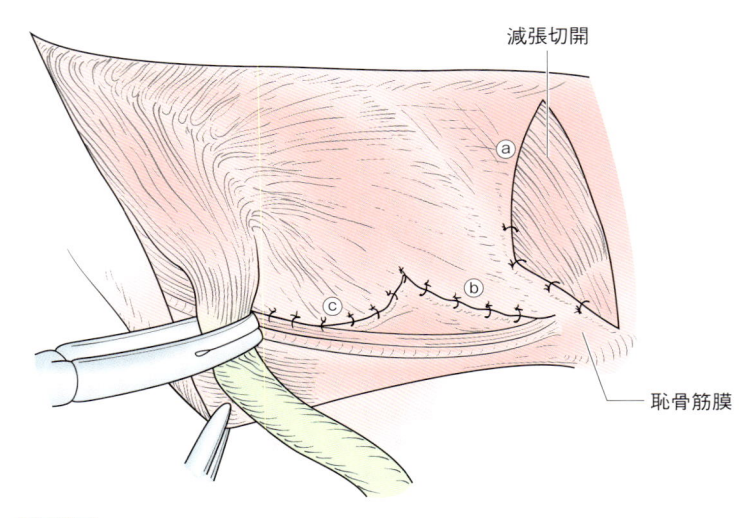

図 59 鼠径床再建後

鼠径床の再建完成。減張切開部は，腹直筋腱膜部分に縫合（a）。腹横筋腱膜が，恥骨結節から大腿静脈までの Cooper 靱帯へ縫合されている（b）。その後，大腿管から腸骨恥骨靱帯に縫合されている（c）。

膜筋膜組織はすべて切除する（図 58）。図 58 ではすでに減張切開がなされている。Cooper 靱帯が明らかに視認でき，恥骨筋膜と大腿輪を示すために鼠径靱帯が尾側に牽引されている。Cooper 靱帯に沿い，大腿静脈をまわって腸骨恥骨靱帯に至る破線は，新しい鼠径床が縫合されるラインを表している（図 58）。

　鼠径床再建が完成されたところを図 59 に示す。脆弱部が切除されたのちの腹横筋腱膜が恥骨結節から大腿静脈の部位まで，1-0 あるいは 00 非吸収性モノフィラメント糸による結節縫合で Cooper 靱帯に縫合される（図 59 の b）。縫合ラインはそれから，大腿静脈を上り，腹横筋腱膜と横筋筋膜（腹横筋層が筋層となっていれば，横筋筋膜のみ）を腸恥骨靱帯に縫合する（図 59 の c）。これらの縫合の最初の運針は恥骨筋膜を含んでいる。後掲の図 61 では，内鼠径輪の閉鎖を示すために，精索は外側に牽引されている。減張切開部は，三角形となっており，その外側縁は背側にある

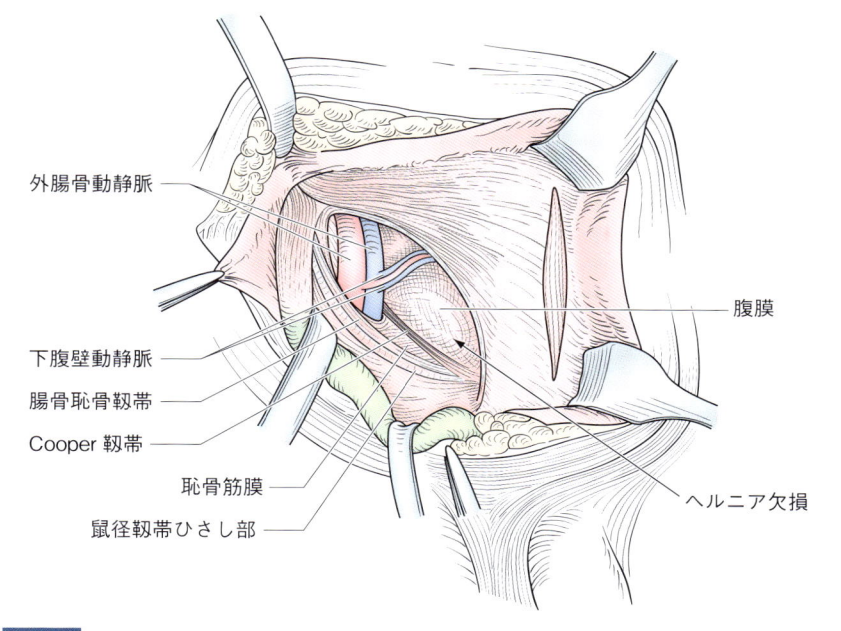

図60 大きな内鼠径ヘルニア嚢および外鼠径ヘルニア嚢処理後の状態
減張切開がなされている。鼠径床の脆弱部は切除されている。

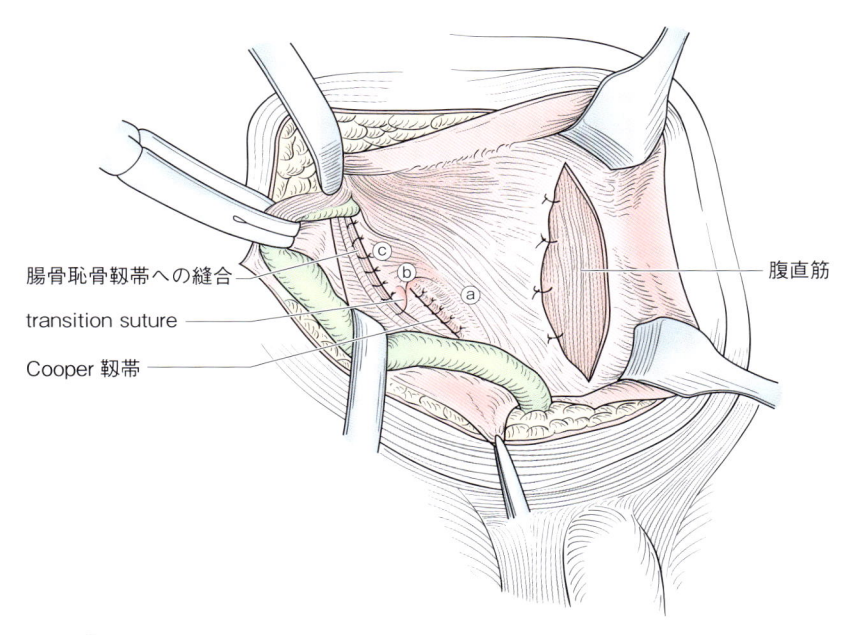

（外腸骨動静脈／下腹壁動静脈／腸骨恥骨靱帯／Cooper靱帯／恥骨筋膜／鼠径靱帯ひさし部／腹膜／ヘルニア欠損）

図61 鼠径管再建後
腹横筋腱膜のCooper靱帯への縫合（a）と腸骨恥骨靱帯への縫合（c）との間の1針がtransition suture（b）である。

（腸骨恥骨靱帯への縫合／transition suture／Cooper靱帯／腹直筋）

腹直筋の腱膜部分に縫合されている（図59のa）。ここで精索が再び新しい鼠径管に戻され，外鼠径輪が正常な位置にくるように外腹斜筋腱膜を閉じられ，さらに皮膚が閉鎖され手術が終了する。減張切開は，鼠径床に大きな欠損があるすべての大きな内鼠径ヘルニアと外鼠径ヘルニアには必ず行われるべきであると考えられる。

　1954年の著書[88]：大きな内鼠径ヘルニア，外鼠径ヘルニア，大腿ヘルニアに関しての手術記載において，transition sutureという言葉が初めて使用されている。すべての脆弱化した鼠径床の腱膜および筋膜部分を切除し，適切な減張切開を置く。図60の術野では，鼠径管の再建の準備がで

X　鼠径管再建法　67

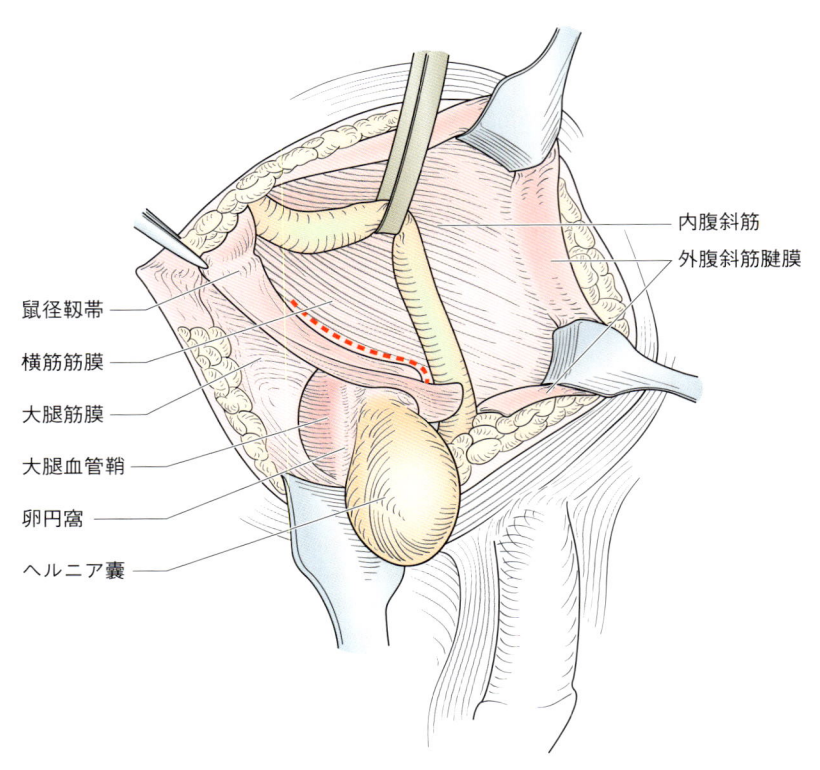

図62 大腿ヘルニアにおける鼠径・大腿部
鼠径は破線部分で切開される。

きている。
　腹横筋腱膜が，最初にCooper靱帯に縫合される（図61のa）。その縫合は，強靱さの保たれた鼠径床がCooper靱帯に付着する部位から始め，大腿静脈の壁から3あるいは4mmのところまで2mm間隔で施行する。その次の縫合が，transition sutureと呼ばれる（図61のb）。なぜなら，それは深い位置にあるCooper靱帯から浅い位置にある腸骨恥骨靱帯へのtransition（移行）であるからである。transition sutureは腹横筋腱膜を大腿血管鞘内側（本来，大腿管内側であり，横筋筋膜の続き：筆者記）に引き寄せるが，大腿血管鞘は通常非常に薄い層であるので，恥骨筋膜も一緒に縫合する。そののち，腹横筋腱膜と横筋筋膜（腹横筋層が筋層となっていれば横筋筋膜）は腸恥骨靱帯に縫合されるがその操作は，内鼠径輪が適切なサイズになるまで続ける（図61のc）。

　同著[88]の大腿ヘルニアの項：大腿ヘルニアでは，鼠径領域はまったく正常であり，尾側創縁は卵円窩と大腿ヘルニア嚢を露出するために牽引される（図62）。鼠径床には脆弱部分がなく，内鼠径輪の拡大もない。ヘルニアの頸部を露出するために，切開は鼠径靱帯に沿った部分で行われる（図62，破線部分）。

　この切開線で，鼠径床が展開され，大腿ヘルニアが大腿領域から内鼠径ヘルニアの位置に戻され（図63，矢印），ヘルニア嚢が処理される。鼠径管再建は図61と同様に行われるが，これにより結果的に大腿輪は閉鎖される。また，縫合部には緊張がかからないため，減張切開は通常必要ない。

　1978年の論文[89]：transition sutureはCooper靱帯のレベル（深部）から腸骨恥骨靱帯レベル（浅部）への移行で，この距離は大腿静脈の直径に一致する。transition sutureは腹横筋腱膜，Cooper靱帯，恥骨筋膜，そして腸骨恥骨靱帯を縫合するものである。この縫合はCooper靱帯と腸骨恥骨靱帯の間の小さい角度（大腿輪：筆者記）を閉鎖することになる（図64）。

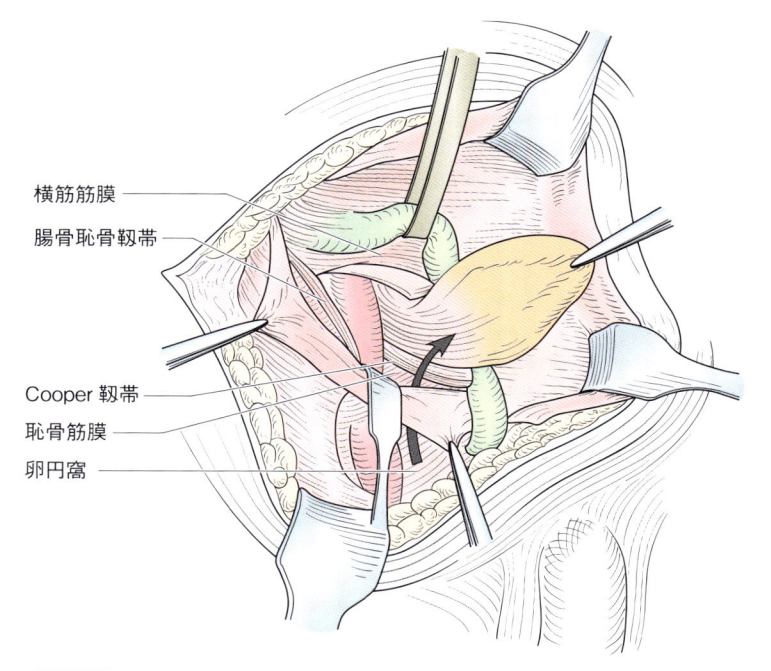

図63 大腿ヘルニアの内鼠径ヘルニアの位置への還納
矢印のように，大腿ヘルニアを解除する。

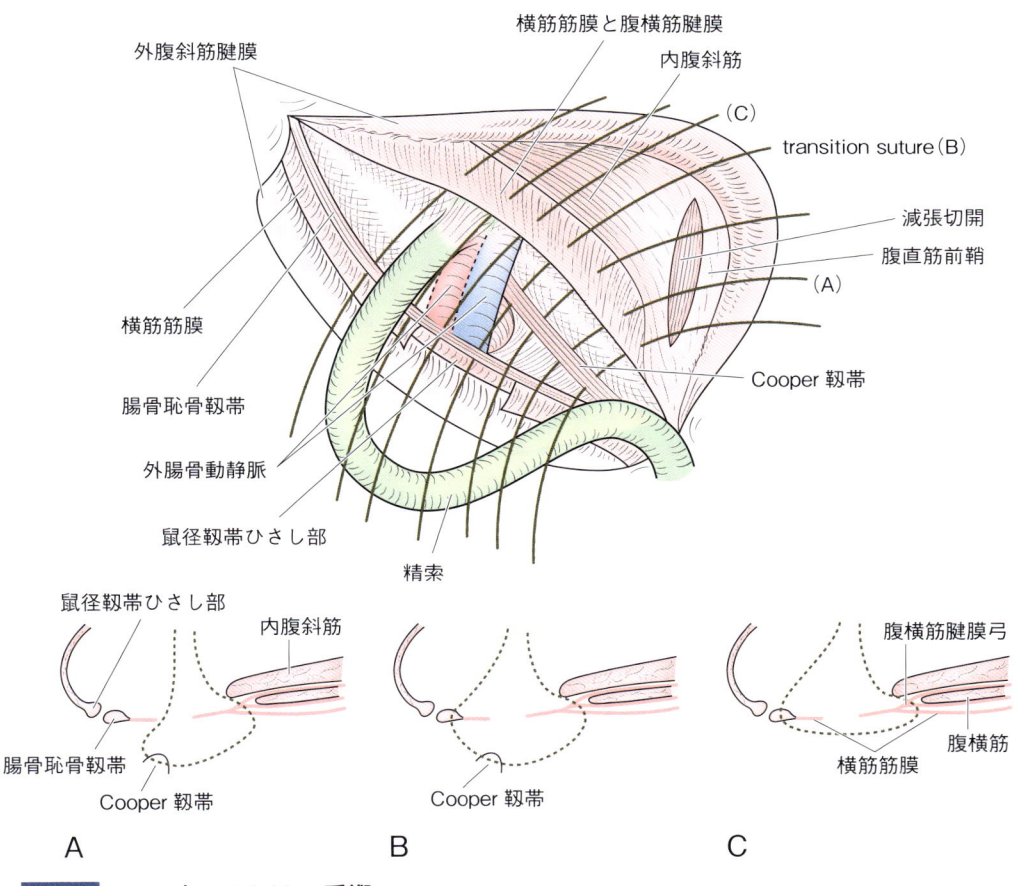

図64 1978年のMcVay手術
transition sutureは深部のCooper靱帯から浅部の腸骨恥骨靱帯へのtransition（移行）を意味する縫合であり，この縫合の長さは大腿静脈の直径に一致する。

X 鼠径管再建法

③ 考察

　McVay法は，本邦においては大腿ヘルニア手術の治療法として紹介されることが多い．しかし，その本質は，原論文・原著にあるように鼠径床の脆弱化をもたらす病態に対する手術法であり，大きな内鼠径ヘルニアと外鼠径ヘルニアを対象として，鼠径床を再建するための手術手技が紹介されている．そして，これらのヘルニアでは脆弱部位が広いために，鼠径床再建において縫合による緊張がかかることになるため減張切開が必要であるとの論旨となる．

　上記のように原論文・原著での記載そのものが，McVayの解剖学研究とともに変化している．これを現時点でわれわれがどうとらえればよいかを考察する．

　初期の手術手技では，鼠径床の再建において，横筋筋膜と腹横筋腱膜の脆弱部分を切除したのち，残った強靱な頭側縁を内側からCooper靱帯へ順に縫合し，その後大腿管を形成する部位に縫合糸をかけて，外側を腸骨恥骨靱帯に縫合している（図59）．本来，大腿輪は横筋筋膜のCooper靱帯への付着部の外側縁であり，大腿管への入口とされる．そのため，大腿管への最初の縫合は，恥骨筋膜を含めることにより，大腿輪が閉鎖されているとしている．

　現在，本邦では「腹横筋腱膜弓をCooper靱帯，腸骨恥骨靱帯に縫合することがtransition sutureである」と説明されている．しかし，この説明文のみではtransitionが何を意味するかがはっきりと伝わらない．前述したように，McVayは1954年に初めてtransition sutureという語を用い，深部のCooper靱帯から浅部の腸骨恥骨靱帯へ運針の移行を意味するとした．しかし，実際は大腿血管鞘内側部分（大腿管内側部分であり，横筋筋膜の連続部分）への移行であって，そののちに腸骨恥骨靱帯に縫合するとしている．すなわち，この時点では，大腿血管鞘内側と腸骨恥骨靱帯（原著では前大腿血管鞘）を一連のものととらえて，transition sutureという言葉を使用しているため，理解が難しい．しかし，1978年になると，腹横筋腱膜，Cooper靱帯，恥骨筋膜，そして腸骨恥骨靱帯を縫合すれば，結局は大腿輪を閉鎖することになるとしており，この一針を指してtransition sutureとしている．

　すなわち，Cooper靱帯を縫合後の運針は，1942年では大腿輪を数針縫合する方法をとっていたが，1954年の著書からは，transition sutureという語を用いて，Cooper靱帯から大腿管内側部分（原著では大腿血管鞘内側）へのtransitionを中心に論旨が進み，1978年からは，Cooper靱帯と腸骨恥骨靱帯が形成する角度を縫合で閉鎖することに力点が移ってきたようである．さらに，大腿ヘルニアに関しては，恥骨筋膜と大腿管内側を縫合で拾うことにより大腿輪を閉鎖するという視点から，Cooper靱帯と腸骨恥骨靱帯とのなす角度を縫縮することにより大腿管の閉鎖が完成するという意図に変化してきたと考えられる．また，大腿ヘルニアにおいては，鼠径床には脆弱部がないことから，減張切開は必ずしも必要ではないとしている．

　McVay法に対して，McVay自身は，1958年の論文[90]で初めて，自分以前にCooper靱帯を鼠径・大腿ヘルニアに使用していた者（Lotheissen）がいたこと[91]を認めており，1978年の論文[89]で，自身の手術を初めてCooper's ligament repairとして位置づけた．

　最後に，transition sutureについては，大腿静脈を圧迫して狭窄を来すことによる合併症の報告[92〜94]があり，その手技には十分な注意が必要である．現在，筆者らは大腿ヘルニアのpure tissue repairとしてMcVay法を使用していない．主な理由は，横筋腱膜弓が視野を妨げるために，大腿輪を縫縮するためのtransition sutureがどの程度大腿静脈に影響を与えるか十分に視認することができないからである．

　本邦では，大腿ヘルニアに対する手術として認識されているMcVay法は，実は大きな内鼠径ヘルニアと外鼠径ヘルニアに対する手技として考案されたものである．その後，大腿管の考察から大腿ヘルニアにも言及したことが，彼の一連の論文から明らかである．McVay法は，1つの手術術式ではなく，McVayの鼠径・大腿部解剖学の確立とともに歩んできた歴史をすべて含む手術である．

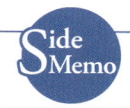

> **Side Memo　減張切開の重要性**
>
> McVay法においては，せっかく鼠径床を再建してもその縫着部組織緊張による術後の疼痛や，縫着部組織の離開断裂によるヘルニア再発を招く危険を回避するためにも，腹直筋鞘前鞘内板に減張切開（relaxing incision）を加えることを忘れないようにしたい．すなわち，先に切開した外腹斜筋腱膜の内側片を内方に引っ張り，また鈎でこれを内方に圧排しながら，腹直筋鞘前鞘内板との間をその癒合部まで剥離していき，この内板にその鼠径靱帯に向かい凹の切開を入れる．
>
> 内板の切開は尾側，すなわち恥骨方向は錐体筋（pyramidal muscle）が露出するまで十分切り下げ，全体で7，8 cmの減張切開創となるようにする．
>
> いずれにしても，まず第一に術後の創部牽引痛の予防に，第二に将来の再発予防にこの減張切開はMcVay法にセットとして組み込まれるべき不可欠の操作といえる．

ⓔ Shouldice法（Shouldice's repair）

　本邦においては，Shouldice法（以下，本法）について言及されることは少なく，さらに実際に鼠径ヘルニア修復術として採用している施設は少ない．しかし，本法はEuropean Hernia Society（EHS）による鼠径ヘルニアのpure tissue repairとしての推奨術式である[29]．さらに，本法を施行しているトロントのShouldice Hospitalは89床の小さな病院ではあるが，1946～2003年まで本法が25万例行われ，その長期経過観察結果も明らかにされている．さらに現在でも毎週150症例の鼠径ヘルニア手術が本法で施行されていることから，本法を鼠径ヘルニア基本手術術式から排除することはできない．本法は，幾多の改善を加えられ現在の方法に至ったという経過があるが[95～97]，本項では，現時点でのShouldice法の記載にとどめる[40]．

【手術術式】

① 鼠径床切開

　外腹斜筋腱膜の切開は，その鼠径靱帯の折り返し部分から2.5 cm頭側で行う．精索の遊離および外鼠径ヘルニアの処理は，「Ⅸ．手術手技」の項（37頁）を参照．

　剝離の最終段階での，鼠径床の剝離は修復術の重要な因子である．内鼠径輪部で横筋筋膜を持ち上げ，切開を加える．この部には，背側に下腹壁脈管が存在するので慎重に行う．横筋筋膜の背側を剝ぐ要領で恥骨結節まで続けるのであるが，背側の腹膜前脂肪組織を背側によけながら行う．外側は下腹壁脈管を越えて遊離・切離される（図65）．

　いったん鼠径床を切開したら，余分の横筋筋膜はトリミングするが，緊張なく修復できるくらい十分に残すべきである．ほとんどの直接ヘルニア囊は，大きいものでも，開放しないで戻すべきである．

　さらに横筋筋膜の背側面を腹膜前脂肪組織から遊離すると，内腹斜筋の背側縁と腹横筋の背側がよく確認できる．腹直筋縁は正中線側近くに露出される．外側では，脂肪組織が横筋筋膜の背側面から遊離され，鼠径靱帯のひさし部，そして腸骨恥骨靱帯がよく露出される．脂肪組織が排除されるとCooper靱帯も明らかになる．

　第2あるいは再発ヘルニアの可能性のあるすべての領域が注意深く診査される．特に大腿輪の検索は重要である．

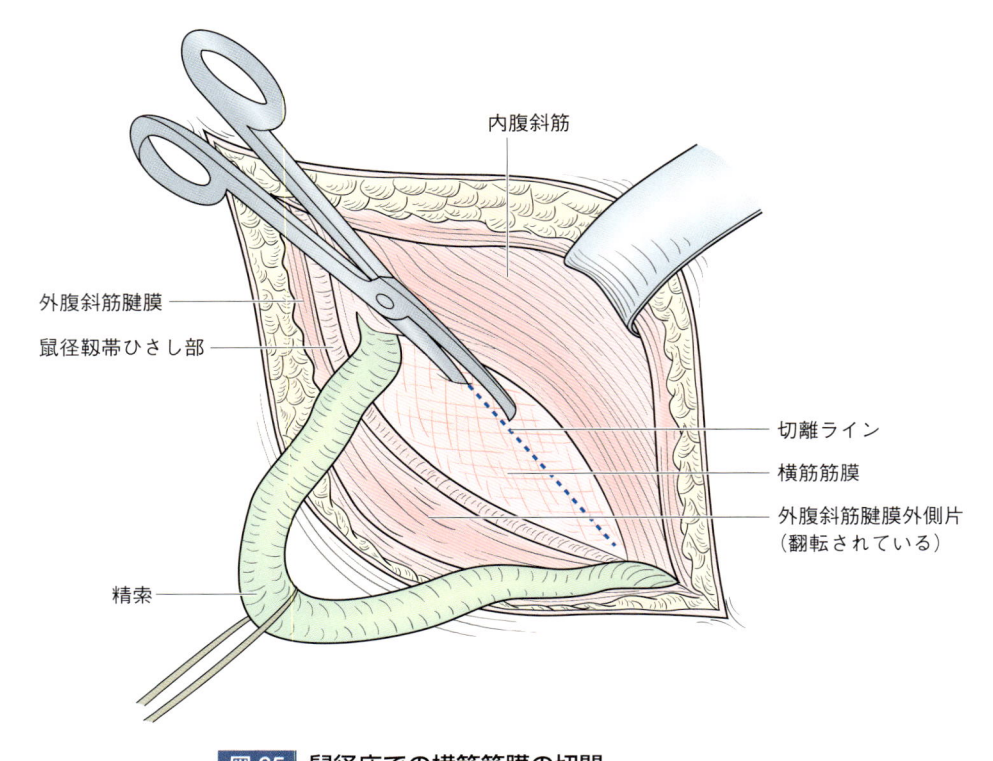

図 65 鼠径床での横筋筋膜の切開
内鼠径輪から恥骨結節までの横筋筋膜を切開する。

② 鼠径床再建

　鼠径床再建としての連続縫合糸として 2-0 非吸収性モノフィラメント糸を用いる。2 つの縫合糸を用い，1 つの糸が 2 つのラインを形作る。すなわち，最初の縫合糸が第 1 層と第 2 層縫合ラインを作り，次の縫合糸が第 3 層と第 4 層縫合ラインを作る。

　第 1 層縫合ライン：最初の縫合は，恥骨結節に近い横筋筋膜の尾側片に置かれるが骨膜にかからないようにする（図 66）。それから頭側・内側で緊張なく腹直筋縁の尾側に続ける。これにより，強靱でよく固定された開始点となり，直接ヘルニアが最もしばしば出現する領域を被覆する。縫合はそれから緊張なしで横筋筋膜の尾側片を拾い，次いで横筋筋膜頭側片の背側を運針するのであるが，この運針には腹横筋腱膜と内腹斜筋腱膜も含まれる（図 67）。最初の縫合とは異なり，横筋筋膜の尾側片を内側組織縁の背側に続ける。この縫合線は外側に進められ，新しい内鼠径輪を形作る領域に向かう。内鼠径輪（図 68）は横筋筋膜の尾側片を拾うことにより，ぴったりして，かつきつくはない。修復の第 1 層縫合ラインは，内側の数 cm は非常に強靱である。

　第 2 層縫合ライン：内鼠径輪を，第 1 層縫合ラインの最後の縫合で矯正したのち，縫合はそれから折り返し，修復に第 2 層縫合ラインを始める。第 2 層縫合ライン（図 69）は，横筋筋膜頭側片の端を鼠径靱帯のひさし部に行う。ごく小さい縫い代で注意深く行うことが肝要である。それによって縫合ラインへの緊張が避けられる。大腿静脈の内側は，鼠径靱帯への縫い代を深く取る。ラインは内側の第 1 層縫合のラインにおける最初の縫合部分を越えて行われ，結紮される。

　第 3 層および第 4 層縫合ライン：以上の 2 つのラインは層状修復術を完全なものとする。ここで内鼠径輪から始める縫合が第 3 層となる。鼠径靱帯に近い少量の外腹斜筋腱膜外側片の背側が内腹斜筋の表面に縫合される（図 70）。このラインは，緊張なしに恥骨結節まで続けられる。そして第 4 層縫合ラインとして，縫合は折り返され，外側に向かい，外腹斜筋腱膜の外側片の背側を内腹斜筋の表面に縫合し，新しい内鼠径輪に再度到達するまで行われる（図 71）。これによって，内鼠径輪の縫縮と鼠径床の層状の閉鎖ができたことになる。これらはきつくなく，ただししっかりして

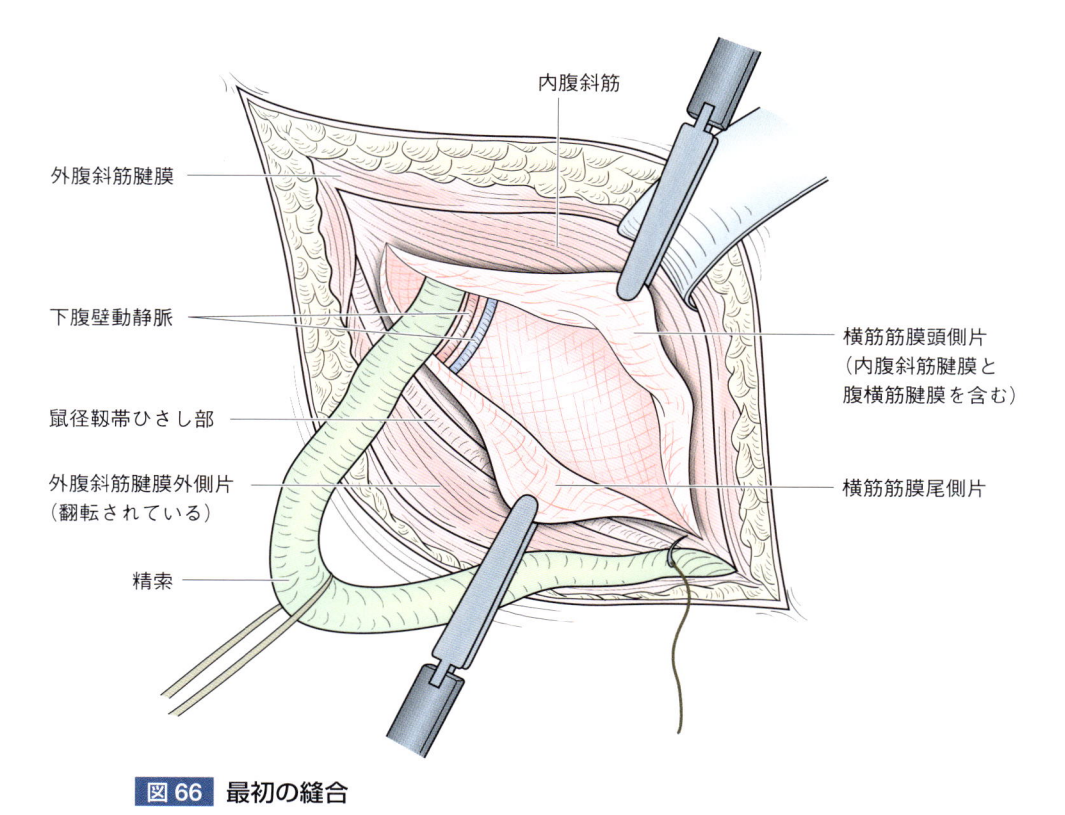

図66 最初の縫合
最初の縫合は恥骨結節に近い横筋筋膜の尾側片から腹直筋の尾側縁に掛ける。

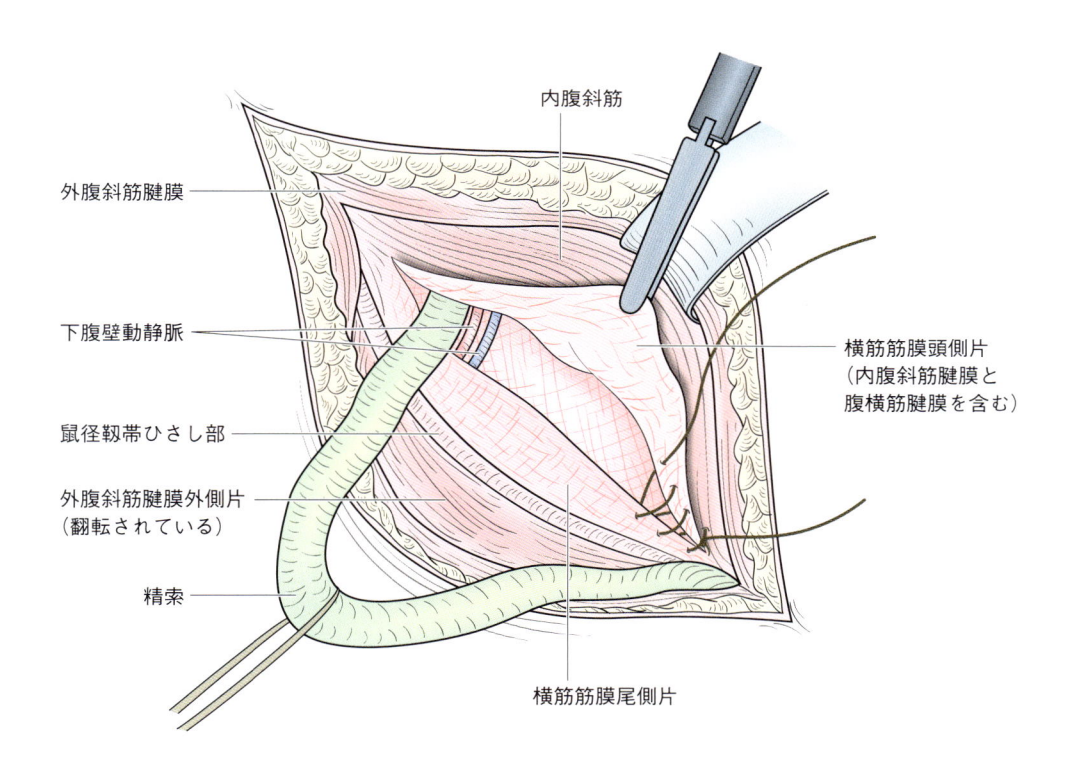

図67 第1層縫合ライン
第1層縫合ラインは，横横筋筋膜尾側片と，横筋筋膜頭側片背側の縫合であるが，この頭側片には腹横筋腱膜・内腹斜筋腱膜が含まれる。

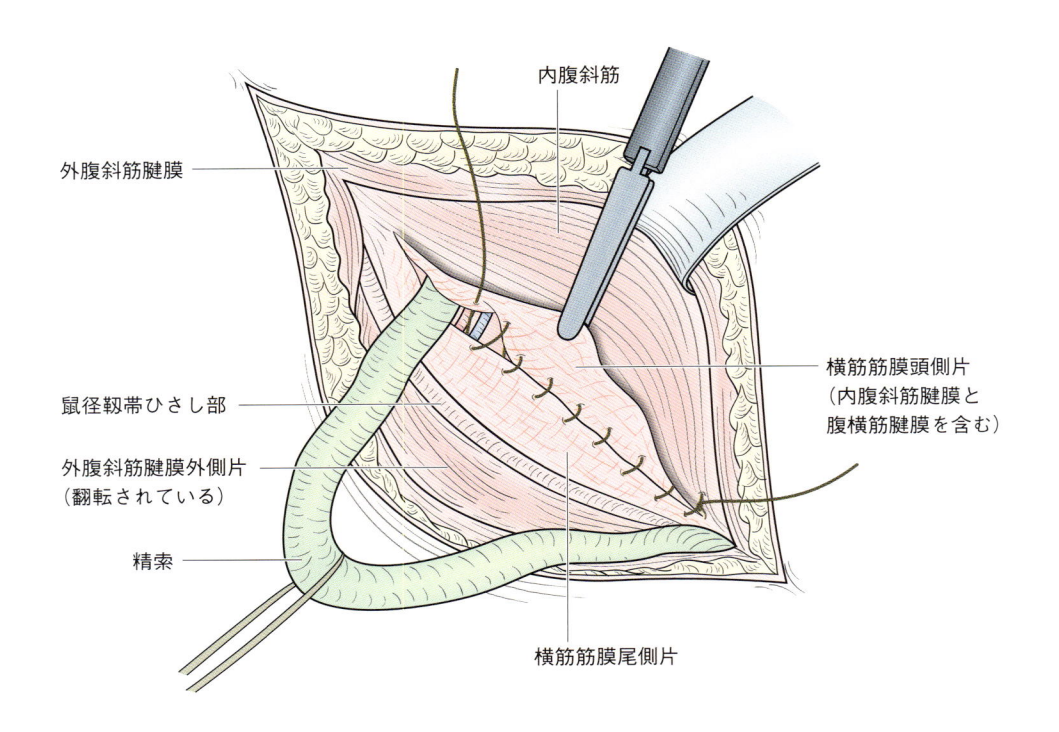

図68 内鼠径輪の再建
内鼠径輪の再建が横筋筋膜外側片を拾うことによって行われる。

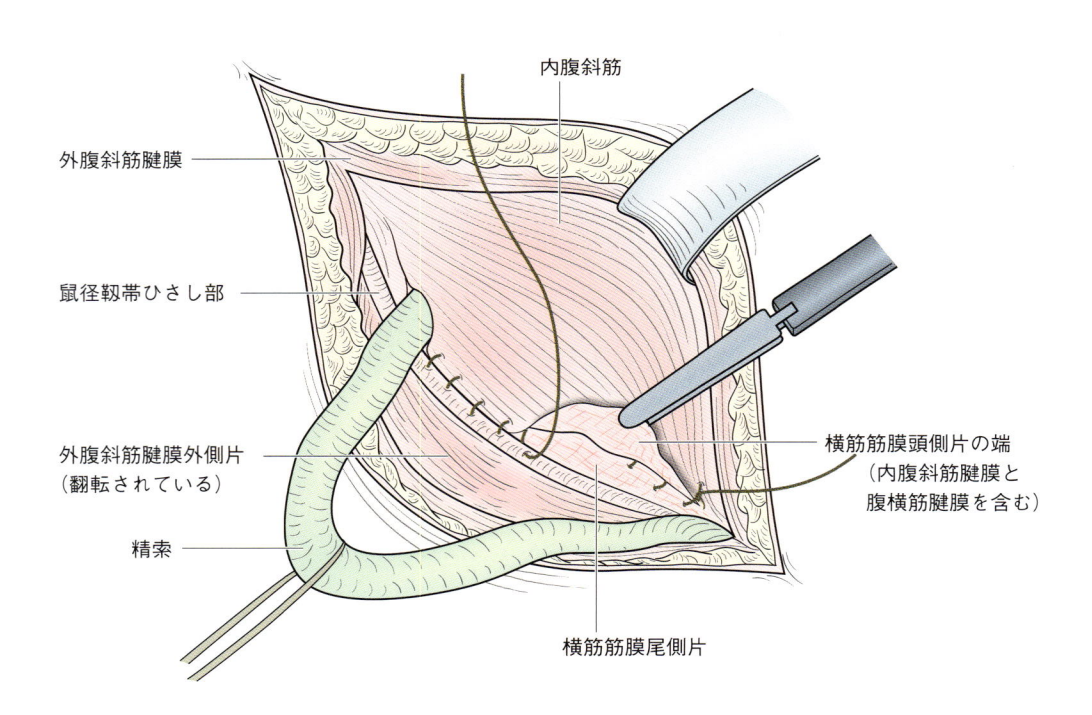

図69 第2層縫合ライン
第1層縫合ラインで形作られた横筋筋膜頭側片の端を鼠径靱帯のひさし部に縫合する。

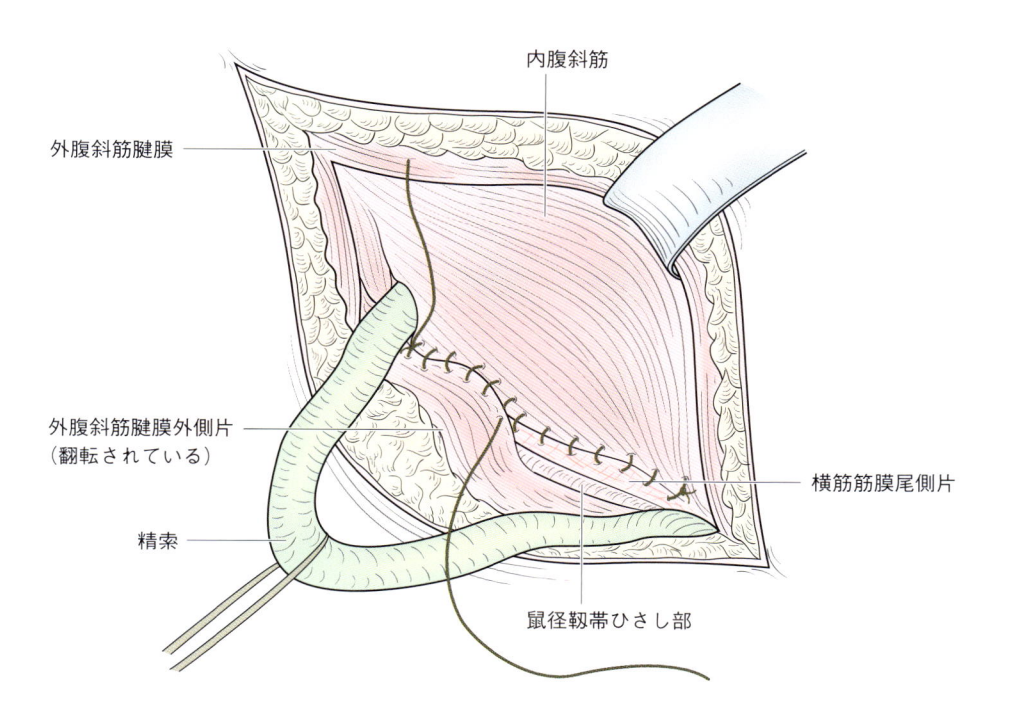

図70 第3層縫合ライン
内鼠径輪部において，鼠径靱帯に近い外腹斜筋腱膜が内腹斜筋の表層に縫合され，恥骨結節まで続けられる。

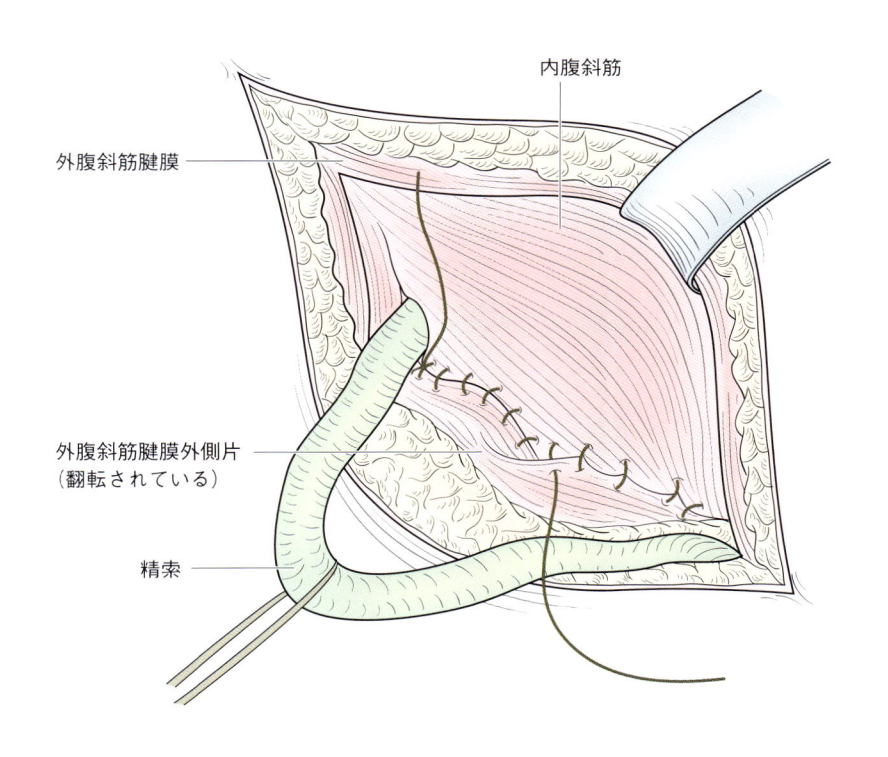

図71 第4層縫合ライン
第4層縫合ラインとして，第3縫合ラインの糸を恥骨稜部分で折り返し，外腹斜筋腱膜背側を内腹斜筋に縫合し，内鼠径輪に到達する。

いることが必要である．彎曲したペアン鉗子を挿入して，内鼠径輪に適度の緩みがあることを確かめる．

③閉創

精索を，外腹斜筋腱膜の背側でわずかに内側にずれた解剖学的な位置に置く．外腹斜筋腱膜は吸収糸の1層縫合で精索の腹側で閉じられる．

XI 創の閉鎖と皮膚縫合

1．外腹斜筋腱膜の縫合

睾丸を陰囊内にしっかり納めたのち，術野の血液をガーゼでぬぐい取り，腸骨鼠径神経（ilioinguinal nerve）の健在を確認し，外腹斜筋腱膜を3-0 PDS-Ⅱ®の結節縫合（あるいは連続）で縫合する．外鼠径輪部またはその近くの腸骨鼠径神経を縫合の際に巻き込まないように注意する．

2．皮膚の縫合

皮膚の手術痕はその手術の顔である．手術痕を見ればどの程度の手術が行われたか一目瞭然となることもある．ヘルニアの皮膚縫合はその背景に日帰り手術という重荷を背負っている．

皮膚は，4-0 PDS-Ⅱ®で埋没縫合を行う．ただし，埋没縫合での手技のほうが通常の縫合より創がきれいになるというのは，幻想かもしれない．

3．皮膚接着剤とガーゼの利用法

皮膚をきれいに生理食塩水で拭き，closing padを貼る（創は原則として72時間は手を触れない）．

XII 腹腔鏡下ヘルニア修復術—再発・特殊症例における鼠径ヘルニアに対する手術

再発鼠径ヘルニア（recurrent inguinal hernia）の手術法といっても，特殊な手術法があるわけではない．特徴として，①前の手術による組織の瘢痕化や癒着により剝離操作が難しいこと，②正常組織の変位も重なって解剖学的オリエンテーションがつきにくいこと，③その修復・再建に際しては鼠径部支持組織の破壊や陳旧化（退行変性）のため，メッシュなどの代替材料の使用が必要になることが挙げられる．

再発鼠径ヘルニアに対する手術法は，2通りある．1つは，再発ヘルニア門がしっかりしているようであれば，前方アプローチによるplug法[98]（Millikan法[99]とも呼ばれる）．しかし，plug法には，plugの収縮という問題もあり，再々発の危険がある．もう1つは，腹腔鏡下による手術である．腹腔内からは剝離されていない状態であり，より確実に手技が可能である．

特殊例としては，人工血管が両鼠径部を横切っている場合など，どうしても鼠径部に切開を置くことができない場合は，腹腔鏡下手術が必要となる．

1．腹腔鏡下手術

筆者は，初回手術として腹腔鏡下手術を適応としていない．患者の希望がある場合には施行する場合もあるが，これには十分な術前のインフォームドコンセントが必要である．全身麻酔であり，膀胱留置カテーテルの挿入が必要となることも，患者に伝える必要がある．腹腔鏡下手術が鼠径ヘルニアに導入された1990年代頃には，ヘルニア手術を施行していた外科医のうち，自分がこの手術を受けたいと答えた者は，10％に満たなかった現実がある．現在でも，腹腔鏡下手術を施行している外科医が自分もこの手術を受けたいと思うかどうかが，この手術手技を初発ヘルニアの適応とするかどうかの大きな決定要因であると考えている．

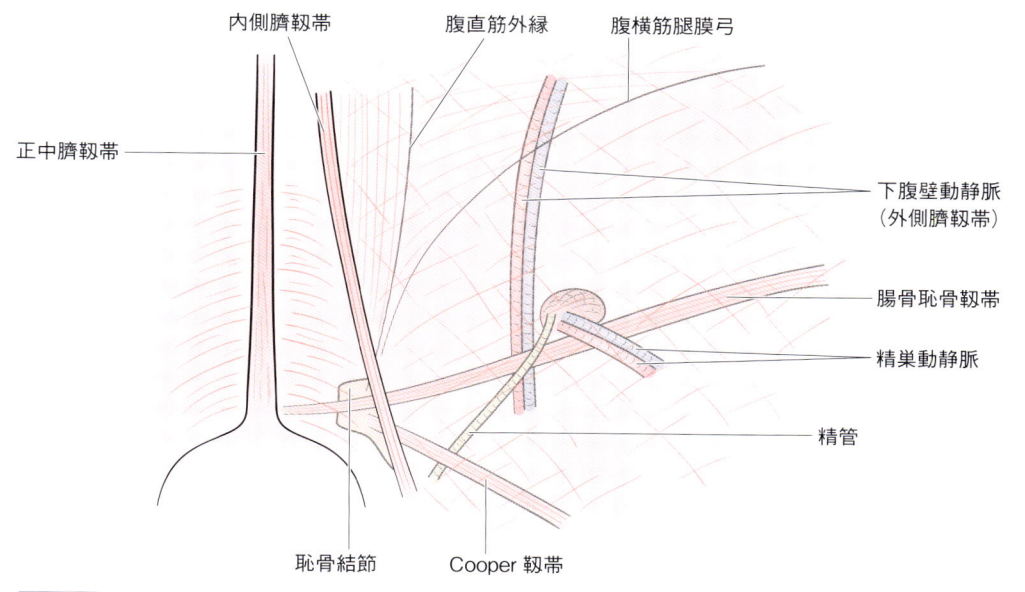

図72 臍から見た下腹壁の解剖
臍からの腹腔鏡の視野。尾側方向には，正中臍靱帯と両内側臍靱帯がある。その外側は，鼠径・大腿ヘルニアの発生部位である。

腹腔鏡下鼠径ヘルニア修復術を行うには，腹腔内から鼠径部の局所解剖学を熟知していなければならない。transabdominal preperitoneal approach（TAPP）は，いったん腹腔内に入り鼠径部の腹膜を切開して腹膜腹側に到達し，1枚の大きなメッシュを用い，すべてのヘルニア発生部位，つまり，Hesselbach三角（23頁参照），内鼠径輪を含む外側三角[100]および大腿輪を覆う方法である。

2．腹腔鏡下手術に必要な解剖

腹腔鏡下手術においては，腹側腹壁の解剖が重要である。正中臍靱帯と内側臍靱帯と臍との関係は，腹腔鏡担当助手には重要な意味がある。すなわち，これらは解剖学的指標となり，腹腔鏡が傾いていないかの指標となる。また，両鼠径・大腿部の解剖も記憶にとどめ，腹腔鏡下手術にとってだけの手技ではなく，開腹手術においても腹腔側から鼠径・大腿ヘルニア修復術をしなくてはならない場合があることを銘記すべきである（図72）。さらに，正中臍靱帯，内側臍靱帯と肝円索がいかに臍輪と関係しているかを知り，臍周囲の筋膜構成も覚えると肥満患者に対するHassonカニューレ留置も容易となる[23]。

肝円索と臍輪，正中臍靱帯，内側臍靱帯と臍との関係を腹腔内から観察すると，ほぼ2型に分けられる。すなわち，Hassonカニューレを挿入するopen法においては，特に肥満患者の場合は臍輪に沿って腹腔内に向かうのが容易で，その場合，正中臍靱帯に突き当たるか，正中臍靱帯の股の間に入るかのどちらかである。この部を通過するとあとは，臍筋膜にぶつかる場合と臍筋膜が存在しない場合の2通りが同率である。このあとは腹膜ということになる（臍ヘルニアの項 ➡ 112頁，図103参照）[101]。

腹腔鏡により腹腔内から鼠径部を見た場合にオリエンテーションをつけるうえで指標となるのは，右内側臍靱帯，下腹壁血管（外側臍靱帯とも呼ばれる），精管（または子宮円索）および精巣血管である。これらは腹膜を透見して同定できる（図72）。精索を構成する精巣動静脈と精管は，内鼠径輪から腹腔に入ると分かれて，腸骨動静脈の外側と内側を走行する。2つの管は三角形を形成するが，この三角形には精巣動静脈，外腸骨動静脈，下腹壁動静脈起始部，精管が存在する。この場所は「triangle of doom」と呼ばれ，剥離時には注意が必要な場所とされる（図73）。この領域でのステープリングは厳に避けなければならない。また多くの場合，腹膜前脂肪組織の剥離を行わないと

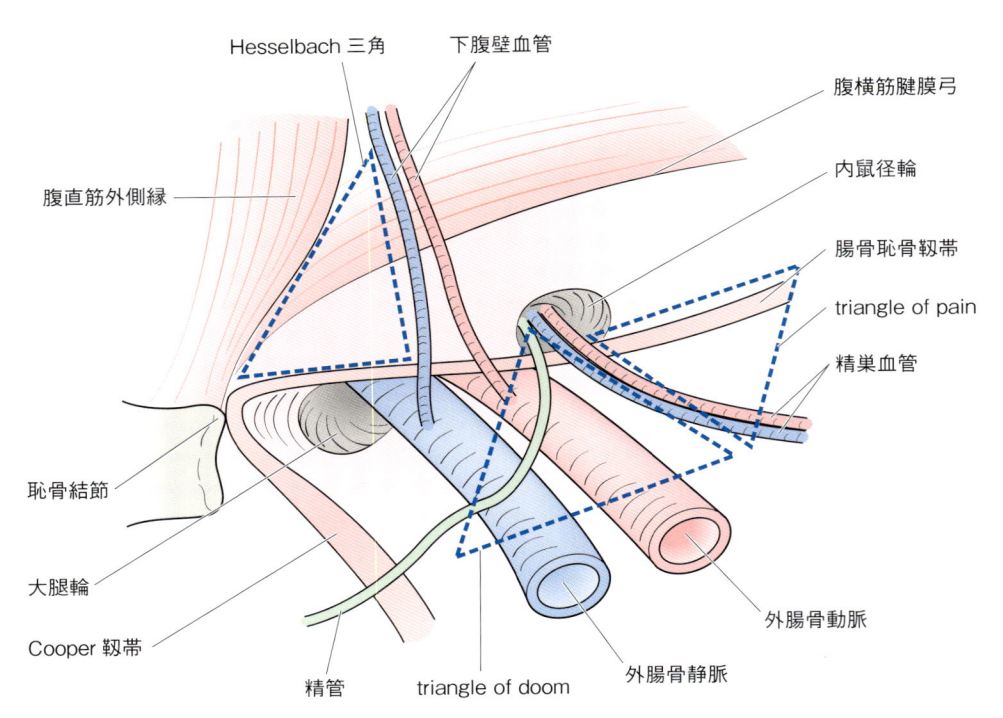

図73 右鼠径部の解剖（腹膜を剥離してある）
腹腔内から鼠径部解剖指標となるのは，右内側臍靱帯，下腹壁血管，精管（または子宮円索）および精巣血管である。

同定できないが，腸骨恥骨靱帯とCooper靱帯は鉗子を用い触診により確認できる。また，内鼠径輪の外側および背側に不用意にステープリングすると，陰部大腿神経大腿枝や大腿皮神経などを損傷して術後の疼痛の原因になることが指摘されており，「triangle of pain」と呼ばれる（図73，74）。

腹膜を剥離すると腹膜腹側の構造が露出されるが，本法施行には，Cooper靱帯，腸骨恥骨靱帯，横筋筋膜，腹横筋腱膜弓を認識することが重要である。Cooper靱帯と腹横筋腱膜弓が最も内側で出会う部位が恥骨結節となる（図72，73）。

腸骨恥骨靱帯は，横筋筋膜の肥厚帯である。別名，「幻の靱帯」とも呼ばれるように，発達は良好なこともあり，薄くてその存在が明確でないこともある。外腹斜筋腱膜の下縁が鼠径靱帯であるのと，表裏一体をなしている。

鼠径・大腿部で，下腹壁血管の内側で腸骨恥骨靱帯より腹側のHesselbach三角に陥凹部を認めたら内鼠径ヘルニア，その外側に発生している場合は外鼠径ヘルニアである。下腹壁血管の内側で腸骨恥骨靱帯の背側，Cooper靱帯と外腸骨静脈に囲まれた大腿輪に発生している場合は大腿ヘルニアである（図73）。

ヘルニアのタイプを確認したら，次に解剖を一つひとつ同定していく。従来の前方アプローチとは逆の解剖になり，腹膜および腹膜前脂肪組織で覆われているため，同定するのが難しいが，術中・術後合併症を避けるため，可能なかぎり解剖を確認してから手術を進めることが肝要である。

最近，腹腔鏡下ヘルニア修復術において，腹膜下筋膜深葉・浅葉，癒合といった言葉が使用され，説明されるようになったが，癒合の定義，そして体幹周囲の筋膜構成の解釈の基本として，Tobinらおよび佐藤の解釈を理解しての表現とは考えられないものが多い（基礎編 ➡ 2～4頁参照）。

下腹壁動静脈から出て背側方向（閉鎖孔）へ向かう動静脈枝（下腹壁脈管の恥骨枝；pubic branches of inferior epigastric vessels）（死冠；corona mortis）がある。Cooper靱帯の前を横切るので，この部分の剥離に際しては，注意が必要である（鼠径大腿部の動静脈と死冠の項 ➡ 25頁参照）。

陰部大腿神経は，陰部枝と大腿枝に分かれる。陰部枝は内鼠径輪部で内腹斜筋を貫き，挙睾筋の

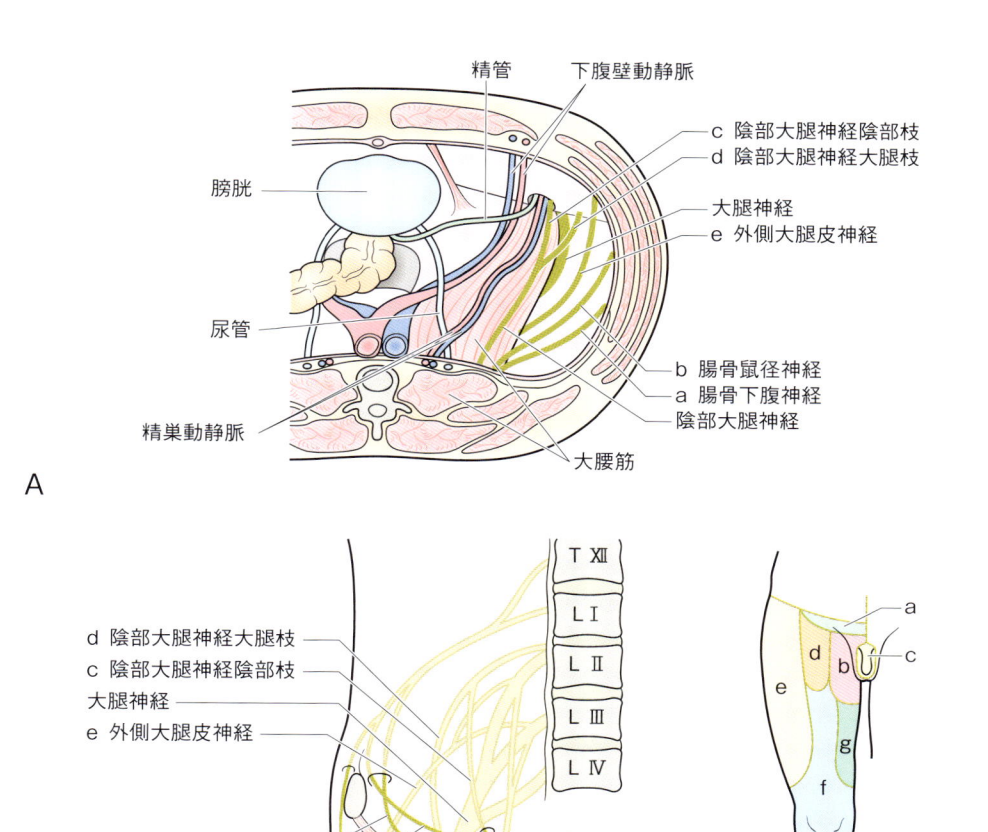

図74 腹腔内からの神経走行と神経分布

内鼠径輪のすぐ外側で，腸骨恥骨靱帯より背側には，陰部大腿神経大腿枝が走行しており，この神経をヘルニアステープラーで巻き込むと，再手術を必要とする大腿前面の疼痛を生じる。

運動と，陰茎，陰囊，会陰部皮膚の感覚を司る。大腿枝は，腸骨恥骨靱帯の背側を貫いて大腿鞘に入る。大腿三角と大腿頭側腹側面の感覚神経である。大腿外側皮神経は，腸骨筋の上を走って，鼠径靱帯の外側を貫くか背側を通って大腿に向かう。大腿の尾側外側の感覚を司る（図74 A, B）。腹腔鏡下手術において，腸骨恥骨靱帯より背側でメッシュの固定のヘルニアステープラーを陰部大腿神経大腿枝を巻き込むと，大腿前面の疼痛を生じ，再手術となる（図74 B, C）。

3. 手術の実際

解剖がより複雑な男性の右外鼠径ヘルニアを例として記載する。

ⓐ 前処置および麻酔

通常の全身麻酔手術の術前準備と同様である。鼠径床の観察を容易にするため，消化管を空虚にすること。術前日に緩下薬を投与する。

当日は，排便，排尿後，輸液ラインを確保する。

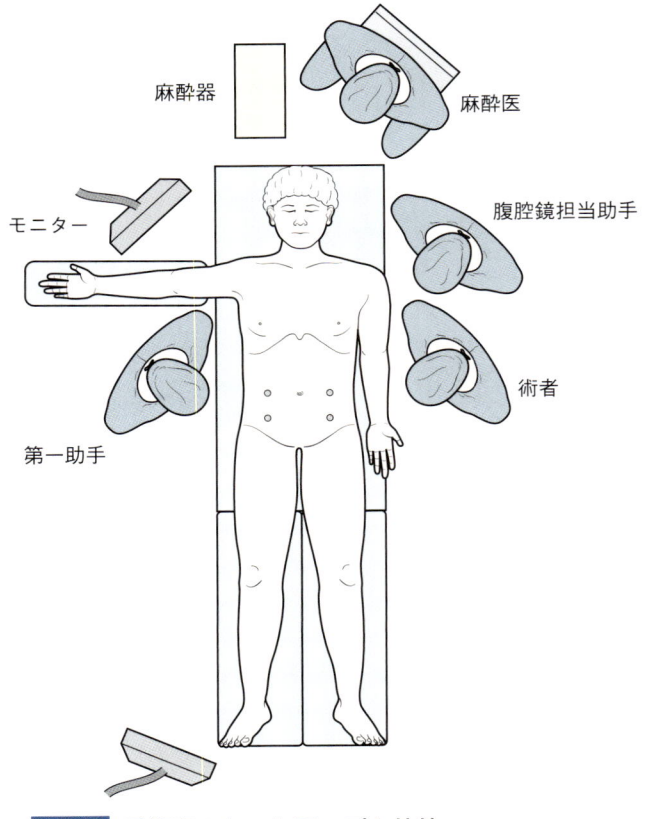

図75 手術室のセットアップと体位

ⓑ 手術室のセットアップ・体位

術者は健側に，助手は患側に立つ。スコピストは患者の健側・頭側に立つ。モニターテレビは患者の足側に1台設置する（図75）。光源，気腹装置，直接介助看護師などの配置は，使用する手術室の広さ，配管の状況などにより適宜変更する。体位は仰臥位で，良好な視野を確保するため15～30°の Trendelenburg 体位（骨盤高位）とする。術者側の上肢は体側に付ける。

ⓒ 気腹およびトロカールの挿入

仰臥位で臍下部に open 法で Hasson カニューレ（12 mm）を留置する。実際には，臍の下縁に沿って縦切開を置き，鈍的に剥離して腹直筋前鞘に至り，そこをコッヘル鉗子で把持して縦に切開し，さらに鈍的に腹膜を貫通し腹腔内に入る。肥満症例では，腹壁が厚く Hasson カニューレの挿入に難渋することがある。この場合は，臍輪に沿った剥離を行うと，腹壁が最も薄い部分で腹腔内に到達することができる。皮膚切開において，臍部を横切開するとの記載もみられるが，横切開では将来的に臍が盆状となり，縦長の臍が好まれる現在では整容的でない。

創の両側縁を強々彎針付き 3-0 Vicryl®糸を用い，筋膜と腹膜を一緒に W 縫合し，創部を持ち上げる。Hasson カニューレを留置し，先の 3-0 Vicryl®糸を巻き付け，しっかり固定し，ガスが漏れないようにする（図76）[102]。腹腔鏡下にカニューレが腹腔内にあることを確認して 10 mmHg で気腹する。腹腔鏡を導入して腹腔内を検索し，トロカール穿刺予定の部位に腸管などの癒着がないことを確認する。臍部にかかる正中切開創がある場合は，Monro-Richter 線外側 1/3 の部から open 法で Hasson カニューレを腹腔内に導入する。

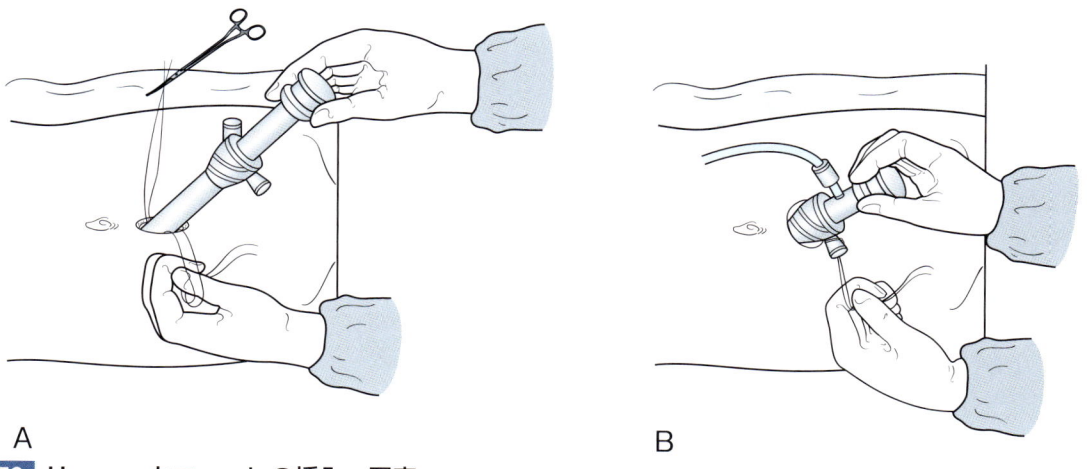

図76 Hassonカニューレの挿入・固定
創の両側縁を3-0 Vicryl®糸を用いW縫合し，創部を持ち上げる（A）。Hassonカニューレを留置し，Vicryl®糸を巻き付け，しっかり固定する（B）。

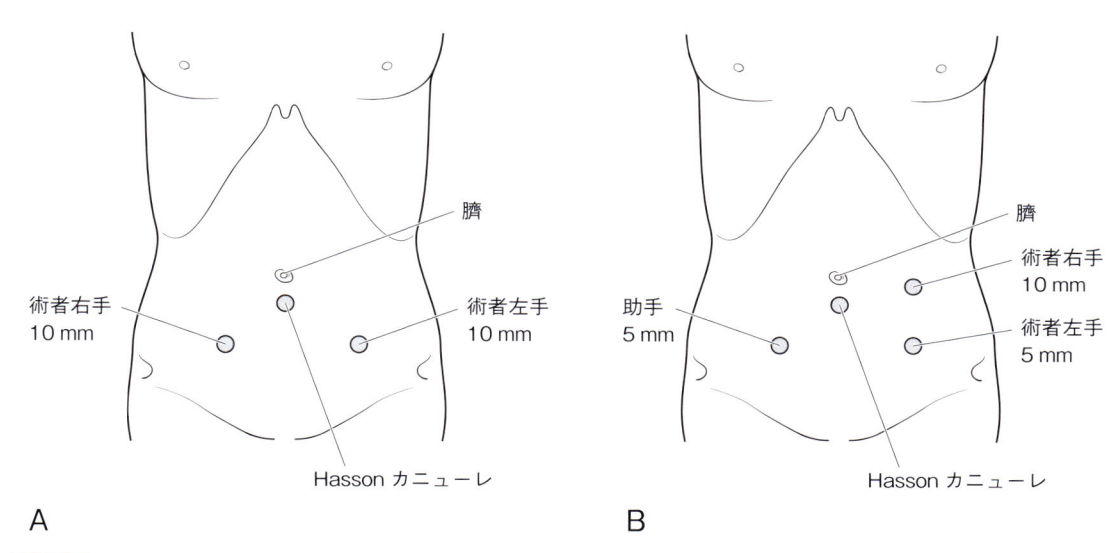

図77 トロカールの挿入位置
通常手術ではAであるが，再発例・特殊例の手術であることから，Bのように，左側外側に10mmと5mmのトロカールを挿入する。さらに助手用として，右側腹部に5mmのトロカールを挿入する。

　　トロカールの穿刺は，メスで最低限の横切開を真皮まで加え，電気メスでさらに皮下脂肪まで切開してペアン鉗子で鈍的に剝離し，腹膜を圧迫して腹腔鏡下に穿刺部位を確認する。当科ではステップ法（VersaStep™，Covidien社）で行っている。

　　通常手術では，3本のトロカールを使用することで十分である（図77 A）。しかし，本手術の適応を再発例と特殊例に限定している関係上，トロカールは合計4本用いている（図77 B）。腹腔鏡で腹腔内を観察しながら，臍部より尾側で鎖骨中央線上〜腹直筋外縁に留置するが，ステップ法で行う。左側に術者用として10mmと5mmと2本のトロカールを挿入する。さらに助手用として，右季肋部に5mmのトロカールを挿入する（図77 B）。

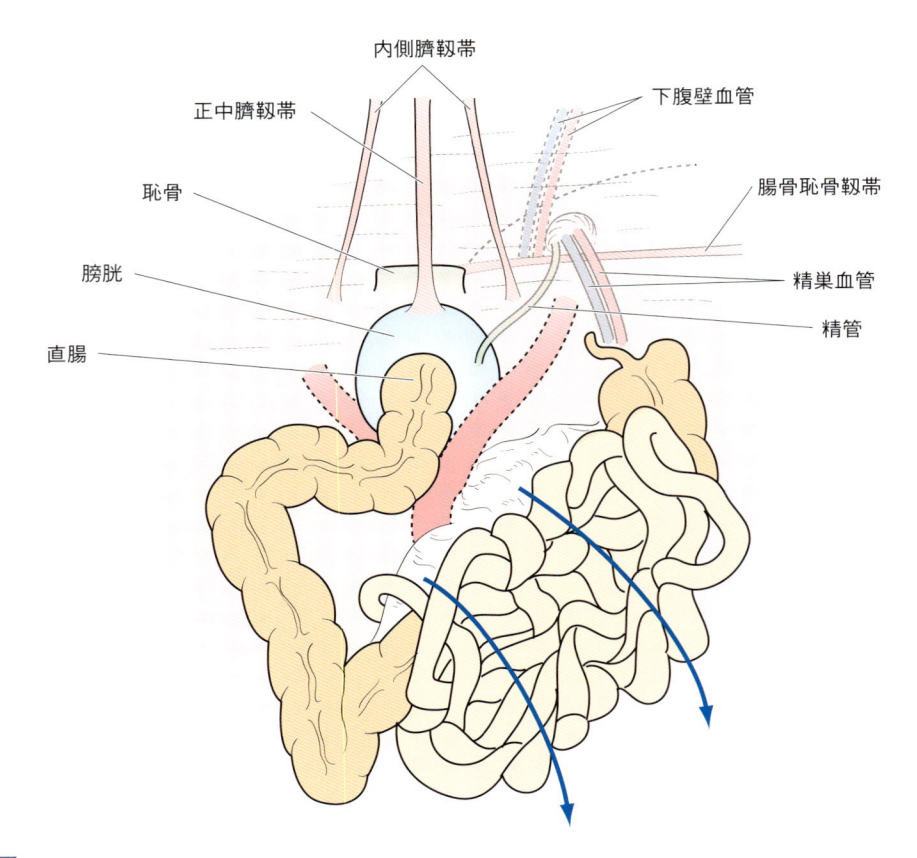

図78　腹腔内観察と腸管の排除
臍部から挿入した腹腔鏡で腹腔内を観察しつつ，腸鉗子で腸管を圧排し，鼠径・大腿部を広く展開する。

d 腹腔内操作

① 腹腔内の検索・解剖の確認・ヘルニアの診断

　臍部から挿入した腹腔鏡で腹腔内を観察しつつ，腸鉗子で腸管を圧排し，鼠径・大腿部を広く展開する。展開が難しい場合は頭低位で患側高位とし，さらに腸管を頭側に排除する（図78）。腹膜を通して内側臍靱帯，下腹壁血管，外腸骨動静脈，精管（あるいは子宮円索）および精巣血管を同定・確認する。鼠径ヘルニアが外鼠径ヘルニアか内鼠径ヘルニアか，あるいは大腿ヘルニアかの診断は，腹腔鏡下観察にて容易にできる。

② 腹膜の切開および剥離（ヘルニア囊の処理）

　ヘルニアの診断が確定したら，腹膜のみの切開は電気メスか鋏を用いて行うが，この際，腹膜側には何も残さないという感覚が大切である。電気メスを使用する場合は，腹膜が縮れてしまい，再縫合時に届かないことがある。
　外鼠径ヘルニアの場合（図79）は，腹側でヘルニア囊を少し引き出した状態で鋏による切開を開始し，腹膜のみの切開を左右に広げていく。すなわち腹膜と腹膜下筋膜深葉の間の剥離を行う。内側は内側臍靱帯まで，外側は欠損部から外側2cmまで行う（図80）。ヘルニア囊は，なるべく鼠径

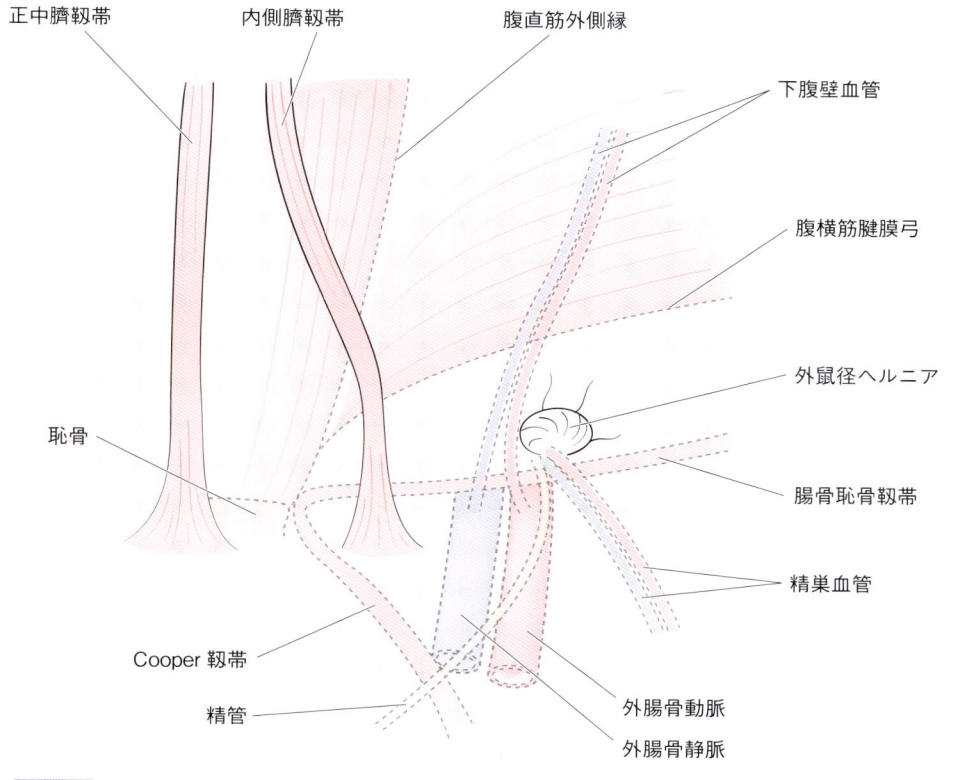

図79 右外鼠径ヘルニアの腹腔内からの所見
下腹壁血管と腸恥骨靱帯が交わる外側・腹側部分の内鼠径輪部にヘルニア嚢が検出できる。

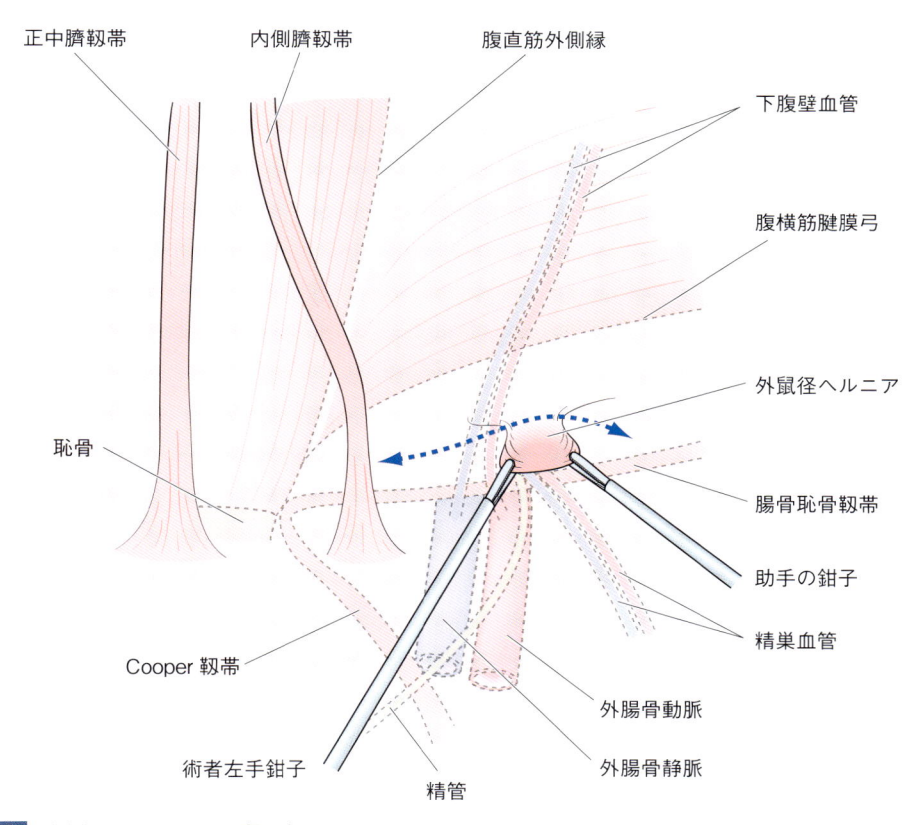

図80 腹側でのヘルニア嚢の切開
腹側でヘルニア嚢を少し引き出した状態で鋏による切開を開始し，腹膜切開を左右に広げていく（破線矢印）。内側は内側臍靱帯まで，外側は欠損部から外側2cmまで行う。

XII 腹腔鏡下ヘルニア修復術

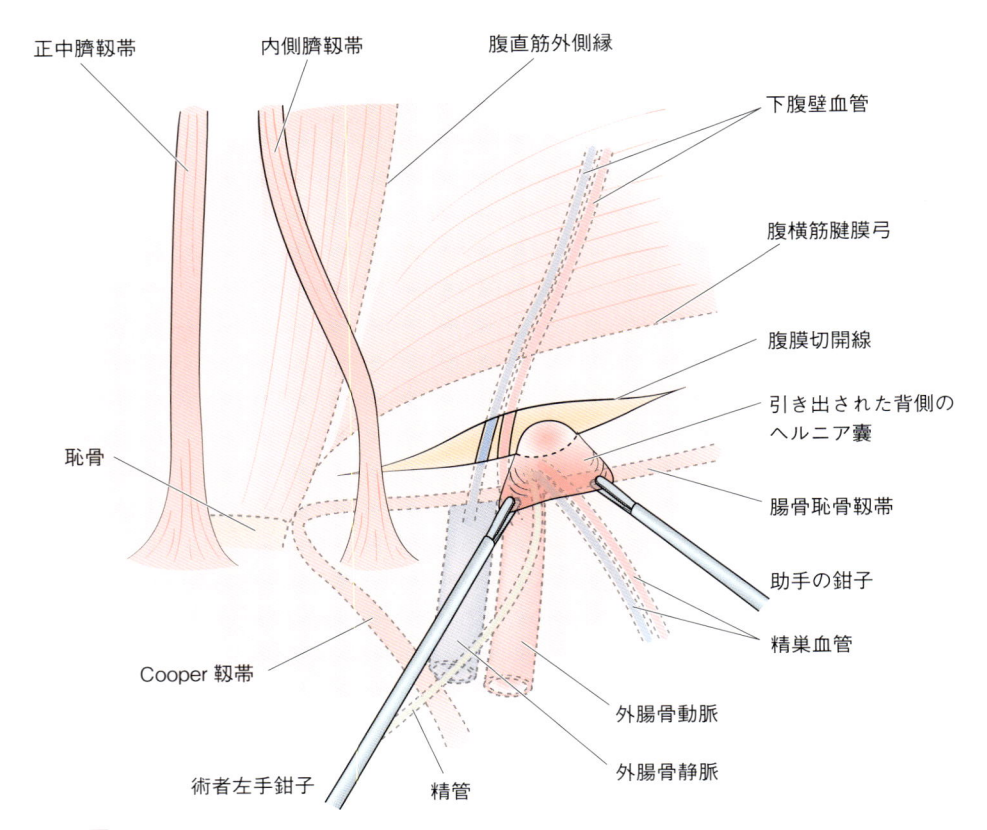

図81 背側でのヘルニア嚢の切開
背側でヘルニア嚢を引き出し切離することにより，ヘルニア嚢をなるべく鼠径管の中で，腹膜を円周状に切るようにする。

管の中で，腹膜を円周状に切る（図81）。このように切開することにより，腹膜に余裕ができ，のちの縫合閉鎖が容易となる。下腹壁血管部の切離は，助手の右方への牽引と術者の左方への牽引で平面を作り鋏で腹膜のみを切開して施行する。

ヘルニア嚢の遠位側はそのまま放置するのを原則としている。処理する場合でも以上のように切開を行ったのちに処理するほうが，精索を確認しやすく，損傷することが少なくなると考えている。腹膜閉鎖を容易にするために十分な広さの腹膜を確保するには，ヘルニア嚢を精索から剥離しつつ，腹腔内へ脱転する方法がある。牽引を緩めるとヘルニア嚢が元の状態に戻ってしまうことから，助手が牽引を効かすことが必要である。ヘルニア嚢の脱転が難しいときは無理にこれを行わず，ヘルニア嚢を離断する。

内鼠径ヘルニア，大腿ヘルニアの場合は，腹膜の切開を内鼠径輪腹側より開始し，内側臍靱帯まで同じ高さで行う。通常，ヘルニア嚢は腹腔側へ容易に脱転できるので，外鼠径ヘルニアの際のように円周状に切り離す必要はない。

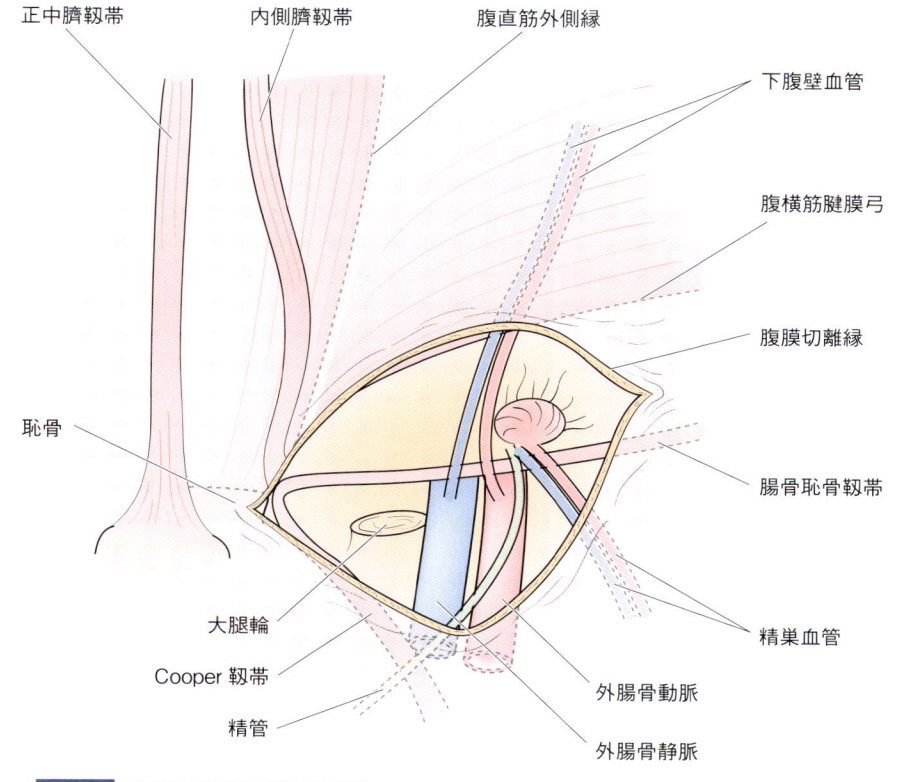

図82 腹膜前脂肪組織の剥離

腹膜の切開終了後に解剖を同定できるまで腹膜前脂肪組織の剥離を行う。外側で内鼠径輪背側を走行する腸骨恥骨靱帯を同定する。腹側は腹横筋腱膜弓を十分に露出する。背側の剥離は，恥骨結節から外側・背側に続くCooper靱帯を同定する。恥骨結節から外側に内鼠径輪直下に向かって腸骨恥骨靱帯が同定できる。

③ さらなる腹膜の剥離

　腹膜の切開が終了したら，重要な解剖が同定できるまで腹膜の剥離を行う。まず外側の剥離を行う。外側は内鼠径輪背側を走行する腸骨恥骨靱帯を同定する。この部分の背側には陰部大腿神経大腿枝などが走行しているので，電気メスなどで腸腰筋筋膜を損傷しないよう注意する。腹側はメッシュで欠損部が十分覆えるよう腹膜の裏面を剥離し，腹横筋腱膜弓を確認する（図82）。

　背側の剥離は，背側の腹膜を腹側に牽引して，腹側の腹膜に届くかを確認しながら行う。この際，精索を損傷しないよう十分に注意する。外側の剥離が終わったら，内側の腹膜切開部を把持し背側に圧排しながら，脂肪組織を剥離していくと，恥骨結節から外側・背側に続くCooper靱帯を同定することができる。剥離は終始鈍的剥離で行う。Cooper靱帯の背側には膀胱があり，剥離の際は十分注意する。恥骨結節から外側に内鼠径輪背側に向かってたどっていくと内側腸骨恥骨靱帯を同定できる（図82）。

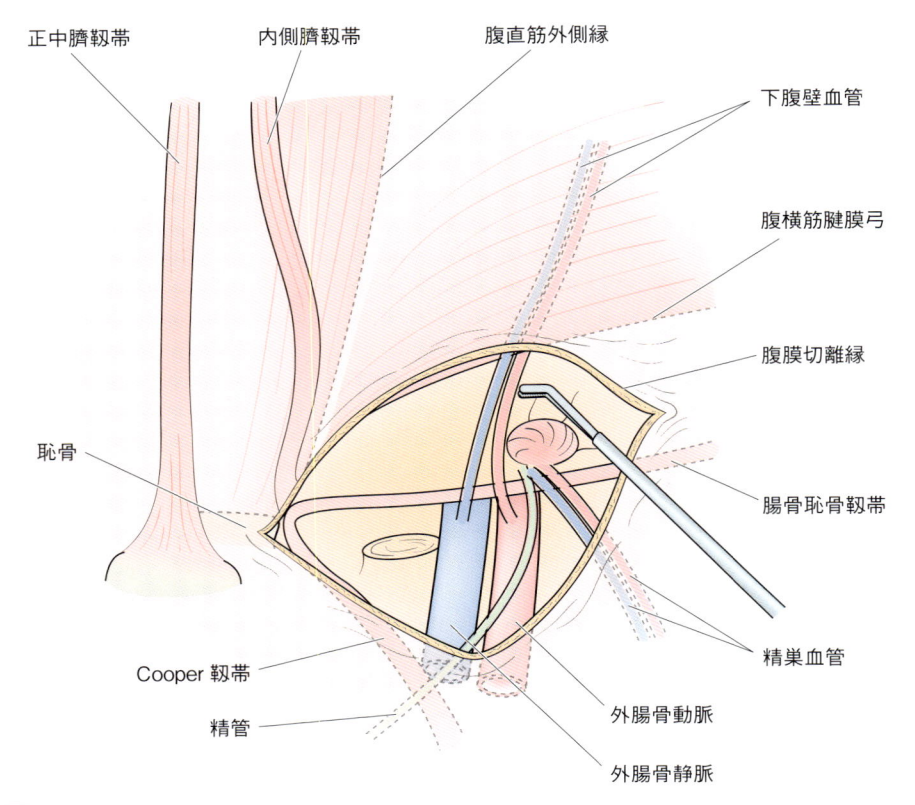

図83　下腹壁血管の遊離
下腹壁血管を彎曲型の剝離鉗子で剝離し，メッシュがその腹側を通ることができるようにする。頭尾に十分剝離する。

（ラベル：正中臍靱帯，内側臍靱帯，腹直筋外側縁，下腹壁血管，腹横筋腱膜弓，腹膜切離縁，腸骨恥骨靱帯，精巣血管，外腸骨動脈，外腸骨静脈，恥骨，Cooper靱帯，精管）

④ 下腹壁血管の遊離

　腹膜の剝離が終了し，鼠径床を十分露出したら下腹壁血管の遊離を行う。彎曲型の剝離鉗子を用い，メッシュがその腹側を通ることができるよう頭尾に十分剝離する。これは，腹膜下筋膜深葉・浅葉を横筋筋膜から遊離し，血管方向に切離することで行える（図83）。

　このように遊離することの利点は，①メッシュを固定する際，下腹壁血管がメッシュを押さえる役割を果たし，固定が容易になる，②メッシュが腹横筋筋膜に接するので，この部分にも強固な線維壁が形成されやすい，③ステープルを打針する際，下腹壁血管の腹側にもステープルを打つことができる，などである。

⑤ メッシュの大きさの測定

　鼠径床を露出し，下腹壁血管を遊離したら，測定器を用いて使用するメッシュの大きさを測定する。内側は恥骨結節上部から，外側は内鼠径ヘルニア2～3cm（外鼠径ヘルニアの際は欠損部の外側2～3cm）まで計測する。いずれも欠損部の位置・大きさにより適宜変更する。この際，下腹壁血管までの内側からの距離も測る。

　縦は6cm前後，横は11cm前後になることが多い。大きすぎるメッシュは固定の段階でトリミングすればよいが，小さすぎる場合はすでに打ち込んだステープルをはずす必要があるので，十分な大きさのメッシュ片を作成すべきである。

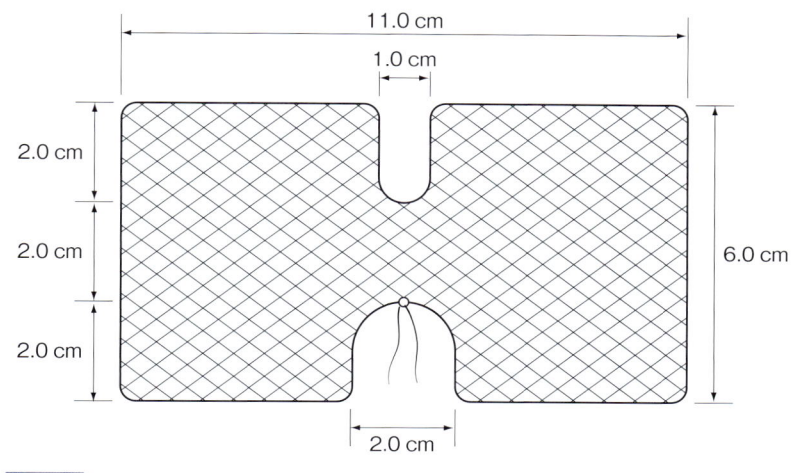

図84 メッシュの形成

図のように，あらかじめ計測したところにスリットを上下に入れ，メッシュの角は丸くトリミングする．背側正中に目印の糸を付ける．

⑥ メッシュの形成

メッシュは PROLENE®Soft Mesh 11×6 cm（実寸 12×7 cm）を用いているが，大きさが足りないと思われる場合は Merlex®mesh を適当な大きさに切って使用する．メッシュの大きさを測定したら，PROLENE®Soft Mesh を作製する．あらかじめ計測したところにスリットを上下に入れる．メッシュの角は丸くトリミングする．なお，2.0 cm スリットのほうに，腹腔内で確認できるように 3-0 Prolene®糸で印をつける（図84）．

Cooper 靱帯，腸骨恥骨靱帯，腹横筋腱膜弓および腹横筋筋膜が十分剝離できたら，下腹壁血管，精巣血管および精管（または子宮円索）をしっかりと同定したうえで，すべての鼠径床を覆うのに十分なメッシュ片を作製する．

⑦ メッシュの挿入・展開

形成したメッシュをトロカールより腹腔内に挿入する．メッシュは丸めて，リデューサーに通し挿入する方法もある．

患側のトロカールから彎曲の剝離鉗子を挿入し，下腹壁血管の裏面を通す．メッシュの上下どちらかの端を鉗子で把握し，トロカールより挿入，腹腔内に入ったら，そのまま把握している端をあらかじめ下腹壁血管の裏に通した鉗子に渡す．そのままメッシュを下壁血管の裏を通して外側へ引っ張り，左右のトロカールから挿入した鉗子を用い，たるみを整えながら展開する．展開する際，欠損部はもちろん，他のヘルニア発生部位すべてを覆っていることを確認する．辺縁が少し余裕をもって恥骨結節・Cooper 靱帯・腸骨恥骨靱帯・腹横筋腱膜弓を覆っていることを確認する作業が，初期には必要であると考える．

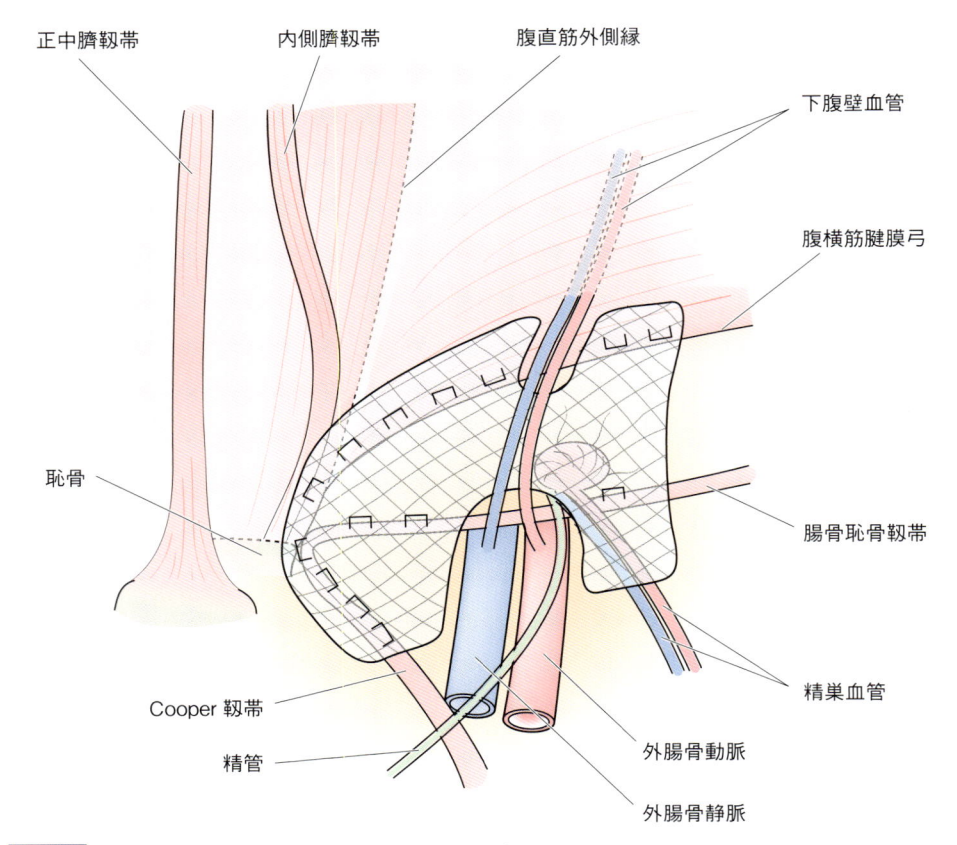

図85 メッシュの固定（腹膜を除去してある）
恥骨結節からCooper靱帯に3～4針に固定することから始める。腸骨恥骨靱帯の内側に2～3針，外側に1針。腹直筋下縁，腹横筋腱膜弓および腹横筋筋膜に5～7針で固定する。

⑧ メッシュの固定

　メッシュの固定にはマルチファイヤーエンドヘルニア™ステープラー（Covidien社製）を用いている。固定はまずCooper靱帯と恥骨結節から行う。このような強靱な組織にまず固定しておくと，メッシュの多少の緩みをあとで調整する際など便利である。また，再発の最も発生しやすい内側，さらに前膀胱上窩ヘルニア（anterior supravesical hernia）部も確実に覆ったのちに他の組織に固定したほうがよいと考えている。

　Cooper靱帯，恥骨結節（恥骨結節からCooper靱帯に3～4針）に固定したら，腸骨恥骨靱帯は内側に2～3針，外側には1針および内側頭側（腹直筋下縁），腹横筋腱膜弓（腹横筋腱膜弓および腹横筋筋膜に5～7針）に固定する。固定の際は外腸骨血管が走行するtriangle of doomおよび内鼠径輪の外側で，腸骨恥骨神経背側のtriangle of pain領域を走行する陰部大腿神経，外側大腿皮神経を損傷しないようステープリングを避けることが重要である（図85）。

　皺が大きいとパスカルの法則が働き，皺が伸びてメッシュが突出してくることがある。ステープリングに際しては，下腹壁血管，triangle of doomおよびtriangle of painを避けるよう慎重に行う。また，Cooper靱帯へのステープリングは滑りやすいため注意する。これ以外の部は，自分の左手の指に向かって打針するとよい。

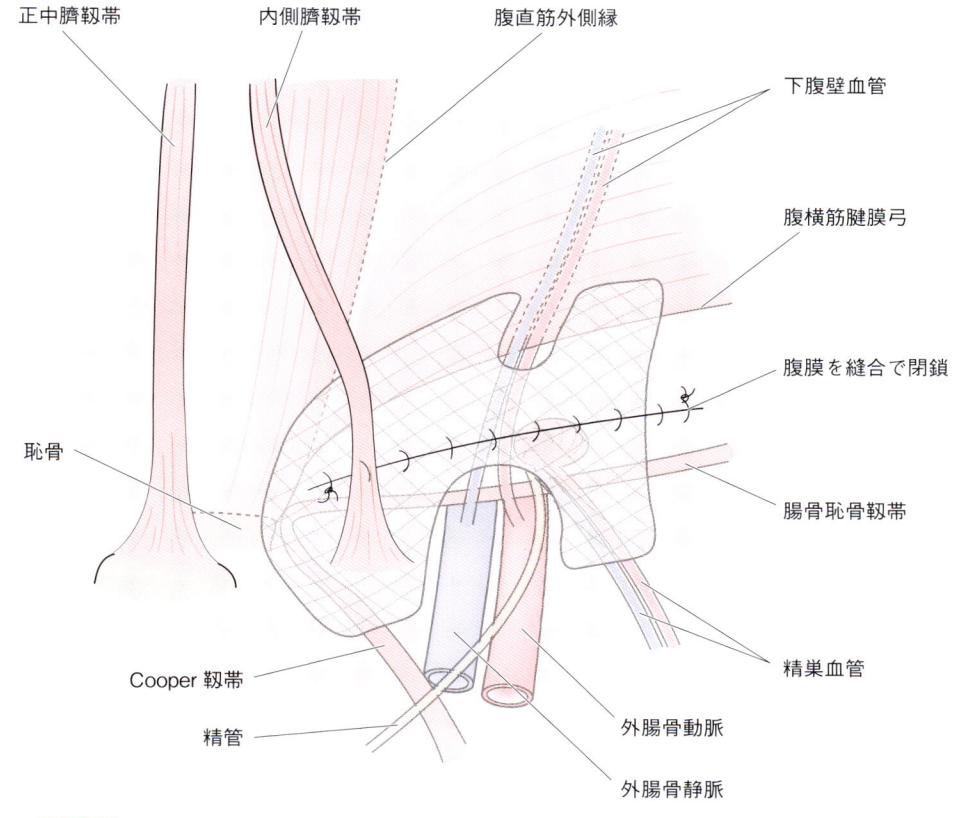

図86 腹膜の閉鎖
腹膜を連続縫合で閉鎖する。

⑨ 腹膜の閉鎖

メッシュの固定が終了したら，出血のないことを確認し，切開された腹膜を 3-0 Nurolon® 連続縫合で閉鎖する。前もって，縫合可能距離を予測できれば，そこにもう1針（stay suture）掛けてから連続縫合する。この際，腹腔内圧を落とすと，腹膜の緊張が少なくなり閉鎖が容易になる（図86）。

⑩ トロカールの抜去，創の閉鎖

腹腔内に異常のないことを再確認して，腹腔鏡観察下に両側の 10 mm 径および頭側の 5 mm 径のトロカールを抜去して，トロカール刺入部の腹壁に出血のないことを確認する。最後に臍部の Hasson カニューレ部は縫合を追加し，閉創する。もちろん，整容的手術であることを考慮して，Hasson カニューレ部，ポート部の皮膚は，4-0 PDS-Ⅱ® にて埋没縫合とする。

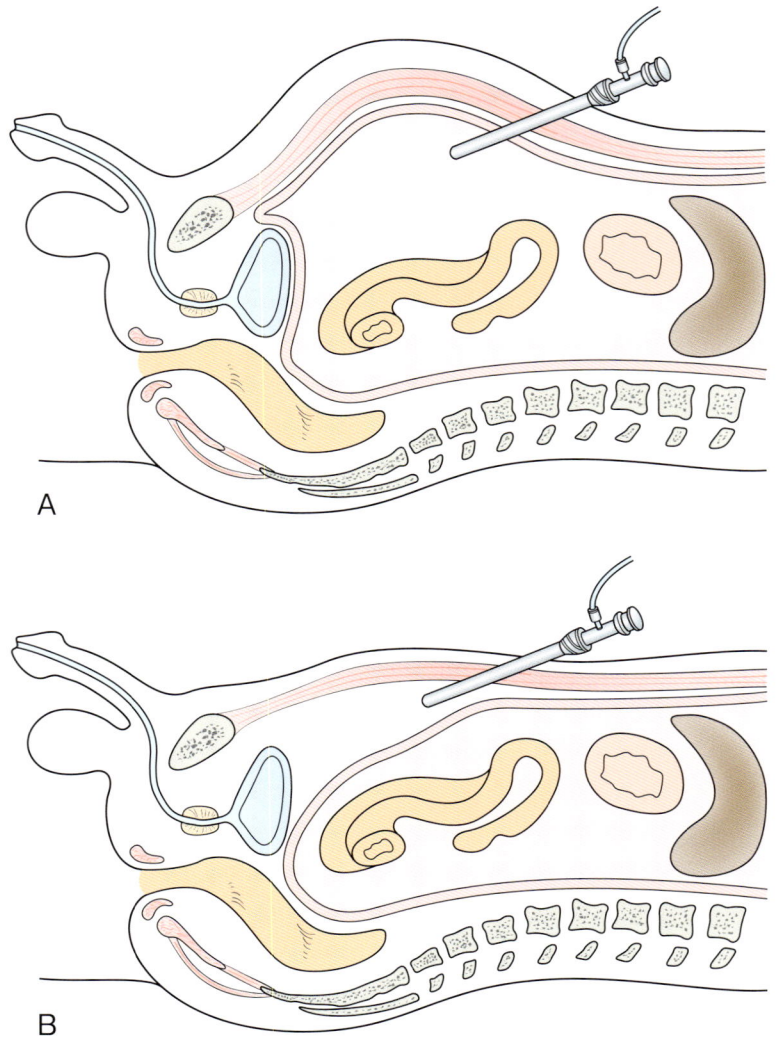

図87 TAPPとTEPの腹部断面図
TAPP(A)においては，腹腔内圧を上げることにより，鼠径・大腿部の腹壁が垂直方向に持ち上げられ，TEP(B)に比較して視線に対して面の手術が可能である。最小限の腹膜剥離で内・外鼠径ヘルニアおよび大腿ヘルニアの治療は可能であり，Lichtenstein法を思い出すまでもなく，これ以上の剥離は無用である。

4. 考察

　European Hernia Society(EHS)のガイドライン[29]では，total extraperitoneal repair(TEP)においては，小さいメッシュの使用による再発率が高い[103,104]ことを理由に，15×10 cm大のメッシュを使用することを勧めているが，TEPの特殊性を考えての大きさであることを認識しないと間違いに陥ることになる。既成のメッシュを使用したいがために，TEPの手技と同じく腸骨恥骨靱帯背側の剥離を広範囲に行うことにより，大きなメッシュを置くとする考え方は，TAPPの哲学に逆行することになる。すなわち，TAPPでは，気腹を行うことにより，腹側腹壁が持ち上がり，鼠径・大腿部が広く展開されることになる(図87)。これに反して，TEPでは後腹膜腔の剥離により背側に大きな視野展開となり，鼠径部は持ち上がることがない(図87)。したがって，剥離するのが躊躇される triangle of doom と triangle of pain の外側までを剥離せざるをえず，これによって，必要以上のメッシュの大きさを腸骨鼠径靱帯背側から鼠径部に展開することになる。前方アプローチで明らかなように，腸骨恥骨靱帯背側では大腿輪を覆えばすむはずである。メッシュにより，大腿輪をも覆いたいとの意向から，いわゆる triangle of doom，triangle of pain の剥離を施行するといった不必要な手術を行ってはならない。

文献

1) Tobin CE, Benjamin JA, Wells JC : Continuity of the fasciae lining the abdomen, pelvis, and spermatic cord. Surg Gynecol Obstet 83 : 575-596, 1946
2) 佐藤達夫:体壁における筋膜の層構成の基本設計.医学のあゆみ 114 : C168-175, 1980
3) Sato T, Hashimoto M : Morphological analysis of the fascial lamination of the trunk. Bull Tokyo Med Dent Univ 31 : 21-32, 1984
4) Kingsnorth AN, Skandalakis PN, Colborn LG, et al : Embryology, anatomy and surgical applications of the preperitoneal space. Surg Clin North Am 80 : 1-24, 2000
5) Mirilas P, Colborn GL, McClusky DA, et al : The history of anatomy and surgery of the preperitoneal space. Arch Surg 140 : 90-94, 2005
6) Tubbs RS, Gribben WB, Loukas M, et al : Franz Kaspar Hesselbach(1759-1816) : anatomist and surgeon. World J Surg 32 : 2527-2529, 2008
7) Rutkow IM : A selective history of groin hernia surgery in the early 19th century. The anatomic atlases of Astley Cooper, Franz Hesselbach, Antonio Scarpa, and Jules-Germain Cloquet. Surg Clin North Am 78 : 921-940, 1998
8) Skandalakis PN, Skandalakis JE, Colborn GL, et al : Abdominal wall and hernias in Skandalakis' surgical anatomy. The embryologic and anatomic basis of modern surgery. Paschalidis Medical Publications, Athens, 2004, pp 395-491
9) Gilbert AI, Graham MF, Voigt WJ : The lateral triangle of the groin. Hernia 4 : 234-237, 2000
10) Berberoglu M, Uz A, Özmen MM, et al : Corona mortis : an anatomic study in seven cadavers and an endoscopic study in 28 patients. Surg Endosc 15 : 72-75, 2001
11) DeBord JR : Vascular injuries from hernia surgery. *In* Bendavid R, Abrahamson J, Arregui ME(eds) : Abdominal wall hernias. Springer-Verlag, New York, pp743-752, 2001
12) Condon RE : The anatomy of the inguinal region and its relation to groin hernia. *In* Nyhus LM, Condon RE (eds) : Hernia, 3rd ed. JB Lippincott, Philadelphia, pp43-44, 1989
13) Colborn GL, Skandalakis JE : Laparoscopic cadaveric anatomy of the inguinal area. Probl Gen Surg 12 : 12-20, 1995
14) Ruggi G : Nuovo Metodo operativo per la cura radicale dell'ernia crurale. Bull Sci Med Bologna 7 : 223-229, 1892
15) Moschcwitz AV : Femoral hernia : A new operation for the radical cure. NY State J Med 7 : 396-400, 1907
16) 三毛牧夫:原著からみた大腿ヘルニア手術— Moschcowitz repair. 外科 62 : 1185-1189, 2000
17) Condon RE : Anterior iliopubic tract repair. *In* Nyhus LM, Condon RE(eds) : Hernia, 2nd ed. Lippincott, Philadelphia, pp195-211, 1978
18) McVay CB, Anson BJ : Inguinal and femoral hernioplasty. Surg Gynecol Obstet 88 : 473-485, 1949
19) Bassini E : Über die Behandlung des Leistenbruches. Arch Klin Chir 40 : 429-476, 1889
20) Usher FC : Further observations on the use of marlex mesh : a new technique for the repair of inguinal hernias. Am Surg 25 : 792-795, 1959
21) Lichtenstein IL, Shulman AG, Amid PK, et al : The tension-free hernioplasty. Am J Surg 157 : 188-193, 1989
22) Amid PK, Shulman AG, Lichtenstein IL : Critical scrutiny of the open "tension-free" hernioplasty. Am J Surg 165 : 369-371, 1993
23) 三毛牧夫,木村圭介,清澤美乃:腹腔内からみた鼠径・大腿ヘルニア手術の理解―特に解剖の簡略化について. 臨床外科 53 : 489-493, 1998
24) Ger R, Monroe K, Duvivier R, et al : Management of indirect inguinal hernia by laparoscopic closure of the neck of the sac. Am J Surg 159 : 370-373, 1990
25) 三毛牧夫,加納宣康:鼠径・大腿ヘルニアに対する Pure tissue repairs とその今日的意義. 手術 62 : 1691-1696, 2008
26) 牧野永城:鼠径ヘルニアの再検討.エディトリアル.外科診療 37 : 393-396, 1995
27) Shin D, Lipshultz LI, Goldstein M, et al : Herniorrhaphy with polypropylene mesh causing inguinal vassal obstruction : a preventable cause of obstructive azoospermia. Ann Surg 241 : 553-558, 2005
28) Peeters E, Spiessens C, Oyen R, et al : Laparoscopic inguinal hernia repair in men with lightweight meshes may significantly impair sperm motility : a randomized controlled trial. Ann Surg 252 : 240-246, 2010
29) Simons MP, Aufenacker T, Bay-Nielsen M, et al : European Hernia Society guidelines on the treatment of inguinal hernia in adult patients. Hernia 13 : 343-403, 2009
30) Casten D, Bodenheim M : Strangulated hernia reduced en masse. Surgery 9 : 561-566, 1941
31) Millard H : Auto-reduction 'en masse' of an inguinal hernia. Postgrad Med J 31 : 79-80, 1955
32) Barker K, Smiddy FG : Mass reduction of inguinal hernia. Br J Surg 57 : 264-266, 1970
33) O'Dwyer PJ, Norrie J, Alani A, et al : Observation or operation for patients with an asymptomatic inguinal hernia : a randomized clinical trial. Ann Surg 244 : 167-173, 2006
34) Fitzgibbons RJ, Giobbie-Hurder A, Gibbs JO, et al : Watchful waiting vs repair of inguinal hernia in minimally symptomatic men : a randomized clinical trial. JAMA 295 : 285-292, 2006
35) Nyhus LM : Individualization of hernia repair; a new era. Surgery 114 : 1-2, 1993
36) Schumpelick V, Treutner KH, Arlt G : Classification of inguinal hernias. Chirurg 65 : 877-879, 1994

37) Miserez M, Alexandre JH, Campanelli G, et al : The European hernia society groin hernia classification : simple and easy to remember. Hernia 11 : 113-116, 2007
38) Marcy HO : The anatomy and surgical treatment of hernia. D. Appleton, New York, pp387-413, 1892
39) Condon, RE : Anterior iliopubic tract repair. In Nyhus LM, Condon RE (eds) Hernia, 4th Ed. Lippincott, Philadelphia, 136-152, 1995
40) Shouldice EB : The Shouldice repair for groin hernias. Surg Clin N Am 83 : 1163-1187, 2003
41) Moschcowitz AV : Femoral hernia : A new operation for radical cure. New York State J M 7 : 396, 1907
42) 三毛牧夫, 加納宣康, 高 賢樹:大腿ヘルニア―特にその臨床解剖学的考察と外科治療. 臨床外科 63:1763-1769, 2008
43) Henry AK : Operation for femoral hernia by a midline extraperitoneal approach with a preliminary note on the use of this route for reducible inguinal hernia. Lancet 1 : 531-533, 1936
44) Glassow F : High ligation of the sac in indirect inguinal hernia. Am J Surg 109 : 460-463, 1965
45) Shafik A : Invagination of the hernial sac stump. Technique for repair of inguinal hernia. Am J Surg 140 : 431-436, 1980
46) Smedberg SG, Broomé AE, Gullmo A : Ligation of the hernial sac? Surg Clin North Am 64 : 299-306, 1984
47) Gharaibeh KI, Matani YY : To ligate or not to ligate the hernia sac in adults? Saudi Med J 21 : 1068-1070, 2000
48) Delikoukos S, Lavant L, Hlias G, et al : The role of hernia sac ligation in postoperative pain in patients with elective tension-free indirect inguinal hernia repair : a prospective randomized study. Hernia 11 : 425-428, 2007
49) Stylianidis G, Haapamäki MM, Sund M, et al : Management of the hernial sac in inguinal hernia repair. Br J Surg 97 : 415-419, 2010
50) Ponka JL : Surgical management of large bilateral indirect sliding inguinal hernias. Am J Surg 112 : 52-57, 1966
51) Hotchkiss LW : Large sliding hernias of the sigmoid : with a Description of an Operation for their Relief. Ann Surg 470-473, 1909
52) Zimmerman LM, Laufman H : Sliding hernia. Surg Gynecol Obstet 75 : 76-78, 1942
53) Bay-Nielsen M, Kehlet H : Inguinal herniorrhaphy in women. Hernia 10 : 30-33, 2006
54) Koch A, Edwards A, Haapaniemi S, et al : Prospective evaluation of 6895 groin hernia repairs in women. Br J Surg 92 : 1553-1558, 2005
55) Kirkpatrick A, Reed CM, Bui-Mansfield LT, et al : Radiologic-pathologic conference of Brooke Army Medical Center : Endometriosis of the canal of Nuck. AJR Am J Roentgenol 186 : 56-57, 2006
56) Davey WW, Strange SL : The stomach as a content of inguinal and femoral herniae. Br J Surg 41 : 651-658, 1954
57) Hodgkinson DJ, McIlrath DC : Scrotal reconstruction for giant inguinal hernias. Surg Clin N Am 64 : 307-313, 1984
58) El-Dessouki NI : Preperitoneal mesh hernioplasty in giant inguinoscrotal hernias : a new technique with dual benefit in repair and abdominal rooming. Hernia 5 : 177-181, 2001
59) Nilsson E, Haapaniemi S, Gruber G, et al : Methods of repair and risk for reoperation in Swedish hernia surgery form 1992 to 1996. Br J Surg 85 : 1686-1691, 1998
60) Amid PK : Can the Lichtenstein tension-free repair wipe out hernia recurrence? In Schumpelick V, Nyhus LM (eds) : Meshes : benefits and risks. Springer, Berlin, pp329-335, 2004
61) Celdrán A, Frieyro O, Souto JL, et al : Study of recurrence after anterior open tension-free hernioplasty. Hernia 4 : 85-87, 2000
62) Lichtenstein IL : Herniorrhaphy. A personal experience with 6,321 cases. Am J Surg 153 : 553-559, 1987
63) Quinn TH : Anatomy of the groin : A view from the anatomist. In Fitzgibbons RJ, Greenburg AG (eds) : Hernia, 5th ed. Lippincott Williams & Wilkins, Philadelphia, pp55-70, 2002
64) Shin D, Lipshultz LI, Goldstein M, et al : Herniorrhaphy with polypropylene mesh causing inguinal vasal obstruction : a preventable cause of obstructive azoospermia. Ann Surg 241 : 553-558, 2005
65) Welsh DJ, Alexander MA : The Shouldice repair. Surg Clinic N Am 73 : 451-469, 1993
66) Devlin HB, Gillen PH, Waxman BP, et al : Short stay surgery for inguinal hernia : experience of the Shouldice operation, 1970-1982. Br J Surg 73 : 123-124, 1986
67) Jess P, Hauge C, Hansen CR : Long term results of repair of the internal ring for primary inguinal hernia. Eur J Surg 165 : 748-750, 1999
68) Beets GL, Oosterhuis KJ, Go PM, et al : Longterm follow up (12-15 years) of a randomized controlled trial comparing Bassini-Stetten, Shouldice, and high ligation with narrowing of the internal ring for primary inguinal hernia repair. J Am Coll Surg 185 : 352-357, 1997
69) Marcy HO : A new use of carbolized catgut ligatures. Boston Med Surg J 85 : 315-316, 1871
70) Marcy HO : The radical cure of hernia by the antiseptic use of the carbolized catgut ligature. Trans AMA 29 : 295-305, 1878
71) Marcy HO : The cure of hernia. JAMA 22 : 589-592, 1887
72) Marcy HO : Operative measures advised for the cure of hernia. -The advantages of the buried tendon suture. In Marcy HO (ed) : The anatomy and surgical treatment of hernia. D. Appleton and Co, New York,

pp387-410, 1892
73) Marcy HO : The cure of inguinal hernia in the male. The Laning printing company, Norwalk, 1897
74) Griffith CA : Indirect inguinal hernia with special reference to the Marcy operation. *In* Nyhus LM, Harkins HN (eds) : Hernia. JB Lippincott, London, pp97-114, 1964
75) Griffith CA : The Marcy repair of indirect inguinal hernia. *In* Nyhus LM, Condon RE (eds) : Hernia, 2nd ed. JB Lippincott, Philadelphia, pp137-152, 1978
76) Griffith CA : The Marcy repair revisited. Surg Clinic North Am 64 : 215-227, 1984
77) Griffith CA : The Marcy repair of indirect inguinal hernia : 1870 to present. *In* Nyhus LM, Condon RE (eds) : Hernia, 3rd ed. JB Lippincott, Philadelphia, pp106-118, 1989
78) Griffith CA : The Marcy repair of indirect inguinal hernia : 1870 to the present. *In* Nyhus LM, Condon RE (eds) : Hernia, 2nd ed. JB Lippincott, Philadelphia, pp111-122, 1995
79) Condon RE : Anterior iliopubic tract repair. *In* Nyhus LM, Condon RE (eds) : Hernia, 3rd ed. Lippincott, Philadelphia, pp137-153, 1989
80) Condon RE : Anterior iliopubic tract repair. *In* Nyhus LM, Condon RE (eds) : Hernia, 4th ed. Lippincott, Philadelphia, pp136-152, 1995
81) Bassini E : New operative method for the cure of inguinal hernia. Cine-Med, Woodbury, 2008
82) Wantz GE : The operation of Bassini as described by Attilio Catterina. Surg Gynecol Obstet 168 : 67-80, 1989
83) Seeling MG : A fundamental factor in the recurrence of inguinal hernia. Arch Surg 7 : 553-572, 1923
84) McVay CB : Abdominal wall. *In* Anson BJ, McVay CB (eds) : Surgical anatomy, 6th ed, vol 1. WB Saunders, Philadelphia, pp484-528, 1984
85) 三毛牧夫, 加納宣康：原著からみた鼠径・大腿ヘルニア— McVay repair. 手術 61 : 1939-1943, 2007
86) McVay CB, Anson BJ : A fundamental error in current methods of inguinal herniorrhaphy. Surg Gynecol Obstet 74 : 746-750, 1942
87) McVay CB, Yankton SD : Inguinal and femoral hernioplasty : Anatomic repair. Arch Surg 57 : 524-530, 1948
88) McVay CB : Hernia. The pathologic anatomy of the more common hernias and their anatomic repair. Thomas CC Publisher, Springfield, pp15-32, 1954
89) McVay CB : Groin hernioplasty : Cooper's ligament repair. *In* Nyhus LM, Condon RE (eds) : Hernia, 2nd ed. JB Lippincott, Philadelphia, pp179-193, 1978
90) McVay CB, Chapp JD : Inguinal and femoral hernioplasty. The evaluation of a basic concept. Ann Surg 148 : 499-510, 1958
91) Lotheissen G : Zur Radikaloperation der Schenkelhernien. Centralbl Chir 25 : 548-550, 1898
92) Nissen HM : Constriction of the femoral vein following inguinal hernia repair. Acta Chir Scand 141 : 279-281, 1975
93) Brown RE, Kinateder RJ, Rosenberg N : Ipsilateral thrombophlebitis and pulmonary embolism after Cooper's ligament herniorrhaphy. Surgery 87 : 230-232, 1980
94) Normington EY, Franklin DP, Brotman SI : Constriction of the femoral vein after McVay inguinal hernia repair. Surgery 111 : 343-347, 1992
95) Shouldice EE : Surgical treatment of hernia. *In* Magner W, Clarkson FA, Foulds GS(eds) : The Ontario Medical Review. The bi-monthly publication of the Ontario medical association, pp43-69, 1945
96) Bendavid R : The Shouldice repair. *In* Bendavid R, Abrahamson J, Arregui ME, et al(eds) : Abdominal wall hernias, principles and management. Springer-Verlag, New York, pp370-375, 2001
97) Glassow F : The Shouldice Hospital technique. Int Surg 71 : 148-153, 1986
98) Muschaweck U : Plug repair of inguinal hernia: indications, techniques, and results. *In* Fitzgibbons RJ Jr., Greenburg AG (eds) : Hernia, 5th ed. Lippincott Williams & Wilkins, Philadelphia, pp165-172, 2002
99) Millikan KW, Cummings B, Dools A : The Millikan modified mesh-plug hernioplasty. Arch Surg 138 : 525-530, 2003
100) Gilbert AI, Graham MF, Voigt WJ : The lateral triangle of the groin. Hernia 4 : 234-237, 2000
101) 三毛牧夫：腹腔鏡下手術で理解しておきたい筋膜の解剖と脈管解剖. 加納宣康(監修)：腹腔鏡下大腸癌手術. 医学書院, pp2-23, 2012
102) 加納宣康：胆嚢摘出術. 加納宣康(編)：腹腔鏡下手術テクニックマニュアル. 南江堂, pp121-124, 2001
103) Arvidsson D, Smedberg S : Laparoscopic compared with open hernia surgery : complications, recurrences and current trends. Eur J Surg 585 : 40-47, 2000
104) Neumayer L, Giobbie-Hurder A, Jonasson O, et al : Open mesh versus laparoscopic mesh repair of inguinal hernia. N Engl J Med 350 : 1819-1827, 2004

B 大腿ヘルニア

　大腿ヘルニア(以下,本疾患)は,鼠径ヘルニアに次いで外科医が日常的に治療に携わる腹壁ヘルニアの一種である。そしてその多くは非還納・絞扼の状態のため緊急手術が必要なことが多い[1]。さらに本疾患は,手術中の腸管の状態によっては,腸管切除も考慮されなくてはならない。したがって,手術戦略を練るうえでも手術前に確定診断されることが重要である。さらに,この部は局所解剖のみならず,腹部臨床解剖すべての基礎となる因子を多く含んだ部分であることを理解するべきである。

　大腿ヘルニアの手術は鼠径床,すなわち横筋筋膜を開き,深部に存在する大腿輪を修復することから,鼠径床の修復再建も必要である。

I 診断

　鼠径部・大腿部の膨隆を見た場合には,それが鼠径ヘルニアか大腿ヘルニアかの鑑別はそれほど難しいものではない。しかしながら,常にこの2つを鑑別するのだという強い意識をもたないと判断を誤ることも多い。非還納・絞扼時,それが鼠径ヘルニアの場合と,大腿ヘルニアの場合とでは,その手術手技の難易度に相違があるため,術前に鑑別できていることは非常に大切である。

　膨隆が小さい場合は,仰臥位で患側の上前腸骨棘と恥骨結節を触知することにより,鼠径靭帯を確認でき,その頭尾のどちらに膨隆が存在するかで鑑別は容易である。膨隆が大きく内側に偏っている場合は,正常側の上前腸骨棘と恥骨結節を確実に同定し,その対称位置に患側の上前腸骨棘と恥骨結節を想定して鼠径靭帯を描くことができれば,鑑別はそれほど難しくはない。精索の外側・背側から恥骨結節を触知できれば,鼠径ヘルニアであることも参考になる。CT検査は鼠径靭帯を検出でき,大腿静脈の内側に腫瘤を検出できれば診断の正確さは増す。

II 解剖

　胎生期の腹膜配置・体壁の基本図と腹壁の基本構成図を理解することにより,本疾患の手術が容易になる(基礎編 図1 ➡ 3頁参照)。

　大腿ヘルニアが脱出する門は,大腿輪と呼ばれ,腸骨恥骨靭帯,Cooper靭帯と外腸骨静脈の内側縁からなるとされている(図88)。横筋筋膜の肥厚部が腸骨恥骨靭帯であるとされ,さらに横筋筋膜はCooper靭帯まで延び,停止しているとされている。しかし,Tobinら[2]・佐藤[3]の概念からは,横筋筋膜がこの部で停止してしまうことは,内腹筋膜(endoabdominal fascia)としての概念から矛盾しており,横筋筋膜は大腿管の中まで及び,さらにCooper靭帯をも乗り越えて広がっていると考えなくてはならない。本来,横筋筋膜は脆弱な筋膜であるが,この筋膜に腹横筋腱膜,内腹斜筋腱膜からの線維が合わさることにより,鼠径床での強靱さを得ると考えられており,鼠径床では横筋筋膜・腹横筋腱膜・内腹斜筋腱膜の各層を分離できるとの考え方も存在する[4]。

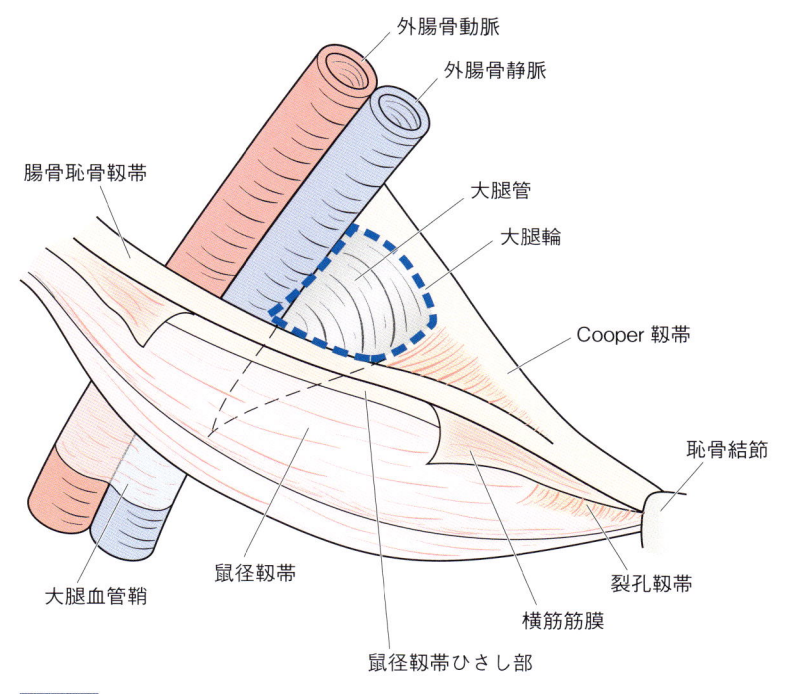

図 88 大腿輪周囲の解剖
大腿輪は，腸骨恥骨靱帯，Cooper 靱帯と大腿静脈内側縁からなる。

III 手術適応

すべての大腿ヘルニアは手術の適応である。

IV 手術手技

大腿ヘルニアで多数を占めるのは高齢女性であるが，より複雑な男性例の手技について述べる。

1．皮膚切開

緊急手術となっている場合を想定して，鼠径靱帯に沿って，内鼠径輪の外側から 5 cm 以上の皮膚切開を行う（鼠径ヘルニアの手術手技の項 ➡ 37 頁参照）。

2．皮下組織の切開法

皮膚から無名筋膜に達するまでの手技（鼠径ヘルニアの手術手技の項 ➡ 39 頁参照）。

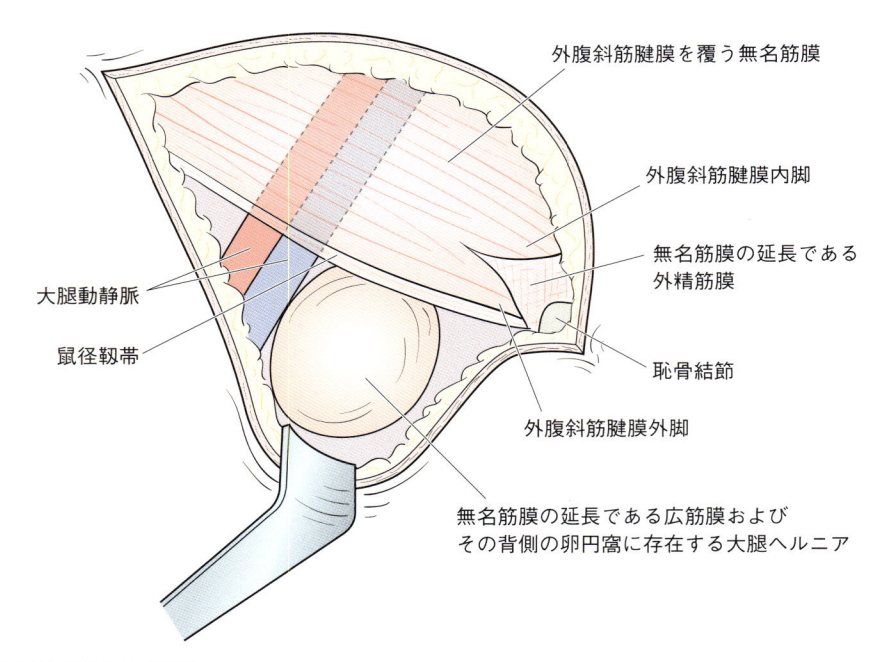

図89 無名筋膜と広筋膜
鼠径部から，無名筋膜背側を卵円窩に向かって剝離することにより，卵円窩で本来は腹膜・腹膜下筋膜深葉・浅葉，横筋筋膜に被覆された脱出臓器が確認できる。

3．大腿窩の露出

無名筋膜背側を卵円窩に向かい剝離することにより，卵円窩で本来は腹膜・腹膜下筋膜深葉・浅葉，横筋筋膜に被覆された脱出臓器（便宜的に全体をヘルニア囊という表現を用いる）が確認できる（図89）。

4．外腹斜筋腱膜の切開

閉創時に縫合できるだけの距離を鼠径靱帯から取り，外腹斜筋腱膜内脚と外脚が交わる部分に向けて，十分に広く外腹斜筋腱膜を切開する（鼠径ヘルニアの手術手技の項 ➡ 40頁参照）。

5．精索のテーピング

精索を恥骨結節部分で確保し，テープを掛け，ペアン鉗子で把持し牽引用とする（鼠径ヘルニアの手術手技の項 ➡ 44頁参照）。

6．外鼠径ヘルニアの合併の確認

外鼠径ヘルニアが合併していないか確認する。

7．鼠径床の切開

内鼠径輪部から鼠径床の横筋筋膜のみを恥骨結節まで切開する。腹膜・腹膜下筋膜深葉・浅葉に包まれたヘルニア囊の頸部がみられるはずである（図90）[5,6]。内鼠径輪部の下腹壁動静脈も操作の妨げになる場合は結紮・切離する。

8．大腿輪でのヘルニア囊の剝離

ここで，腸骨恥骨靱帯とCooper靱帯からヘルニア囊を慎重に剝離する。この時点では外側剝離，すなわち外腸骨静脈側は行わない。

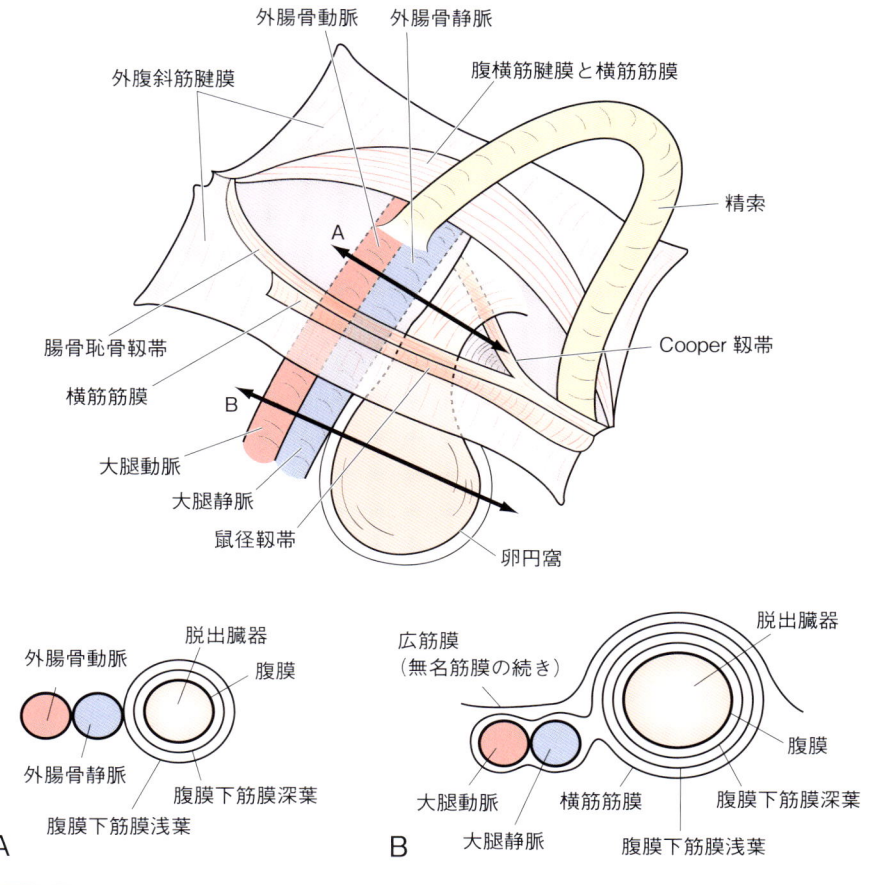

図90 鼠径靱帯の頭尾での筋膜関係断面図
鼠径靱帯の頭尾での筋膜関係をAとBに示した。

9. 鼠径部におけるヘルニア嚢の剝離とテーピング

ここで，ヘルニア嚢の内側・腹側で腹膜下筋膜浅葉を1枚開け，この筋膜に沿い内側背側から外側背側へと剝離を行い，そののちに腹側から外側に向かい同様の手技を行う。これにより，ヘルニア嚢の頸部にテーピングを行うことができる（図91）[5,6]。腹膜下筋膜深葉，浅葉間は脂肪組織が存在し，比較的ルーズである。このテーピングには，長く強彎で先端が鈍の剝離鉗子が便利である。頸部にネラトンか綿テープを通し，コッヘルで把持する。

10. 大腿輪の開大

腸管が嵌入している場合は，腸骨恥骨靱帯とCooper靱帯の角度をなす部分の内側部分の横筋筋膜を強彎ケリー鉗子で剝離・切開することにより大腿輪は三角形となる（図91，赤矢印）。これによって嵌入ヘルニア嚢を腹腔側へ引き抜くことが可能になるとの記載があるが，大腿ヘルニアは大腿輪で嵌頓しているわけではなく，ヘルニア嚢の慢性的瘢痕形成によるリング状の狭窄が原因であると考えられるので，この操作が効果的であることは少ない。

11. 内鼠径ヘルニアへの変換

鼠径靱帯の頭尾からヘルニア嚢を受動して，十分剝離できているかどうかを確認し，先にヘルニア嚢の頸部に掛けたネラトンを牽引して，ヘルニア嚢を頭側，腹腔側に向かい大腿輪から引き抜

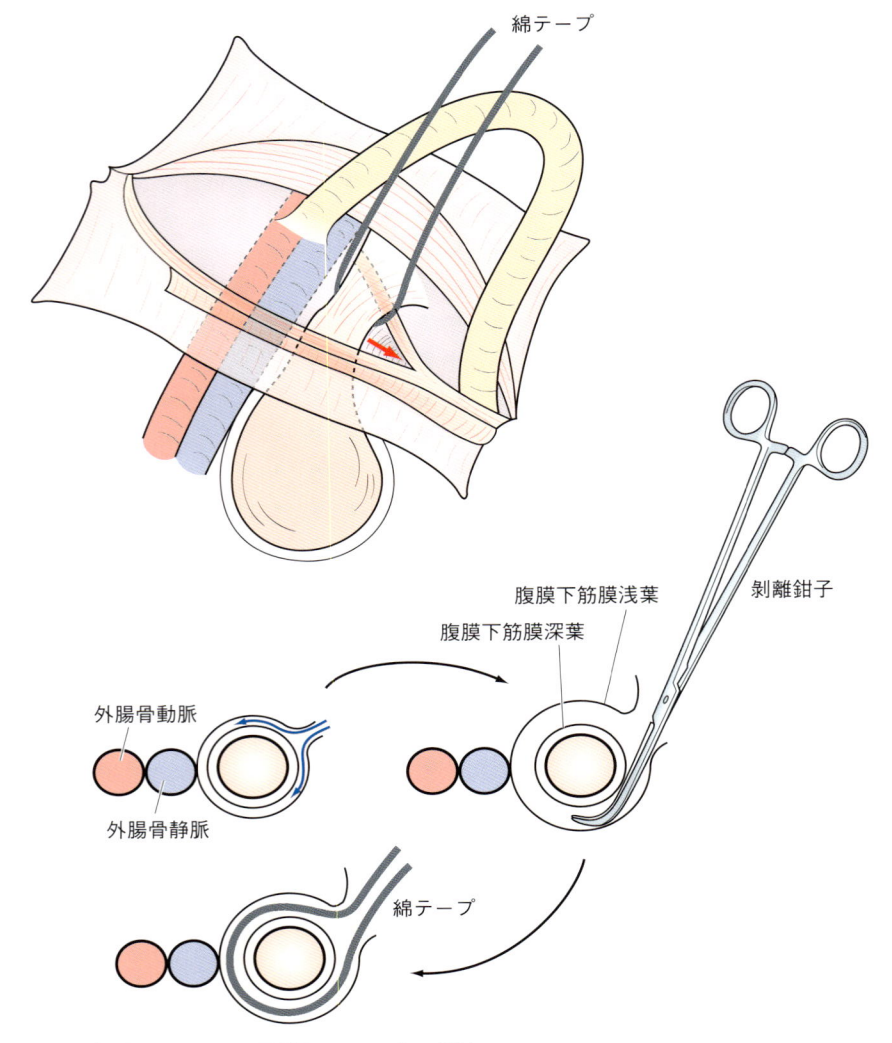

図91 大腿輪の開大法とヘルニア頸部のテーピング法

横筋筋膜を切開し（赤矢印），大腿輪を開大する。ヘルニア囊の内側・腹側で腹膜下筋膜浅葉を1枚開け，この筋膜に沿い剝離を内側背側から外側背側へと行い，そののちに腹側から外側に向かい同様の手技を行うことにより，囊の頸部にテーピングを行うことができる。

く。ヘルニア囊内に大網などが癒着していたり，ヘルニア囊自体が大きくこの引き抜きが無理な場合は，腹腔側ヘルニア囊頸部で先にヘルニア囊，またはその内容である大網を切断しておき，大腿部ヘルニア囊を頭側方向に引き抜く。

12. ヘルニア囊の開放―大腿窩で行うか，鼠径靱帯頭側で行うか

　　大腿窩のヘルニア囊を頭側に圧排することによって，還納を試みてもよいし，頸部で腹膜下筋膜深葉・腹膜を切開して内容を確認してもよい。また，大腿部で剝離する場合は，図90Bのごとく，腹側から5枚目に腹膜（実際のヘルニア囊）が存在することを認識してヘルニア囊を開放することもできる。大腿ヘルニアは，大腿輪で嵌頓・絞扼するのではなく，ヘルニア囊の狭窄部で嵌頓・絞扼すると考えられている。したがって，ヘルニア囊を開けて，狭窄部分を開放することが必要である。

13. ヘルニア囊内容の状態の確認

　　腸管絞扼により腸管壊死が疑われる場合でも，即座に切除の方針としないで，血流のよい近傍の

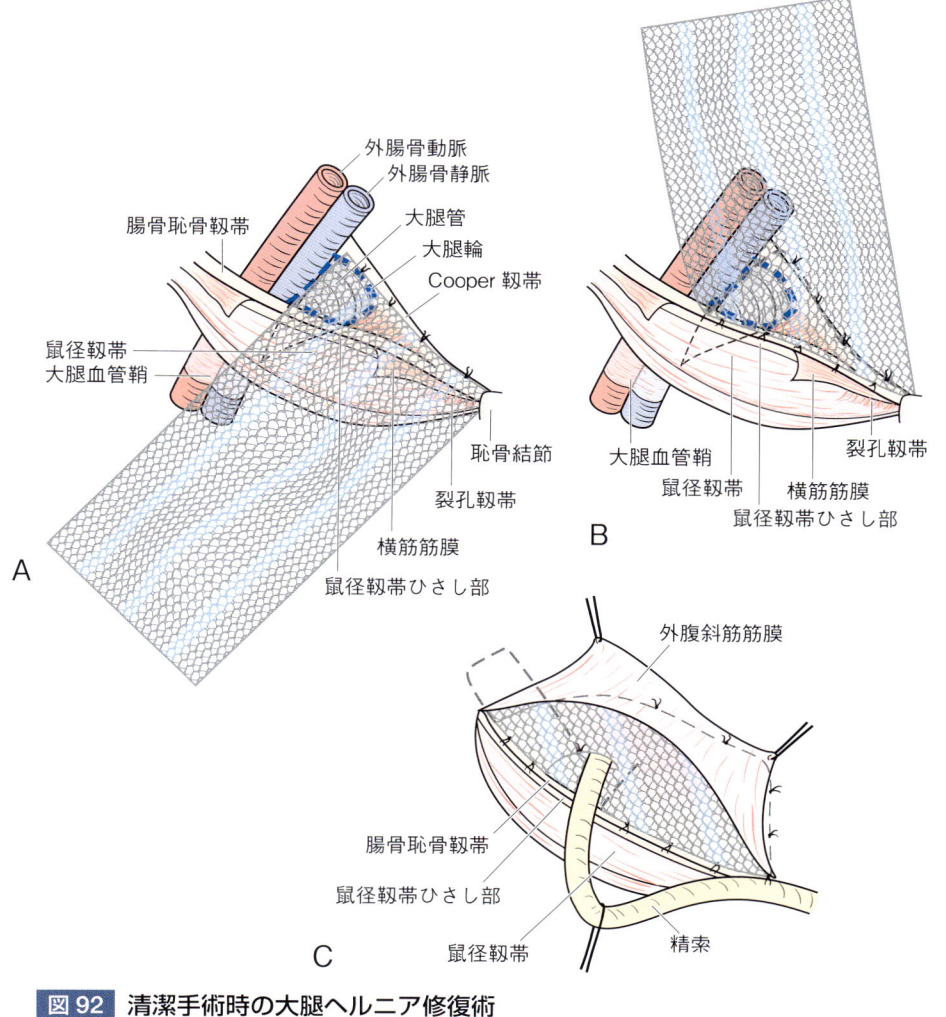

図92 清潔手術時の大腿ヘルニア修復術
A：メッシュのCooper靱帯への縫合。
B：メッシュの腸骨恥骨靱帯あるいは鼠径靱帯ひさし部への縫合。
C：Lichtenstein法に準じた鼠径床補強。

腸管の漿膜筋層に支持糸を掛け，腹腔内に戻し10分程度待つことにより，予想以上に腸管の色調の改善が得られることが多い。ほとんどの場合，鼠径部の切開創のみで腸管切除の手術は可能である。

14. ヘルニア嚢の閉鎖

ヘルニア嚢は，通常3-0 PDS-Ⅱ®で縫合閉鎖するか，刺通結紮で閉鎖する。

15. 大腿輪および鼠径床の補強

大腿ヘルニアに対する手術術式の基本概念は，大腿輪を含む鼠径・大腿部をメッシュで覆うことに尽きる。したがって，7.6×15 cm大のlight weight meshであるETHICON社製のPROLENE® Soft Meshを用いている。メッシュの折り返し操作時点で恥骨結節に1.5 cmほどオーバーラップし，かつ膀胱上ヘルニア門部を十分に覆えることを確認して，Cooper靱帯にメッシュを縫合する（図92 A）。そののちに，折り返して腸骨恥骨靱帯か鼠径靱帯ひさし部に縫合する（図92 B）。折り返したメッシュはLichtenstein法に則り，鼠径床補強を行う（図92 C）[5~7]。

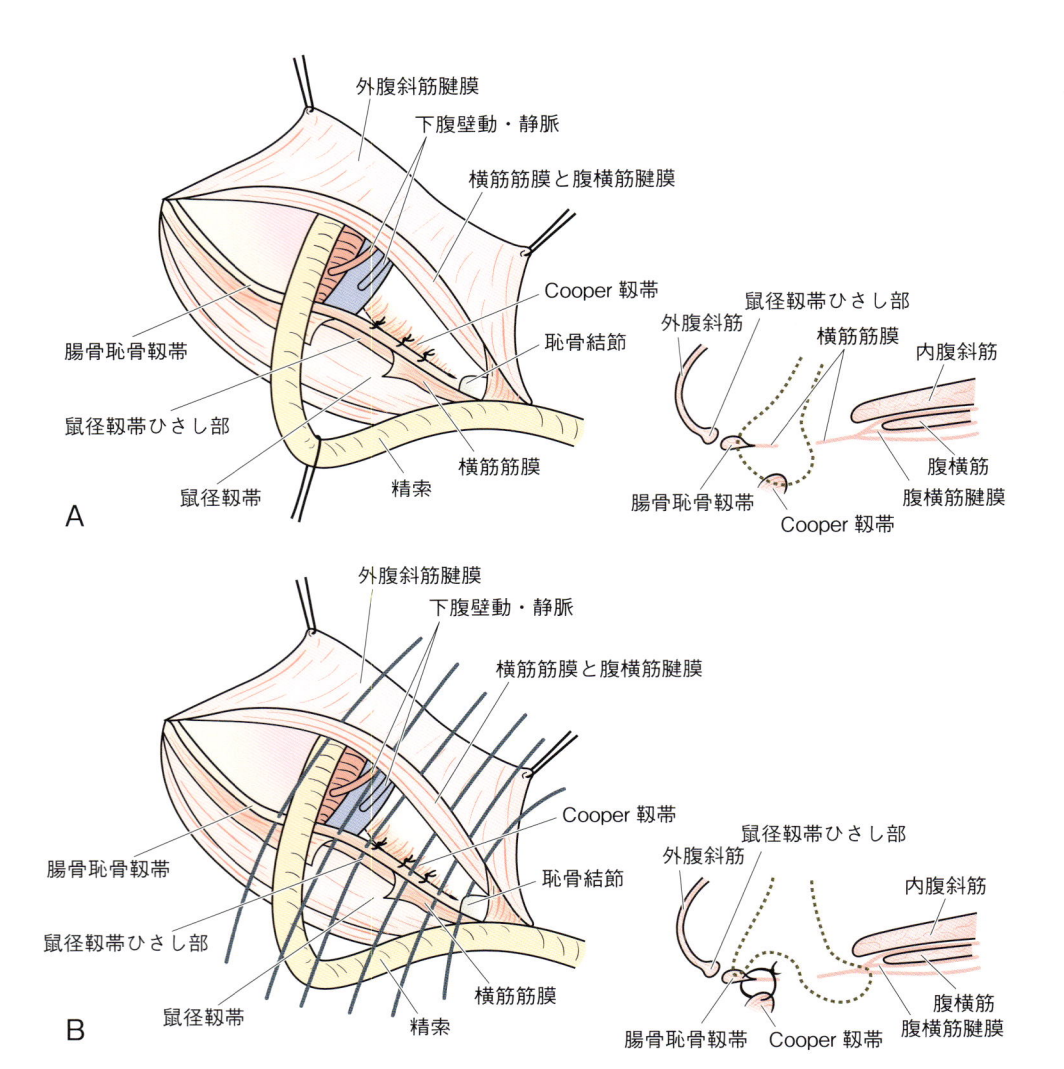

図93 不潔操作時の大腿ヘルニア修復術
A：Ruggi 法。Cooper 靱帯と鼠径靱帯ひさし部あるいは腸骨恥骨靱帯を内側より縫合する。
B：そののちに anterior iliopubic tract 法を施行する。

　不潔手術となった場合は，大腿輪を Ruggi 法[8〜10)]によって閉鎖する。すなわち，Cooper 靱帯と腸骨恥骨靱帯あるいは鼠径靱帯ひさし部を 1-0 ナイロン糸で内側の恥骨結節部から単結紮で縫合し，大腿輪の縫縮を行う手術である（図93 A）。この修復では外腸骨静脈を狭窄ないし閉塞しないよう最大の配慮が必要とされる。この静脈に最も内接して掛けた糸を少し締めてみてこれを確認しておくことが必要である。2番目の注意点は死冠（corona mortis）を損傷しないことである。この動静脈は閉鎖動静脈（obturator artery and vein）の恥骨分枝の一つで，外腸骨動静脈とつながるバイ

Side Memo：鼠径靱帯は切断してはいけない

　大腿ヘルニアにおいて，安易に鼠径靱帯を切断することにより，ヘルニア嵌頓を解除しようとする外科医がいる。鼠径靱帯は，胸部における鎖骨と同様の役割であり，いったん切断してしまうと縫合は難しい。さらに，大腿輪を閉鎖し，鼠径床を再建するために不可欠である。筆者は，大腿ヘルニアにおいて，鼠径靱帯の切断はまったく必要ないと考えている。

パスである。どうしても操作の邪魔になるときは結紮・切離してもよい。

すべての糸針をCooper靱帯 → 腸骨恥骨靱帯(iliopubic tract) → 鼠径靱帯のshelving portionのごとく掛け、結紮しないでコッヘル鉗子で把持しておき、仮結紮しても外腸骨静脈を狭窄・閉塞しないか確認すべきである。そののち一斉に結紮するようにする。

ただし、過度の大腿輪縫縮術は外腸骨静脈の閉塞をもたらすことが報告されており、注意が必要である[11,12]。こののち、anterior iliopubic tract法[13]あるいはBassini法(Bassini's repair)[14,15] (pure tissue repairの項 ➡ 59頁参照)を施行し、鼠径床補強も可能である(図93 B)。いまだに記載されることが多いMoschcowitz法(Moschcowitz's repair)については、Moschcowitz自身が原論文[9]で、みずからの手技をRuggi法＋Bassini法に相当するものと述べており、Moschcowitz法という言葉は使用すべき名称ではない[10]。

16. 創の閉鎖と皮膚縫合

鼠径ヘルニアの「手術手技の項」(76頁)を参照のこと。

V 考察

通常、大腿ヘルニアはすべての鼠径部領域ヘルニアの2〜8％の頻度とされるが[1]、鼠径ヘルニア手術時に見逃されることも多い[16]。術中所見で大腿ヘルニアと判明する例も少なくなく、術前の鑑別が大切であることを銘記するべきである。

術式については、ヘルニア修復術の原則である「圧に対して広い面で対応し、生体反応が少ないものがよりよい」とする考え方から、light weight meshを用いている[17]。メッシュの大きさも十分に大腿輪、恥骨結節部、膀胱上ヘルニア門部、外側三角部を覆うことができるものを選ぶ。

また、不潔手術になった場合は、術野の洗浄を施行することにより、メッシュの使用は可能であるとの報告もなされている。しかし、その多くは救命を優先すべきとの考えから、異物を使用しない方法の非メッシュ法が勧められる。非メッシュ法としては、Ruggi法＋anterior iliopubic tract法を施行するのがベストである。しかしながら、腹横筋腱膜を含めた、筋膜・腱膜構造がすでに脆弱化しきっている高齢者も多く、Ruggi法は施行可能であっても、内腹斜筋・腹横筋・腹横筋腱膜・横筋筋膜に十分なボリュームで糸を掛け、これを腸骨恥骨靱帯か鼠径靱帯のひさし部に縫合するしかない場合も多い。Ruggi法においては、縫合した最外側の縫合糸を仮結紮し、大腿静脈に対する影響をチェックしてから結紮する。

大腿ヘルニアに対する大腿法が記載されている成書もまだ多い。しかし、腸管のviabilityが問題になる場合には、別切開を置く必要があること、大腿部からは門の処理ができないことなどから、臨床解剖に則った手技とは考えにくい。

また、開腹法による手技は、簡便であるが、嵌頓・絞扼腸管を解除できるとはかぎらず、選択されるべき術式とは考えにくい。

Side Memo

Amyandヘルニア(Amyand's hernia)とde Garengeotヘルニア(de Garengeot's hernia)

Amyandヘルニアは、虫垂が内容物となる鼠径ヘルニアであり、1736年のAmyandの報告に始まる[18]。この症例が虫垂炎に対する最初の虫垂切除とされている。嵌頓症例が多いことから、緊急手術で治療される必要が多い。

一方、de Garengeotヘルニアは、虫垂が内容物となる大腿ヘルニアであり、1731年にフランスの外科医Croissant de Garengeot René-Jacquesによって初めて報告され、1785年に初めてHevinによって大腿ヘルニアの中の虫垂炎に対して虫垂切除が行われた[19]。

文献

1) Alimoglu O, Kaya B, Okan I, et al : Femoral hernia: a review of 83 cases. Hernia 10 : 70-73, 2005
2) Tobin CE, Benjamin JA, Wells JC : Continuity of the fasciae lining the abdomen, pelvis, and spermatic cord. Surg Gynecol Obstet 83 : 575-596, 1946
3) 佐藤達夫：体壁における筋膜の層構成の基本設計．医学のあゆみ 114 : C168-175, 1980
4) Bendavid R : The transversalis fascia: New observations. In Bendavid R, Abrahamson J, Arregui ME, et al (eds) : Abdominal wall hernia. Springer, New York, pp97-100, 2001
5) 三毛牧夫，加納宣康，高　賢樹：大腿ヘルニア—特に臨床解剖的考察と修復術．臨床外科 63 : 1763-1769, 2008
6) Mike M, Kano N : Femoral hernia : a review of the clinical anatomy and surgical treatment. Surgical Science 4 : 453-458, 2013
7) 三毛牧夫，木村圭介，清澤美乃：腹腔側からみた鼠径・大腿ヘルニア手術の理解—特に解剖の簡略化について．臨床外科 53 : 489-493, 1998
8) Ruggi G : Nuovo Metodo operativo per la cura radicale dell'ernia crurale. Bull Sci Med Bologna 7 : 223-229, 1892
9) Moschcowitz AV : Femoral hernia : A new operation for radical cure. New York State J M 7 : 396, 1907
10) 三毛牧夫：原著からみた大腿ヘルニア手術— Moschcowitz operation．外科 62 : 1186-1189, 2000
11) Normington EY, Franklin DP, Brotman SI : Constriction of the femoral vein after McVay inguinal hernia repair. Surgery 111 : 343-347, 1992.
12) Nissen HM : Constriction of the femoral vein following inguinal hernia repair. Acta Chir Scand 141 : 279-281, 1975
13) Condon RE : Anterior iliopubic tract repair. In Nyhus LM, Condo RE(eds) : Hernia, 2nd Ed. Lippincott, Philadelphia, pp195-211, 1978
14) Bassini E : Über die Behandlung des Leistenbruches. Arch Klin Chir 40 : 429-476, 1890
15) Bassini E : New operative method for the cure of inguinal hernia. Cine-Med, Woodbury, 2008
16) Glassow F : Femoral hernia : Review of 2,105 repairs in a 17 year period. Am J Surg 150 : 353-356, 1985
17) 渡邊幸博，三毛牧夫，加納宣康：メッシュ素材を考慮した鼠径ヘルニア手術．外科 69 : 1341-1344, 2007
18) Amyand C : Of an inguinal rupture, with a pin in the appendix coeci, incrusted with stone ; and some observations on wounds in the guts. Philos Trans R Soc Lond 39 : 329-342, 1736
19) Akopian G, Alexander M : De Garengeot hernia : appendicitis within a femoral hernia. Am J Surg 71 : 526-527, 2005

C 腹壁ヘルニア

　腹壁ヘルニアの概念・定義および分類については，世界的に見ても定まっていない。2012年6月，European Hernia Society（EHS）の腹壁ヘルニアについての登録が始められ，ヨーロッパにおける著名なヘルニアの研究者たちが，腹壁ヘルニアの概念をまとめようとしている[1]。

I 総論

1. 腹壁の基礎的解剖

　腹壁ヘルニアの病態について解説する前に，腹壁の基本的な解剖を知っておくことが必要である。最も基本的事項は，前腹壁の筋肉構成である。腹直筋を中央として左右対称に，外腹斜筋，内腹斜筋，腹横筋が腹壁表面から順に配置されている（図94）。これらの走行も腹壁切開においては知っておかなくてはならない基本事項である（図95）。例えば，虫垂切除における muscle splitting incision ができない，あるいは理解していない外科医は少なくはない。すなわち筋肉と腱膜の走行を認識し，外腹斜筋は腱膜部，内腹斜筋と腹横筋は筋肉部で muscle splitting する手技であるため，McBurney 点での手技では，外腹斜筋を切開したのちに，外側にずれないと muscle splitting ができないということが理解されていないことが多い。

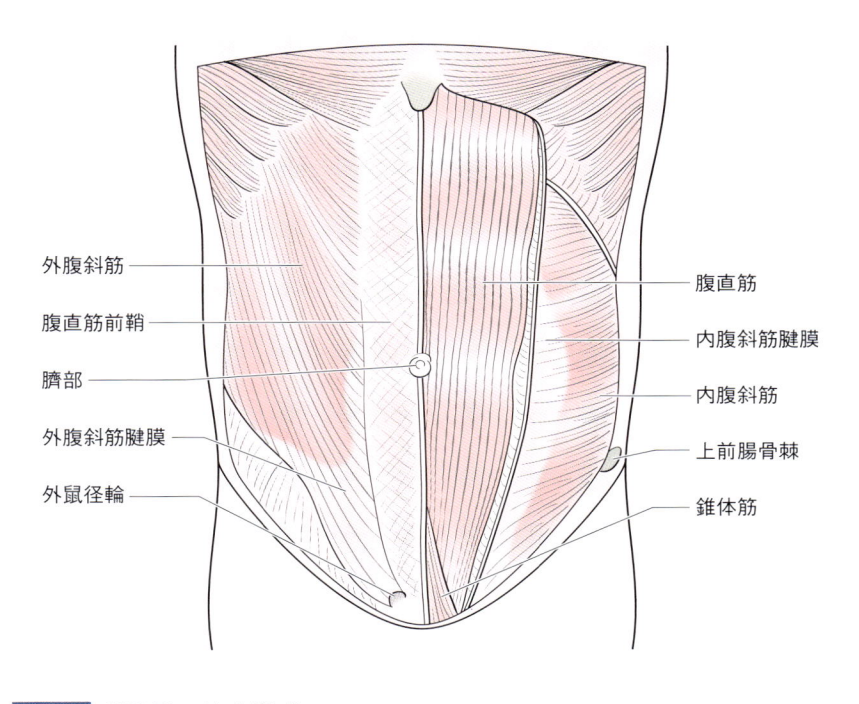

図94 前腹壁の筋肉構成
右側が浅部，左側が深部。

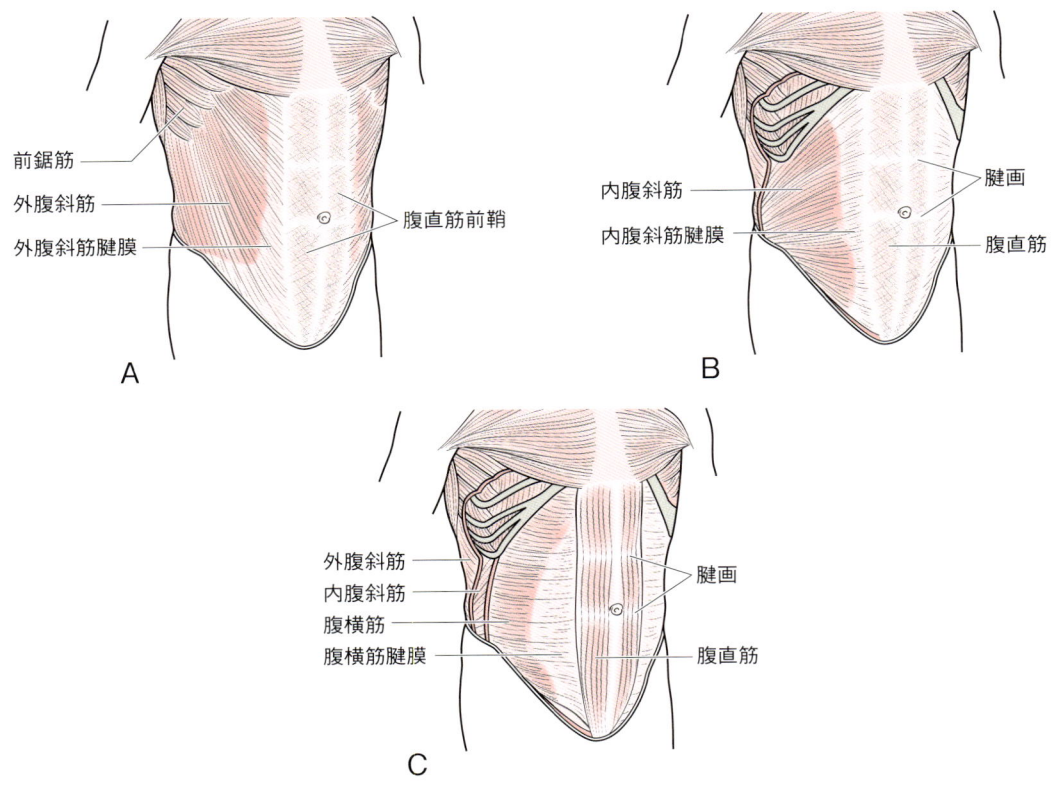

図95 前腹壁の筋肉構成とその走行

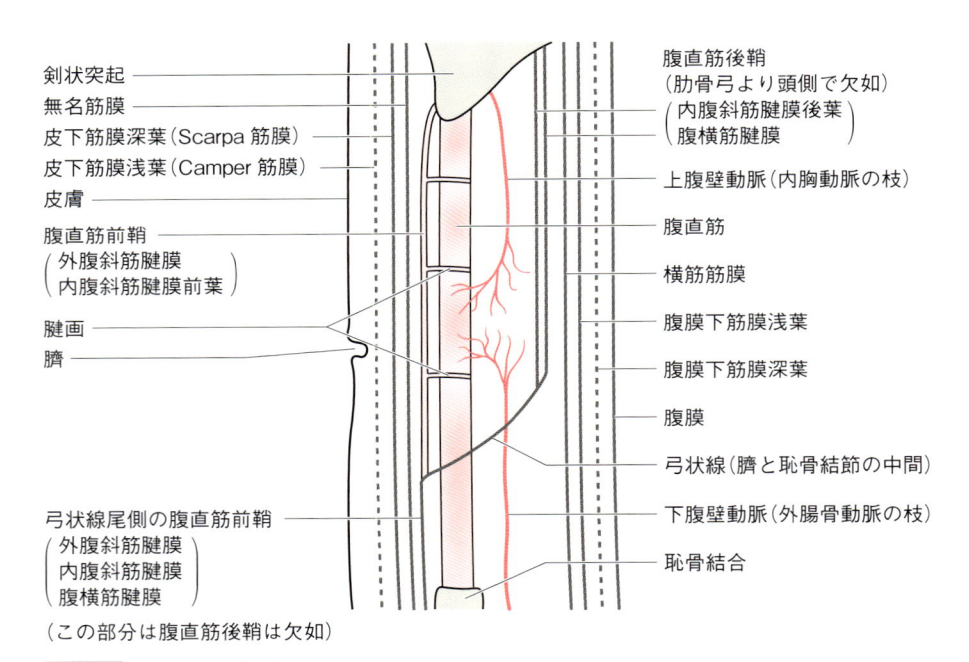

図96 腹壁の矢状断面図

　腹壁の断面図による筋・筋膜構成は，腹壁ヘルニアを考えるうえで理解しておく必要があり，さらに形成外科的手技もこの理解なしには施行できない。「基礎編」で述べた腹壁筋・筋膜構成の，さらに詳細な図を示す（図96）。弓状線より頭側では，腹直筋前鞘が外腹斜筋腱膜と内腹斜筋腱膜前葉からなること，腹直筋後鞘が内腹斜筋腱膜後葉と腹横筋腱膜からなることを理解することが必要である。また，弓状線より尾側では，腹直筋後鞘がなく，前鞘は外腹斜筋腱膜，内腹斜筋腱膜，腹横筋腱膜からなることも理解することが必要である（図96）。

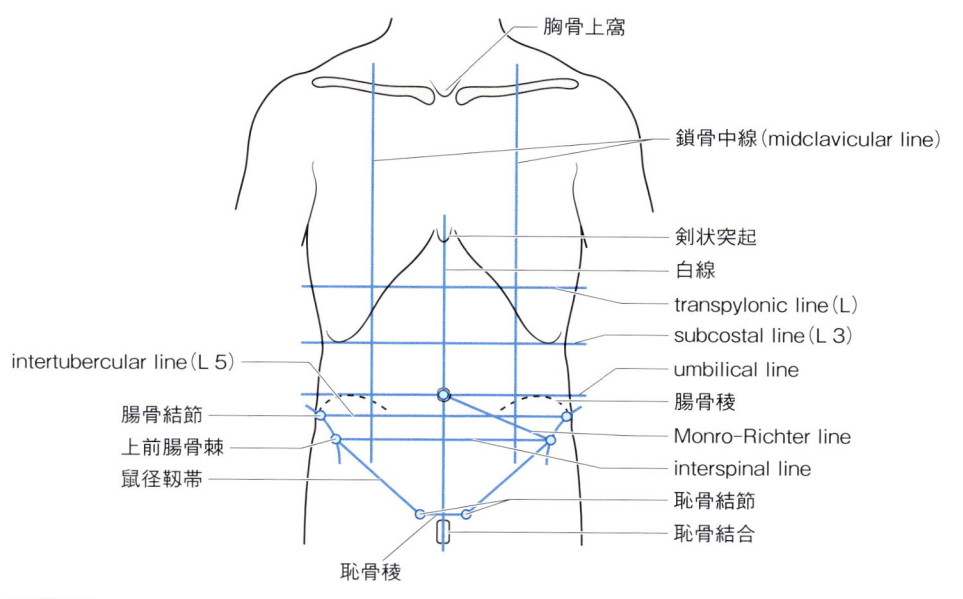

図97 前腹壁表面の指標

transpyloric line は，頸部切痕と恥骨結合の中間位置にある線であり，subcostal line は第10肋骨にあたる。intertubercular line は2つの腸骨結節を結んだ線で，interspinal line は上前腸骨棘を結んだ線である。腸骨稜の頭側縁を結んだ線上に臍部が存在する。左上前腸骨棘と臍部を結んだ線は，Monro-Richter line と呼ばれる。

　また，腹部の位置決め line（線）と plane（面）の知識も，手術手技における位置決めのために不可欠な知識である。transpyloric line（plane）は，頸部切痕と恥骨結合の中間位置にある線（面）であり，腎門部に相当し，L1レベルである。subcostal line（plane）は第10肋骨に相当し，L3あたりである。intertubercular line（plane）は2つの腸骨結節を結んだ線（面）でL5に相当する。interspinal line（plane）は，上前腸骨棘を結んだ線（面）である。これらの線（面）と鎖骨中線を組み合わせることにより，腹部領域を定義することができる。また，腸骨稜の頭側縁を結んだ線（umbilical line）上に臍部が存在するという知識も重要である。左上前腸骨棘と臍部を結んだ線は，Monro-Richter line と呼ばれ，その外側1/3は，既往の正中切開創がある場合の第1トロカールを open 法で挿入するのに適した位置である（図97）。腹腔鏡下手術においては，上前腸骨棘と腸骨結節を間違わないようにしなくてはならない。これには上前腸骨棘の内側・尾側は窪みであることで間違うことはない（鼠径ヘルニアの手術手技の項 ➡ 38頁，図30 参照）。

2．定義と分類[2]

　腹壁とは，腹腔内臓器を含む腹部の筋肉線維組織の被覆を意味し，abdominal wall hernia とは，腹壁の欠損あるいは脆弱部を通じて，腹腔内の臓器あるいは腹膜前脂肪組織が異常な突出するものをいう。このうち，ventral hernia は，鼠径領域，骨盤領域，そして横隔膜を除いた腹壁のヘルニアと定義されている。それには，原因および発生機序により primary と secondary に分けられる。

① primary ventral hernia

　ヘルニアの原因として腹壁への外傷なしで，生誕時からか，自然発生的にか発生した腹壁ヘルニアで，下記のものがある。

　(1) **臍ヘルニア**：臍部にその中心がある primary ventral hernia。
　(2) **上腹壁ヘルニア**：臍より頭側にその中心を置き，正中部に近い primary ventral hernia。
　(3) **Spigelian hernia**：fascia Spigelian aponeurosis の領域の primary ventral hernia。

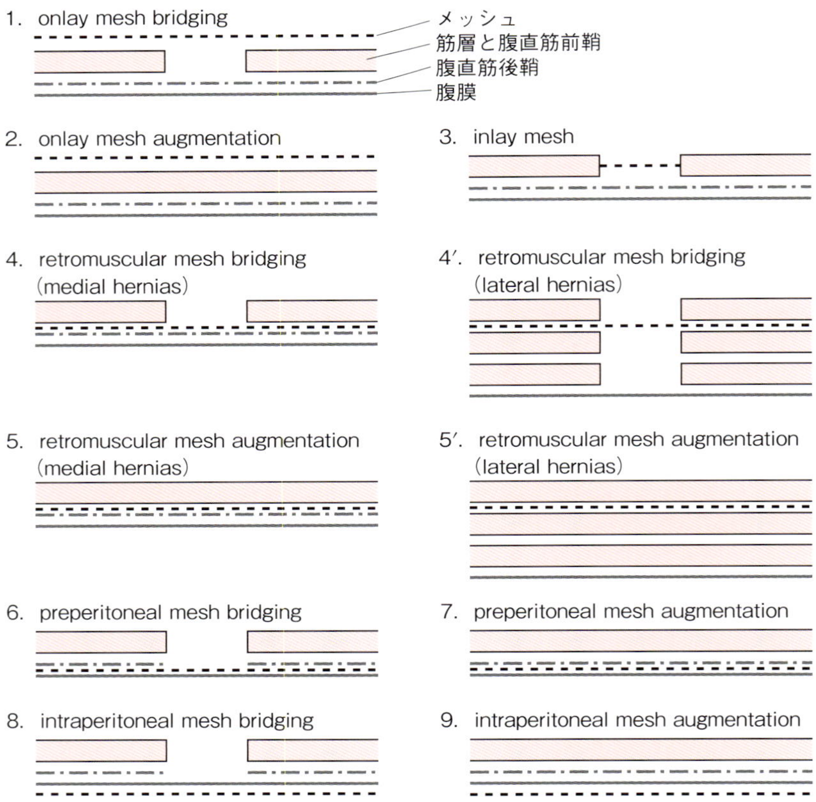

1. onlay mesh bridging
   - メッシュ
   - 筋層と腹直筋前鞘
   - 腹直筋後鞘
   - 腹膜
2. onlay mesh augmentation
3. inlay mesh
4. retromuscular mesh bridging (medial hernias)
4'. retromuscular mesh bridging (lateral hernias)
5. retromuscular mesh augmentation (medial hernias)
5'. retromuscular mesh augmentation (lateral hernias)
6. preperitoneal mesh bridging
7. preperitoneal mesh augmentation
8. intraperitoneal mesh bridging
9. intraperitoneal mesh augmentation

図98 腹壁ヘルニア修復術におけるメッシュ位置の定義と表現

mesh augmentation では，ヘルニア欠損の筋膜が閉じられる。mesh bridging では，ヘルニア欠損の筋膜が完全には閉鎖されていない。

(4) **腰ヘルニア**：腰部の primary ventral hernia。

② secondary ventral hernia

腹壁の完全性の外傷による裂け目がのちに進展した腹壁ヘルニアで，下記のものがある。

(1) **腹壁瘢痕ヘルニア**：腹壁への外科的外傷後に進展した ventral hernia で primary ventral hernias の修復後の再発を含む。

(2) **外傷性腹壁ヘルニア**：腹壁への非外科的外傷あるいは腹壁への鈍的外傷後に進展した ventral hernia。

(3) **急性術後性腹壁ヘルニア**：腹壁離解による腹壁瘢痕ヘルニアで，完全（皮膚離解を含む）および不完全（正常な皮膚で被覆されている）に分けられ，術後30日以内で発症するものをいう。

(4) **傍ストーマヘルニア**：結腸ストーマ，回腸ストーマや回腸導管ストーマの設置部に作り出された腹壁の欠損を通じての腹壁瘢痕ヘルニアを指す。

3. ヘルニア修復術におけるメッシュ位置の定義

世界中を見てもメッシュ位置を表す言葉が統一されていないが，EHS working group が（図98 および表2）のごとくの定義を提案した[1,3]。

さらに mesh augmentation（メッシュ補強）では，ヘルニア欠損の筋膜が閉じられる。mesh bridging（メッシュによる橋渡し）では，ヘルニア欠損の筋膜が完全には閉鎖されていない。

4. 腹腔鏡下腹壁ヘルニア修復術の基本的概念

信頼に足る腹腔鏡下ヘルニア修復術の特徴は，欠損に対する tension-free closure（mesh bridg-

表2 メッシュ位置の定義

onlay	メッシュが腹壁筋肉と腱膜の腹側で，皮下脂肪の背側に位置している。
inlay	メッシュがヘルニア欠損中に位置しており，オーバーラップしない。そして，欠損の縁に固定される。
retromuscular　medical hernias	内側の腹壁瘢痕ヘルニアでの retromuscular position である。メッシュは腹直筋の背側で腹直筋後鞘の腹側，あるいは linea arcuate より尾側では腹膜の腹側。
lateral hernias	外側腹壁瘢痕ヘルニアに位置する retromuscular position で，メッシュが外側の腹壁筋肉の間の面に位置する。
preperitoneal	メッシュが腹膜の腹側ですべての腹壁筋肉の背側に位置する。
intraperitoneal	メッシュが壁側腹膜を含んだすべての腹壁創の背側に位置する。

ing），生体適合性のある腹壁の補綴素材による脆弱化した組織の補強，そしてアクセスポートからのメッシュの挿入によるメッシュ汚染と感染の減少にあるといえる[4]。

しかし，補綴素材の開発が十分とはいえず，合併症率が低いとはいえ，グレードの高い合併症が発生する可能性を考えると，この手技の選択に躊躇せざるをえない。さらに，腹壁瘢痕ヘルニアのサイズが大きく複雑になるほど，この手技の弱点が顕著となる。

ⓐ 患者選択

原則的に腹腔内の治療であることから，以下の患者は腹腔鏡下腹壁ヘルニア修復術の適応とならない。

① エプロンのような脂肪を伴う高度の肥満患者。
② 非常に幅の広いヘルニア。
③ 安全な腹腔内アクセスを不可能にするほどの硬い瘢痕組織をもった患者。
④ 敗血性病巣や絞扼性腸管をもつ急性腹症の患者。
⑤ 美容的観点から余剰組織の切除を希望する患者，さらに欠損を縫合閉鎖する必要のある患者。

ⓑ 特殊例

① 頻回に外科手術を受けている。
② 嵌頓腹壁ヘルニア。
③ "Swiss-cheese" のような多発欠損。

ⓒ 手術室でのレイアウト

手術室でのレイアウトは，術者，腹腔鏡ポート，術野，そしてモニターが同一直線上にあるように配置するべきであり，ポートは，中心がヘルニア欠損の想像上の円弧の中にあるべきである（図99）。

正しいポートの位置は安全な手技にとって大切である。すべてのポートは少なくともヘルニア欠損部位から10 cm以上は離れているべきである。左側にポートを設ける場合のfirst portは，通常 Monro-Richter line 外側1/3周囲であるが，この部は腹腔内とヘルニア欠損部を十分に見通すことができ，さらに次の2つのトロカールは，腹腔内からの視野で穿刺することができる（図99 A～C）。右側の場合はMcBurney point 周辺にfirst portを設ける（図99 D）。ポート径は，どの部分からもガーゼを挿入することができることから，すべてを10 mmとしている。

腹腔鏡を真ん中のポートで手術を施行すると，腹腔鏡担当助手が術者の鉗子と干渉してしまうため，端のポートを腹腔鏡用とするのがよい。しかし，手術手技上，干渉しても真ん中が腹腔鏡のほうがよい場合もある（図100）。

A　　　　　　　　　　　　　　B

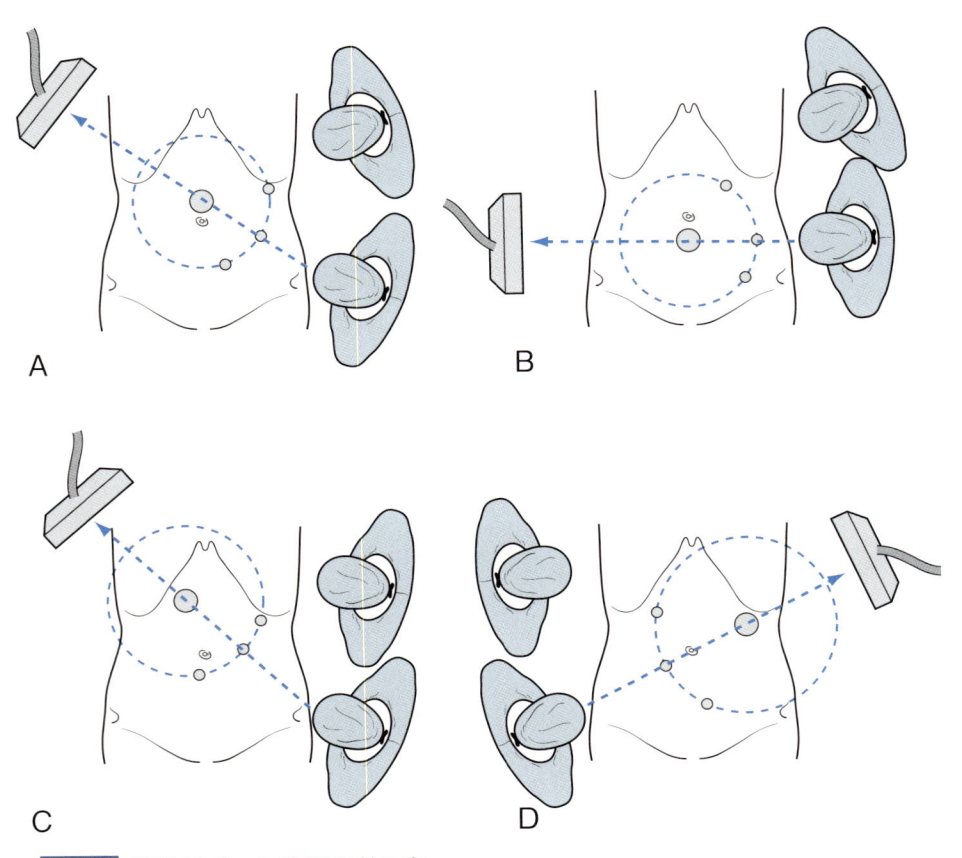

C　　　　　　　　　　　　　　D

図 99　腹腔鏡ポート位置の考え方
ポートは，ヘルニア欠損部を中心とした想像上の円弧上にあるべきである。さらにすべてのポートは少なくともヘルニア欠損部から 10cm 以上は離れているべきである。

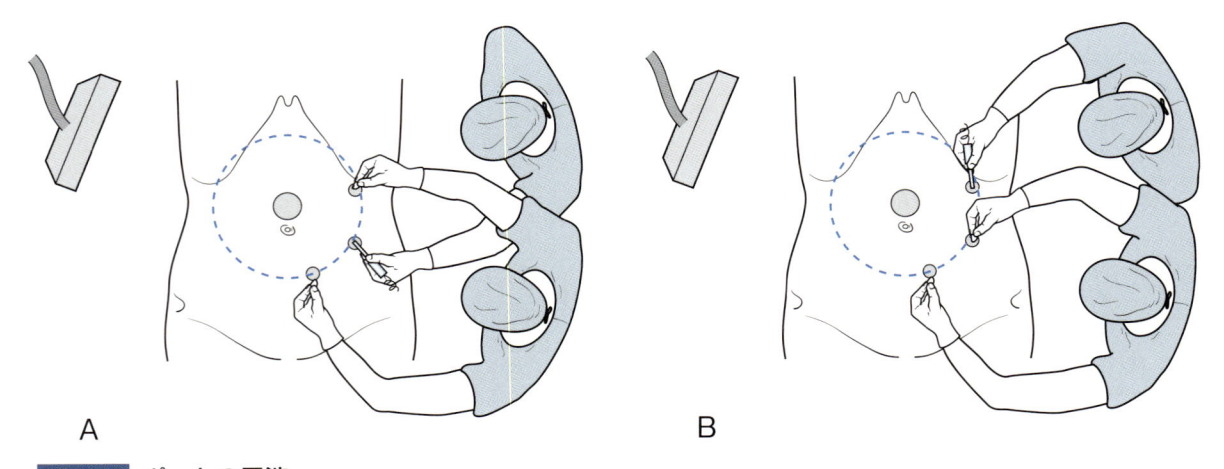

A　　　　　　　　　　　　　　B

図 100　ポートの干渉
腹腔鏡を真ん中のポートで手術を施行すると，腹腔鏡担当助手が術者の鉗子と干渉してしまうため(A)，端のポートを腹腔鏡用とするのがよい(B)。しかし，手術手技上，干渉しても真ん中が腹腔鏡のほうがよい場合もある。

　　最適なポート設定は，気腹後均質な"円柱状"の腹になる患者では手術は容易である(図101 A)。しかし，やせた患者の大きなヘルニアの場合は難しい。こういった患者では，気腹後の腹部が"円錐状"となるからである。"円錐状"の腹部では，外側のポートが手術手技のための十分な機器の動きに適応してくれない(図 101 B)。同様の理由で，ポート位置は正中からあまり遠くに離すべきではない(図 101 C)。

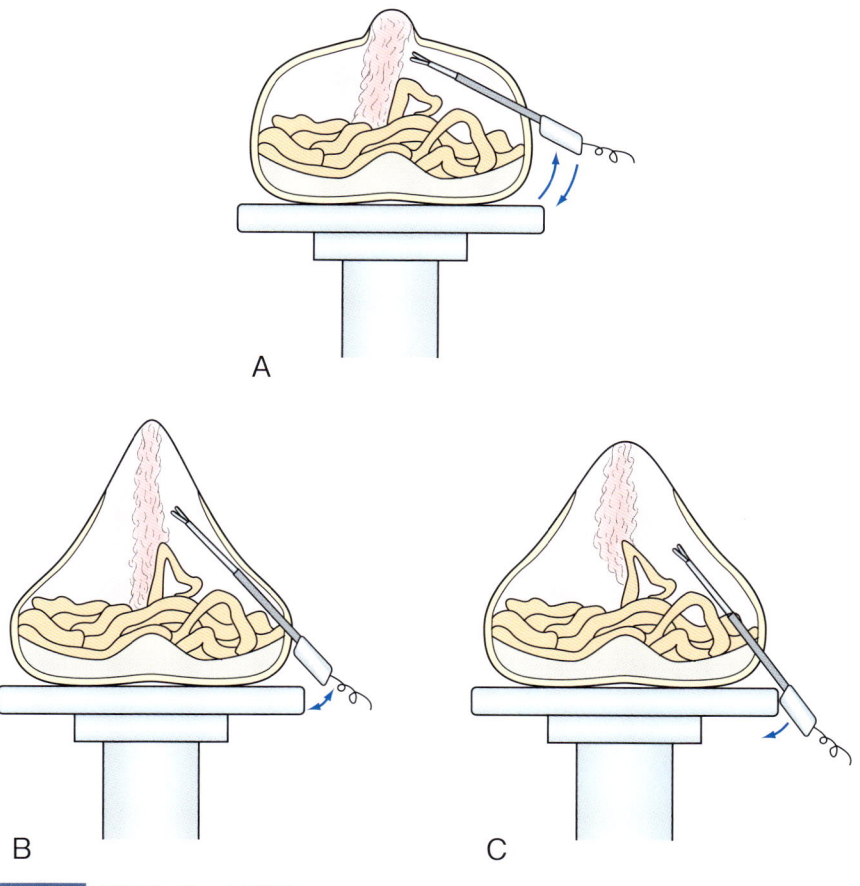

図101 最適なポート設定
気腹後，均質な"円柱状"の腹になる患者では手術は容易である（A）。しかし，"円錐状"となってしまう症例では手技が難しく，鉗子操作の幅が狭くなったり（B），ポート位置が正中から離れすぎても問題となる（C）。

d 実際の手術

① ポート位置の考え方

手術台に，患者は仰臥位とされ，術者の側の上肢を内転させる。外側のヘルニアの場合は，その対側を術者の位置とする。正中のヘルニアの場合は，左側に術者の位置を決める。モニターは，術者の対側に位置させ，術者の視線の高さとする。腹腔鏡担当助手は術者の頭側，器械出しナースは，尾側に位置する。Hassonカニューレの挿入は原則的に左であれば，Monro-Richter line外側1/3周囲とし，ヘルニアから少なくとも10 cmは離す。腹腔内を観察して，以後の2ポートを設ける（図99）。ポート間は少なくとも3 cm以上は開け，ヘルニア縁から3〜5 cm以上離れていなくてはならない。

② ヘルニア内容の排除

ヘルニア内容の還納，癒着の剥離を行う。ヘルニア嚢は大網が含まれているか前腹壁が癒着している。この剥離には，「腹側から押し，背側から引く」が原則である。ヘルニア内容を残してしまうと，瘤として術後の患者の不快感につながる。腸管がヘルニア内容であることも1/3の頻度である。腸管が視認できなくても，常に存在する可能性があるということを認識して，腹腔鏡の操作を微細に行い，腸管損傷を避ける。腸管のヘルニア嚢からの剥離も，外側からヘルニアを圧迫することにより補助することができ，ヘルニア嚢内から腹腔内に誘導することもできる。激しい腸管の癒着・損傷があれば，腹腔鏡下手術から開腹に変更すべきである。手術終了時に損傷を確認すること

I　総論

a.

b. ヘルニア門周囲の剥離　　ヘルニア門

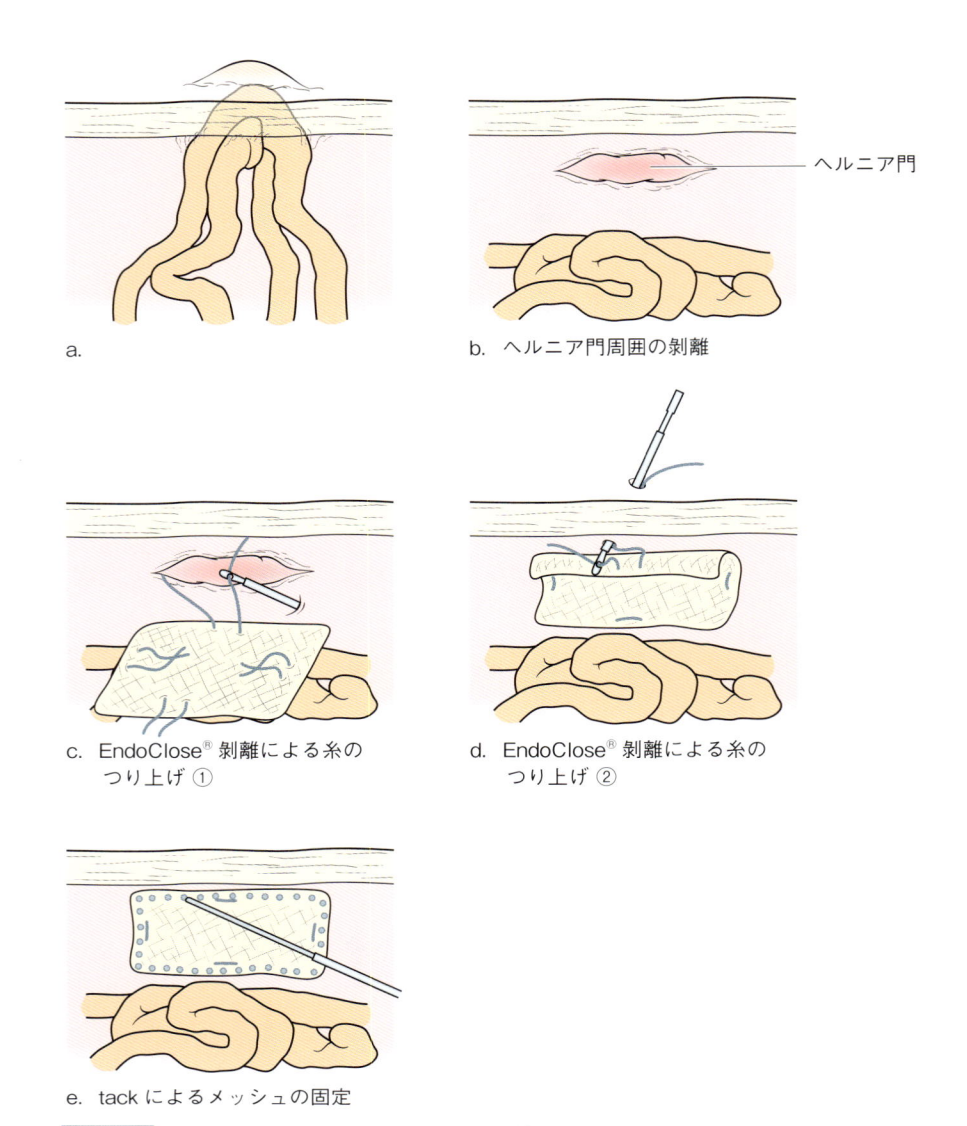

c. EndoClose® 剥離による糸の
　　つり上げ ①

d. EndoClose® 剥離による糸の
　　つり上げ ②

e. tack によるメッシュの固定

図102　メッシュによるヘルニア門の閉鎖
ヘルニア門周囲を剥離し，内容を排除する。ヘルニア門を中心にしてメッシュを縫合糸で腹壁につり上げたのちにtackで十分に緊密に腹壁固定を行う。

はほとんど効果がないことから，少しの腸液の漏出でも開腹に変更して確認すべきである。いわゆるfrozen（炎症で硬くなってしまった）腹腔内や薄いヘルニア嚢への強固な腸管癒着，そして大きなヘルニア嚢といった場合には，開腹術に変更したほうがよい。

③ ヘルニア門周囲の剥離
　ヘルニア門周囲の腹壁は，少なくとも門縁から5cmの距離の間は，すべての癒着を剥離しておく。開腹術に変更しなくてはならない因子は，上記②の場合と同様である。これが終了するとヘルニア門が明らかとなる（図102 a, b）。

④ メッシュの挿入と固定
　術中にヘルニア門の大きさを測定して，メッシュの大きさを決める。tackを腹腔内に挿入する。EndoClose®を用いて，ヘルニア門を中心にしてメッシュを縫合糸でつり上げたのちにtackで十分に緊密に腹壁固定する。大きいメッシュの場合は，複数本の縫合糸で固定することが，のちの固定をしやすくする（図102 c, d）。ヘルニア門縁から3～5cmは距離をとってメッシュは固定する。固

定は，腹腔内からの裂く力に耐えられるように，均等に十分な数を行う。各々の tack の間の距離は，メッシュと腹壁の間に臓器が入り込む余地がないように，十分緊密に行う（図 102 e）。

5. 考察

　腹壁ヘルニアに関する多くの論文を読む場合に気をつけなくてはならないのは，特に新しい素材に関する論文の場合である。まず，その論文での手技の経過観察期間である。なかには，数か月の論文も存在する。術後経過観察の短い論文は，それだけで論文の価値は下がるし，短期間での再発率を報告しても意味はない。新素材を用いて，結局は有用であったとの論文を見かけることが多いが，患者へのインフォームドコンセントは十分になされているのであろうか。医療用品として採用になっているものは，新素材であろうと外科医の自由裁量であろうか。

　次に問題点となるのは合併症である。合併症率が問題とされることが多かったが，現在では，Clavien-Dindo 分類[5]から合併症のグレードを検証している。多くの新素材が，この分類に基づいて合併症を考察しているであろうか。腹腔内操作を加えることによる合併症は，腹腔鏡下鼠径ヘルニア同様であるとは考えがたい。なぜなら，腹壁ヘルニアは，いわゆる開腹術創と同様の部位に切開，あるいは異物を置くことになり，開腹術と同様に臓器の癒着が問題となるからである。特に異物，すなわち新素材を腹腔内に置いた場合にグレードの高い合併症の報告があることに注目したい[6,7]。やむをえず腸管とメッシュが接してしまう場合もあるが，できるだけ避けたいとのことから，retromuscular にメッシュを位置させる方法の次善策と考えられている[8]。

　さらに，メッシュを使用したのちに，腹腔内病変により，開腹が必要となった場合の，腹腔へのアプローチ法とメッシュの取り扱いに関しては，報告も考察もまったくなされていないのが現状である。

　腹腔鏡下手術の適応の中心に置く考え方として，小さな腹壁ヘルニアに対して，手技が容易といった理由のみで，腹腔内にメッシュを使用することの妥当性を検討すべきである。すなわち，外科医はみずからが施行してみたいとする意思とメーカー側の勧めから，安易に腹壁ヘルニアに対する方針を決めてはいないか自問する必要がある。この手技が，本当に患者にとってのベストな手技なのがどうかを十分に検討，調査したのちに採用するべきではないのかを再度自問してほしい。さらに，EHS の登録からエビデンスレベルの高い考え方が導き出されるのを待ちたい。

II 臍ヘルニア

　多くの臍ヘルニアの患者は，臍部の膨隆に気づいていても，痛みなどの症状が生じるまで，医療機関を受診しないことが多い。加えて，医師は，臍ヘルニアの嵌頓・絞扼に関係する合併症や死亡率が高いことの知識がなく，劇的な症状を起こすまで，これらの患者に治療を勧めない傾向がある。大きさと内容の有無にかかわらず，嵌頓と絞扼の危険性は常にあるため，たとえ他の併存症があっても，手術をするべきである。

　臍ヘルニアは，成人の全腹壁ヘルニア患者の 6% とされているにもかかわらず[9]，最適な修復術のテクニックのコンセンサスは得られていない。術式に関しては，一次縫合（あるいは Mayo 修復術[10]），open mesh 修復術，そして腹腔鏡下手術といったさまざまな外科テクニックが臍ヘルニアに対する治療として施行されている。

1. 発生と解剖

　胎生 15〜16 週の間に，閉塞した尿膜管と卵黄管が退縮する。そして生誕時，臍動脈と臍静脈も退縮する。臍輪はその時瘢痕収縮する。閉塞した臍静脈（円靱帯）は通常臍輪の下縁に付着しており，臍輪に沿って残った尿膜管（正中臍靱帯）の残りと 2 つの閉塞した臍動脈（内側臍靱帯）が存在する[11]（図 103）。これらの構造物は臍口の尾側半分に位置し，尿膜管と円靱帯の遺残とともに，腹腔内圧の変化からこの部分を保護する役割をもっている。円靱帯は臍輪を横切り，一部は臍輪を被覆

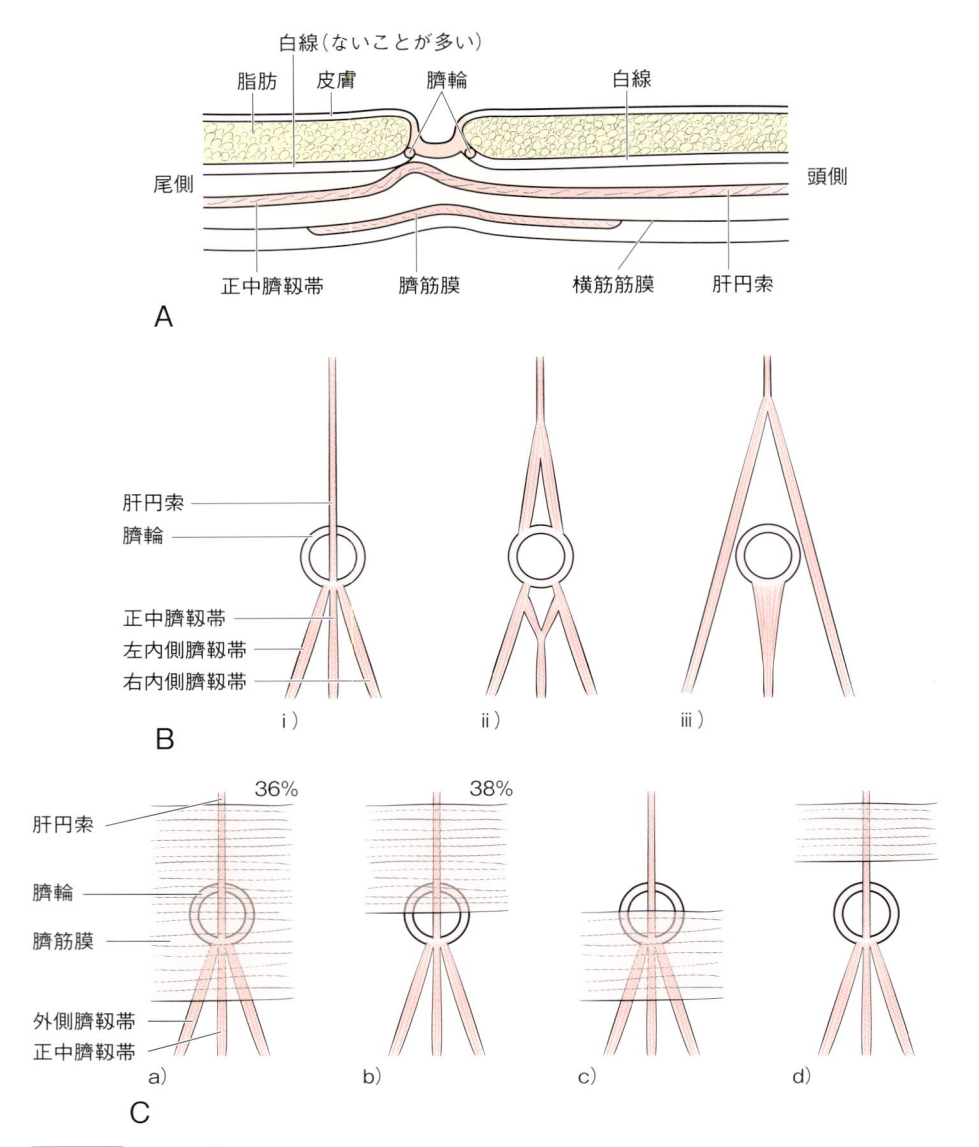

図103 臍部の解剖

肝円索は通常臍輪の下縁に付着している．臍輪に沿って正中臍靱帯と2つの内側臍靱帯がある．これらの構造物は臍口の尾側半分に位置し，肝円索とともに，腹腔内圧の変化からこの部分を保護する．肝円索は，臍輪を横切り，一部は臍輪を被覆していることによりヘルニア形成の防御となっている．肝円索と臍筋膜の形態により，潜在的な脆弱性が臍口に生じる．

していることで，ヘルニア形成の防御となっている．その靱帯が臍輪を横切ることなく臍輪の頭側縁に分かれ付着する症例においては，潜在的な脆弱性がある（図103 B の ii，iii）．臍が，部分的に薄い腱膜，横筋筋膜の一部である臍筋膜に覆われていない場合（図103 C の d），あるいは一部のみが臍輪を被覆している場合（図103 C の b, c），これらは臍輪を保護することができないので腹腔内圧の変化に耐えきれず，ヘルニア形成につながる[11,12]．

臍周囲の脈管は，二重の臍周囲動脈輪を形成している．表層にある動脈網は臍瘢痕の近くにあり，腹直筋前鞘よりくる高度の吻合をもつ動脈枝により形成される．臍の線維輪に沿ってある深部動脈輪は，下腹壁動脈の2本の上行枝よりなる．この動脈輪は，肝円索に沿って走る動脈網と連絡し，深部に広がっている（図104）．臍は表層動脈輪および深部動脈輪から枝を受けているため，背側の層から遊離したり線維輪との連絡を保ったまま周囲を切り離されても，壊死に陥ることは少ない[13]．皮膚切開法では，特に小児の手術においては，infraumbilical incision のほうが皮膚の壊死を来しがたいと記載されているが，その根拠は希薄である．また，臍の血流は浅下腹壁動脈（superfi-

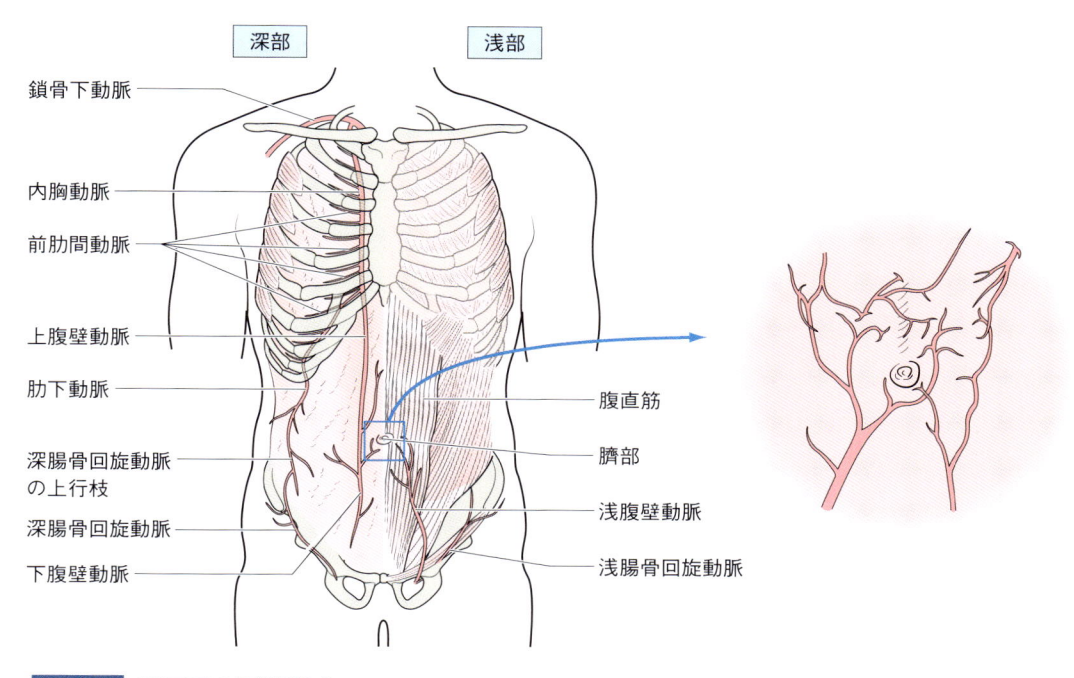

図104 臍周囲の脈管構成

臍周囲の脈管は，二重の臍周囲動脈輪を形成している。表層にある動脈網は臍瘢痕の近くにあり，腹直筋前鞘よりくる高度の吻合をもつ動脈枝により形成される。

cial inferior epigastric artery；SIEA)が重要であるとする論文もある[14, 15]。

最近の腹腔鏡下手術において，Hasson カニューレや single incision laparoscopic surgery(SILS)の機器の挿入位置として臍を利用する場合には，この操作が臍の腹壁瘢痕ヘルニアの原因になることを知っておく必要がある[16]。

2. 定義と診断

臍ヘルニアという言葉の概念は確立されておらず，定義もさまざまであり[13, 16〜19]，臍に関与するすべてのヘルニアを臍ヘルニアとして取り扱うとする考え方が最も臨床的に即している。European Hernia Society(EHS)においては[1]，臍ヘルニアの定義を，臍部にその中心がある primary ventral hernia として，傍臍ヘルニアの概念をすべて含んだ定義となっている。すなわち，発生論に言及せず，部位としての臍ヘルニアととらえている。

診断については，多発傾向にある傍臍ヘルニアや白線ヘルニアとの鑑別がその手術手技上からも重要である。

3. 手術法の evidence

手術法として考えなくてはならないことは，①治療は縫合でよいかメッシュが必要か，②門の大きさで区別する必要があるか，③メッシュを使用する場合にどの層に置くべきか，④メッシュ固定はどうするか，⑤腹腔内にメッシュを置く功罪，などである。

縫合よりメッシュ使用が勧められるとした key 論文とされている Arroyo の論文[20]では，縫合糸としてポリエステルが使用されている。この糸はポリプロピレンに比較して抗張力が劣り，現時点での key 論文にはできない。門の大きさを 2, 3 cm で区切り治療法に言及した論文があるが[20, 21]，その理由は記載されていない。小さな臍ヘルニアに腹腔鏡下手術を施行するかに関しては，腹腔鏡下での preperitoneal hernia repair では，腹膜切開創が大きくなり，open 法とは比較にならないほどの腸管・大網の癒着の原因となることを認識しておく必要がある。

A　　　　　　　　　　　　　　B

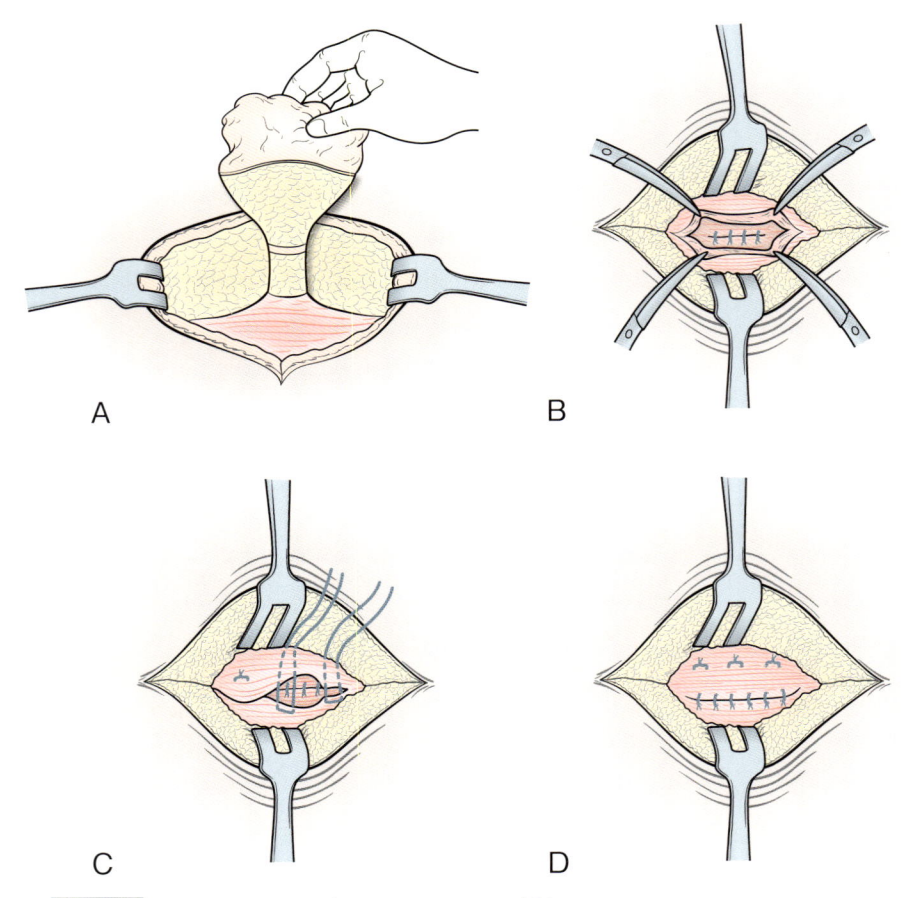

C　　　　　　　　　　　　　　D

図105　Mayo overlap（vest and pants）法
横方向の楕円形切開を行い，皮下組織を切離し，ヘルニア嚢を露出する（A）。腹膜閉鎖し（B），腱膜下辺を上辺の背側に縫合する（C）。上辺を下辺に縫合する（D）。

4. 手術法

ⓐ Mayo overlap（vest and pants）法

　1901年にMayoにより詳細に報告された[10]本法は，ヘルニア門を確保したのち腹膜を閉鎖し，次に頭側腹直筋膜と尾側腹直筋膜を確保し，上辺の背側に下辺断端を縫いつけ，そののちに下辺腹側に上辺の断端を縫いつける方法で，あたかもズボンにベストをかぶせるようにすることから"vest over pants"と呼ばれている。

　横方向の楕円形切開が臍とヘルニアの周囲に行われる。腱膜構造の表面は，ヘルニア嚢の頸部から3.0 cm離れて，全周にわたり注意深く剝離される。ヘルニアを覆う線維性や腹膜の覆いを頸部で円周性に切離し，その内容を露出し，癒着を切離し還納する。内容の大網は結紮し，すべてヘルニア嚢から剝離する（図105 A）。

　腹膜は，2つの腱膜辺の背側から遊離され，吸収糸縫合で閉鎖される（図105 B）。

　上辺の縁から3～4 cm離れた部位から始めて，マットレス縫合を行う。そのループは下辺の上縁を強固にとらえ，十分な牽引がこれらの縫合に加えられる。それから，すべての下辺を上方の筋腱膜と腹膜との間に形成したポケットにスライドさせ，マットレス縫合は完成する（図105 C）。

　上辺の自由縁は下方の筋膜表面に縫合され，そして皮膚切開が通常の方法で閉じられる（図105 D）。

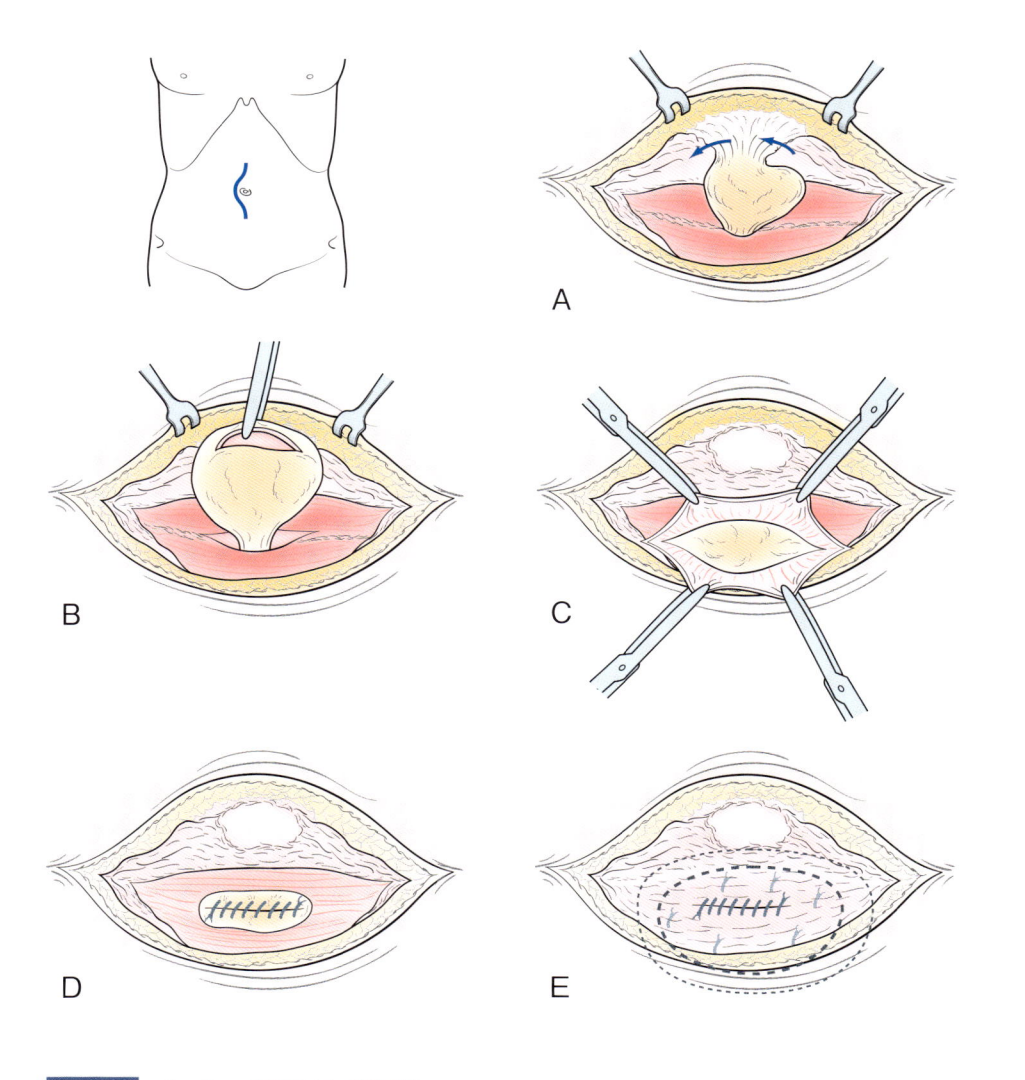

図106 **メッシュを用いた修復法**
皮下組織を囊から剥離する(B)。囊は開放し，内容物を腹腔内に還納する(C)。余剰の囊は切除し，残った腹膜は閉鎖する(D)。腹膜前脂肪と腹膜を腹直筋後鞘から剥離し，メッシュを挿入するための腔を作製する(D)。ポリプロピレンメッシュを頸部の大きさより少なくとも3cm大きくし，腹膜前腔に挿入し，ポリプロピレンの縫合で固定する(E)。

❻ メッシュを用いた修復法

　原則に立ち返り，腹壁瘢痕ヘルニア修復術のスタンダードである retromuscular layer への mesh implant の Rives-Stoppa 法に準じた方法が現時点でのベストと考えられる。縫合糸・固定糸をポリプロピレンとし，創の新鮮化を行ったうえでの一次縫合 (primary suture) を小さい (3 cm 以下) 臍ヘルニアに使用してもよいとの結論を検討すべきである[21]。3 cm 以上についてはメッシュを使用することにより，再発を11%から1%に減らすことができた[20, 22]。

　皮膚壊死がなく臍を温存する場合に，曲がった臍右側か左側の切開を使用する(図106 A)。皮下組織を囊から剥離し，囊の頸部に到達するまで剥離を続ける(図106 B)。この手技は皮膚をアリス鉗子で引き上げることにより容易となる。囊の頸部の筋膜は少なくとも全周性に3 cmは脂肪を除く。囊は開放し，もし内容物が viable であれば，それらを腹腔内に還納することができる(図106 C)。もし大網が囊に癒着していれば，結紮・切離したのちに還納する。もし腸管が存在し，損傷が生じたときには，ヘルニア門を適度に拡大したのちに腸管の切除・吻合を行う。

　余剰の囊は切除し，残った腹膜欠損は連続縫合 (running suture) で閉鎖する(図106 D)。腹膜前脂肪と腹膜を腹直筋後鞘の深層面から剥離し，補綴物を挿入するための腔を作製する(図106 D)。

ポリプロピレンメッシュを頸部の大きさより少なくとも3cm大きく測定し，それを腹膜前腔に挿入し，ポリプロピレンの縫合で固定する（図106 E）。ただし，頸部に緊張がかかり縫合ができず，さらに径が3cm以上ある場合は，オーバーラップするメッシュは5cm以上が勧められている[23]。腱膜を連結縫合で閉じる。

皮膚は，4-0 PDS-Ⅱ®で埋没縫合する。

ⓒ 腹腔鏡下手術

以上の点を考慮すると，腹腔鏡下手術の臍ヘルニアへのメリットは大きくない（腹壁ヘルニア総論の項 ➡ 111頁参照）。

5．考察

Mayo overlap法は，1895年に初めてMayoにより行われ，1901年にMayoにより詳細に報告された[10]。さらに経験が積み重ねられ[24,25]，20世紀前半の標準手技とされてきた。また本法は，現在でも米国において標準手術とされており，本法を採用する外科医も多い[26,27]。

しかし，1964年のFarrisの論文[28]により，本法は閉創にあたり水平方向に縫合することに根拠がないこと，重層によりその強度が改善されないことなど，本法が理にかなっていないことが報告された。さらに，多くの研究で，本法の再発率は10～40％と高率である[17,29,30]ことから，反省期に入っていると考えられる。

臍の切除に関しては，現在では臍の形成については，覆っている皮膚に浸軟や感染がないならば切除する必要はないとされている。しかし，浸軟・感染が存在し，皮膚を切除した場合は，臍を再度形成することができるが，再発率が上昇することが報告されている[31]。そのため，患者には術前に，臍は切除して再形成しないことを説明すべきである[28]。

以上のように，Mayo overlap法は反省期に入っていると考えられ，現時点での臍ヘルニアに対する治療のゴールドスタンダードは鼠径ヘルニアと同様にprosthetic meshを用いたtension-free法であると考えられる[17,19]。したがって，現在の手術法のdecision makingは，それほど大きくない臍ヘルニアにはRives-Stoppa法に準じたretromuscularへのmesh implantationがなされるべきである。open intraperitoneal法，腹腔鏡下preperitoneal法，そして腹腔鏡下intraperitoneal法は，いずれも腸管などの癒着によるグレードの高い合併症の発症が考えられ，他の方法で対処できない場合のみの適応と考えたい。

Ⅲ 上腹壁ヘルニア（白線ヘルニア；epigastric hernia）

上腹壁ヘルニアは，臍より頭側にその中心を置き，正中部に近いprimary ventral herniaと定義される[32]。白線を通して正中に膨隆してくるため，白線ヘルニアとも呼ばれている。

1．症状と病態

後天的な発症例では特異的な発症を示す。突然の心窩部痛で発症し，診察上，心窩部正中に軟らかい腫瘤を触知できることが多い[33]。上腹壁ヘルニアの約20％が多発で起こり，80％がちょうど正中から離れた位置にある。筋膜の径はわずか数mmから数cmまでのものがある[17]。小さいヘルニアでは，ほとんどが，ただ腹膜前脂肪組織を含んでいるだけであり嵌頓しにくく，さらに大きいヘルニアでもめったに嵌頓・絞扼とはならない。

超音波検査，CT検査上は小さい門のヘルニアを検出できるが，内容は筋膜下脂肪と脱出腹膜であることが多い。

2．病因

上腹壁ヘルニアの原因は先天性欠損と考えられていたが[33]，現在では後天的病変であるとみなさ

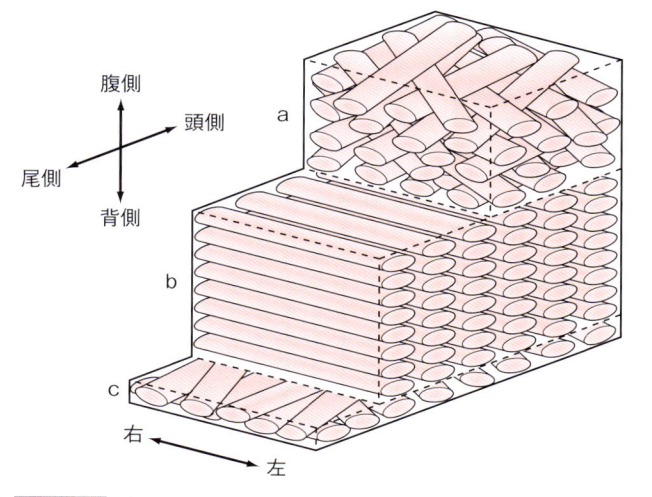

図107 白線の線維方向の構造模型
3つの異なる区画が著明である。すなわち斜線維層(a)，横断線維層(b)，不規則線維層(c)である。

れている[34]。

　Askarは，上腹壁ヘルニアが腱膜の単一正中交叉パターンの場合にのみ発生すると強調した[35,36]。Korenkovらは，白線における異なったレベルの交叉についてのAskar理論をチェックするために93の死体を用いて生体力学的に組織学的な研究を行った[37]。しかし，彼らはAskarの分類を確証することはできなかった。彼らは発見された線維の厚さに従って新しく3つの型に白線を分類することを提案した。すなわち脆弱型，中間型，緻密型であり，脆弱型のみが上腹壁ヘルニアの素因であった。Axerらもまた，Askar理論を確証することができなかったが，三次元で高度に構築された膠原線維の網構成からなる線維構造の新しいモデルを提案できた(図107)[38]。この研究は，腹直筋鞘の線維に強い熱意が向けられた。腹壁の機能的解剖において腹直筋鞘が複雑な構造をもっており，これは非常に重要な所見である。

3. 手術法

　本症は，20世紀前半頃までは，白線のきつく締った欠損ゆえに嵌頓・絞扼の危険性が比較的高いことから，早期の手術治療が必要と考えられていた[39〜41]。しかし，これらのヘルニアは腹膜前脂肪組織のみから形成されていることがほとんどであり[42,43]，さらに通常，腹膜囊をもっていない[43]ことから嵌頓・絞扼する可能性は少ない。

　小さいヘルニアでは，新鮮化して縫合する。ヘルニア囊が存在すれば翻転させてから修復術を行う。メッシュを用いた修復法（臍ヘルニアの項 ➡ 115頁参照）が，より勧められる方法である。それ以上に，再発原因の一部とされる多発病変に目を配るべきである。

Ⅳ Spigelian hernia

　1645年にベルギーの解剖学者Adriaan van den Spiegel（Adrianus Spigelius）は，現在Spigelian lineとして知られている線に半月線（semilunar line of Spiegel）という名称を初めて用いた[44]。そして，1764年Klinkoshが，初めて半月線の欠損としてこのヘルニアを記載し[45]，Spigelian herniaという名を使用した[46]。Spigelian herniaは，特徴的所見がないことと持続症状や臨床所見がないことから診断が難しい。

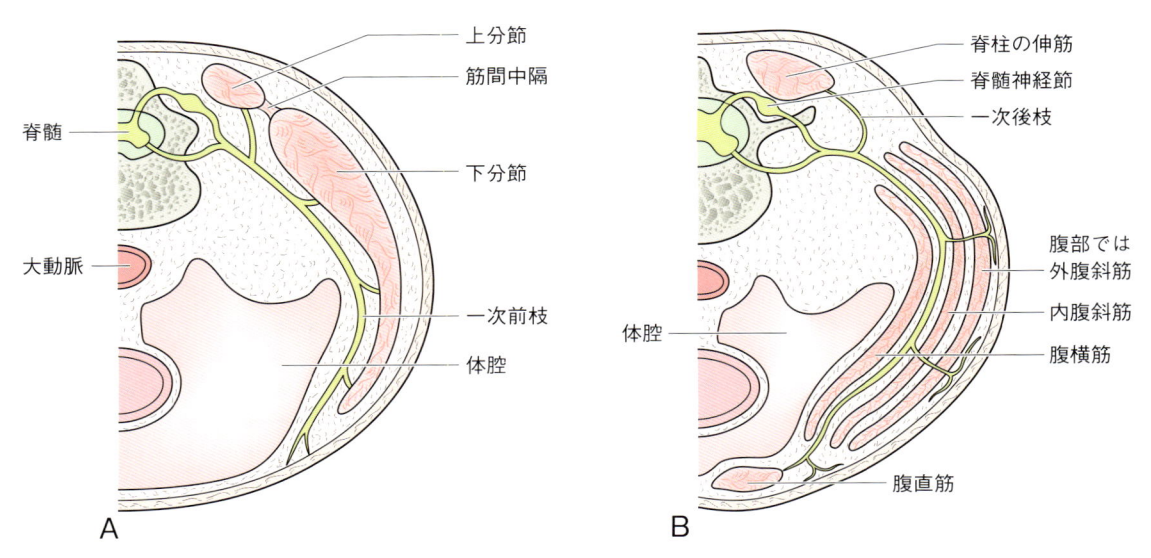

図108 胎生5・7週胚子の胸部横断図
A：胎生5週胚子の胸部横断面図
B：胎生7週胚子のAと同部位の横断面図

1. 病因

　　Zimmermanらは，腹部の広範な解剖学的剝離を行い，弓状線の頭側に腱膜の欠損を見出した。特に肥満の患者に多く，腹横筋と内腹斜筋層が脆弱であった[47]。

　　Spigelian herniaの誘発因子である腱膜欠損の病因は，腹腔内圧増加や腹壁の劣化であると考えられた。さらにcollagen disorder，加齢や減量[48]，病的肥満，多産，前立腺肥大，慢性呼吸器疾患，外傷が病因に含まれる。

2. 発生学的病因

　　体壁の筋組織は，胎生5週の終わりまでに，筋板細胞の遊走により形成される背側の小部分，すなわち上分節（epimere）と，腹側の大部分すなわち下分節（hypomere）とに分かれる[49]（図108 A）。下分節は，さらに胸部と腹部の層状の筋肉形態に分化する。その間に腹側で入り込む筋は，腹直筋と胸骨筋を形作る[50]。そのため，下分節の外側部分は，外腹斜，内腹斜，そして腹横筋の起源となる。その間に腹側部分は腹直筋を形成する（図108 B）。これらの筋肉は同じ起源から発生するが，下分節は腱膜と筋膜との連続を保っている。また間質の中で発達する筋肉と腱膜は，この過程で入り込む筋膜を得るが，この間に脆弱部が生じることになる。下分節の外側と腹側部分の間に位置する脆弱部に生じるヘルニアが，Spigelian herniaである。

3. 外科解剖

　　腹壁背側の基本解剖図を示す（図109）。図は，外腹斜筋，内腹斜筋，そして腹直筋が除去されている。弓状線を境として，頭側には腹直筋後鞘がある。

　　腹壁の断面図を臍頭側部と弓状線より尾側で比較してみると，各々の筋肉が2層の腱膜に包まれている。腱膜線維は癒合して1枚のシートとなり，腹直筋鞘を形成することがわかる。弓状線より尾側の断面図においては，腹直筋背側は横筋筋膜に直接支持されているのみである（図110）。さら

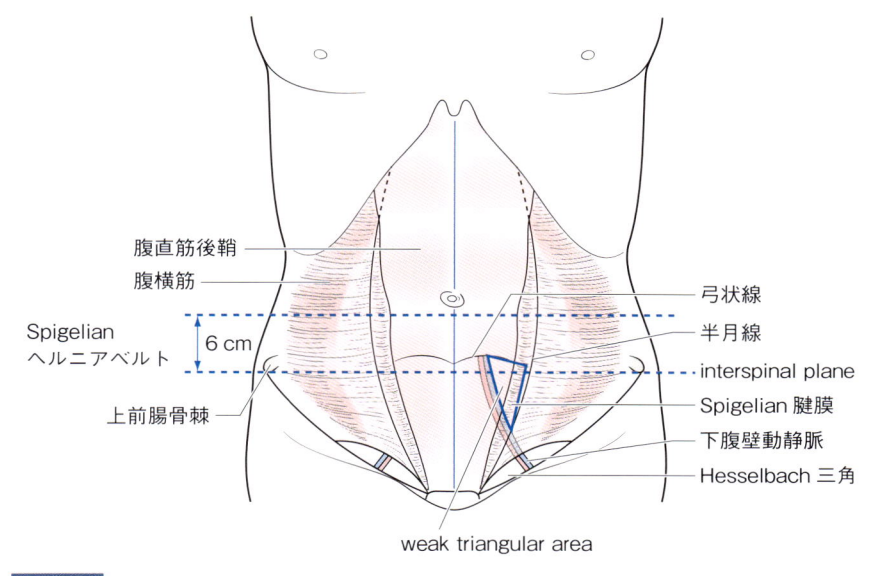

図109 腹壁背側の基本解剖図（外腹斜筋，内腹斜筋，腹直筋が除かれている）
弓状線を境として，頭側には腹直筋後鞘がある。Spigelian 腱膜は外側を半月線，内側を腹直筋外縁で境された領域を指す。

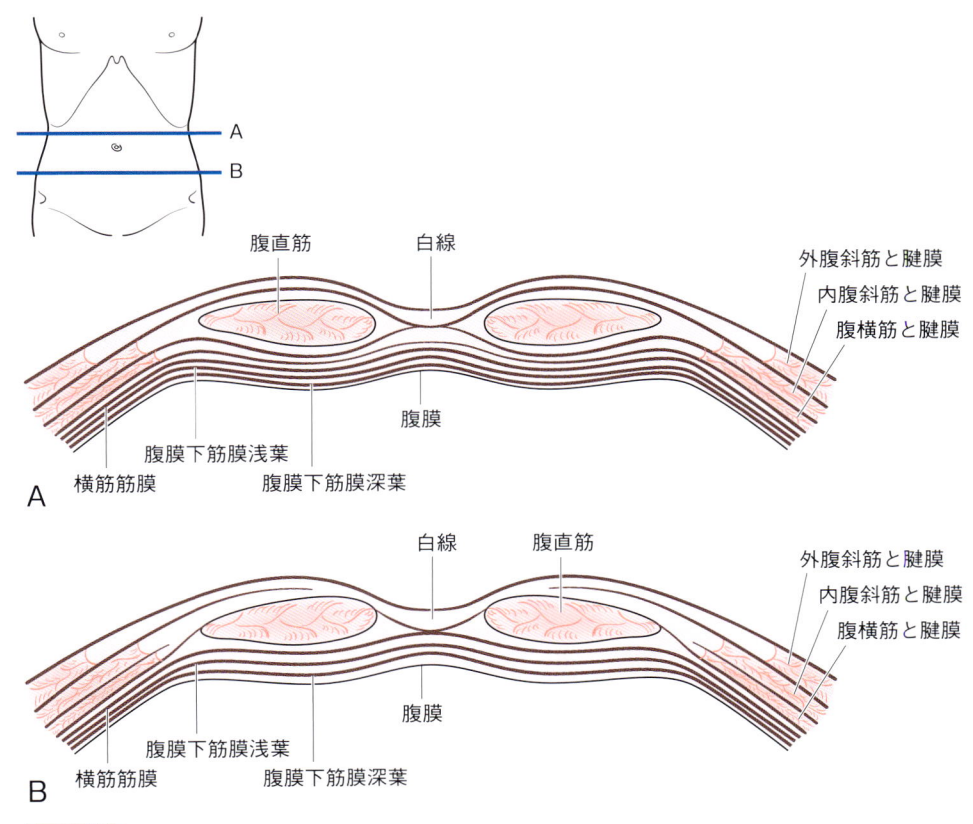

図110 腹壁の横断図
A：臍頭側部の断面図。B：弓状線より尾側の断面図。
腹直筋背側は横筋筋膜に直接支持されている（B）。

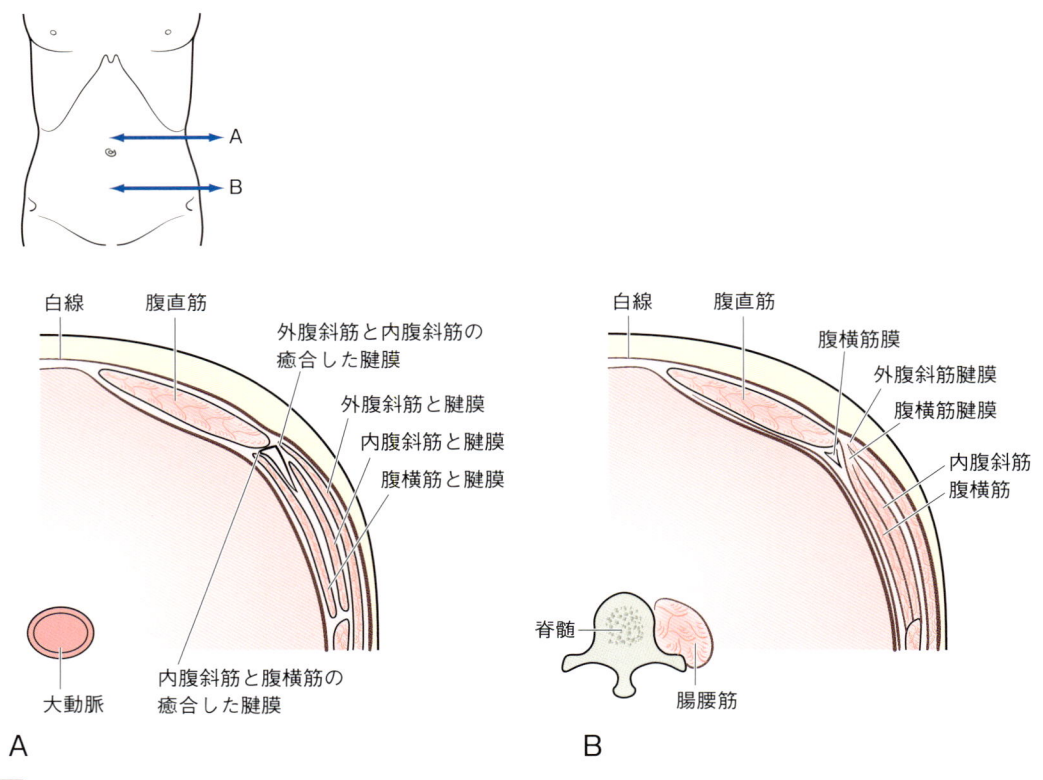

図 111 CT 検査における臍頭側断面図（A）と弓状線より尾側の断面図（B）

A：腹直筋前鞘は，外腹斜筋腱膜両鞘と内腹斜筋腱膜前鞘とが癒合して形作られている。腹直筋後鞘は，内腹斜筋腱膜後鞘と腹横筋腱膜両鞘が癒合して形作られている。

B：腹直筋前鞘は外腹斜筋腱膜，内腹斜筋腱膜，腹横筋腱膜が癒合して形作られている。腹直筋後鞘は横筋筋膜と腹膜外結合組織により形作られている。

に，CT 検査における腹壁断面図を臍頭側部と弓状線より尾側で比較すると，臍頭側部では，腹直筋前鞘は，外腹斜筋腱膜両鞘と内腹斜筋腱膜前鞘とが癒合し，腹直筋後鞘は，内腹斜筋腱膜後鞘と腹横筋腱膜両鞘が癒合して形作られている。弓状線より尾側においては，腹直筋前鞘は外腹斜筋腱膜，内腹斜筋腱膜，腹横筋腱膜が癒合し，腹直筋後鞘は横筋筋膜と腹膜外結合組織により形作られていることがわかる（図 111）。

Spigelian hernia は Spigelian 腱膜の欠損を通じて突出する。Spigelian 腱膜とは，外側を半月線に内側を腹直筋の外側縁に境された腹横筋腱膜として定義される[51]（図 109）。凸面の半月線は，腹横筋の筋肉部分への腱膜部分からの移行の部位によって形成される。上腹部壁では，筋腱膜移行が腹直筋の背側にある。そのため，Spigelian 腱膜はこの領域では同定できない。臍近くでは，内腹斜筋と腹横筋の腱膜が各々ほかと直角に交叉し，強靭なバリアを形成する。そのため，この部位においては，Spigelian hernia の発生頻度は非常に低い[52〜54]。

Spigelian hernia のほとんど（90％以上）はいわゆる Spigelian ヘルニアベルト，すなわち上前腸骨棘を結んだ線（腸骨棘線；interspinal line）から 6 cm 頭側に位置する transverse zone に存在する[51,55]（図 109）。この zone では，Spigelian 腱膜が頭側や尾側より広くなる。最大の脆弱ポイントの 1 つは，半月線と弓状線の交叉点である。弓状線は，腹直筋後鞘の尾側縁の指標であり，そして臍尾側領域にみられる。下腹壁脈管はほとんどの症例でこの部分かこの縁あたりで腹直筋鞘内に入る[56]。

ほとんどの Spigelian hernia は，下腹壁脈管より頭側の Spigelian 腱膜，特に半月線によって外側，弓状線によって頭側，そして下腹壁脈管によって尾側を境された "weak triangular area" に位置するとする論文もある[57,58]（図 109）。この論と Spigelian ヘルニアベルトは相反することも考え

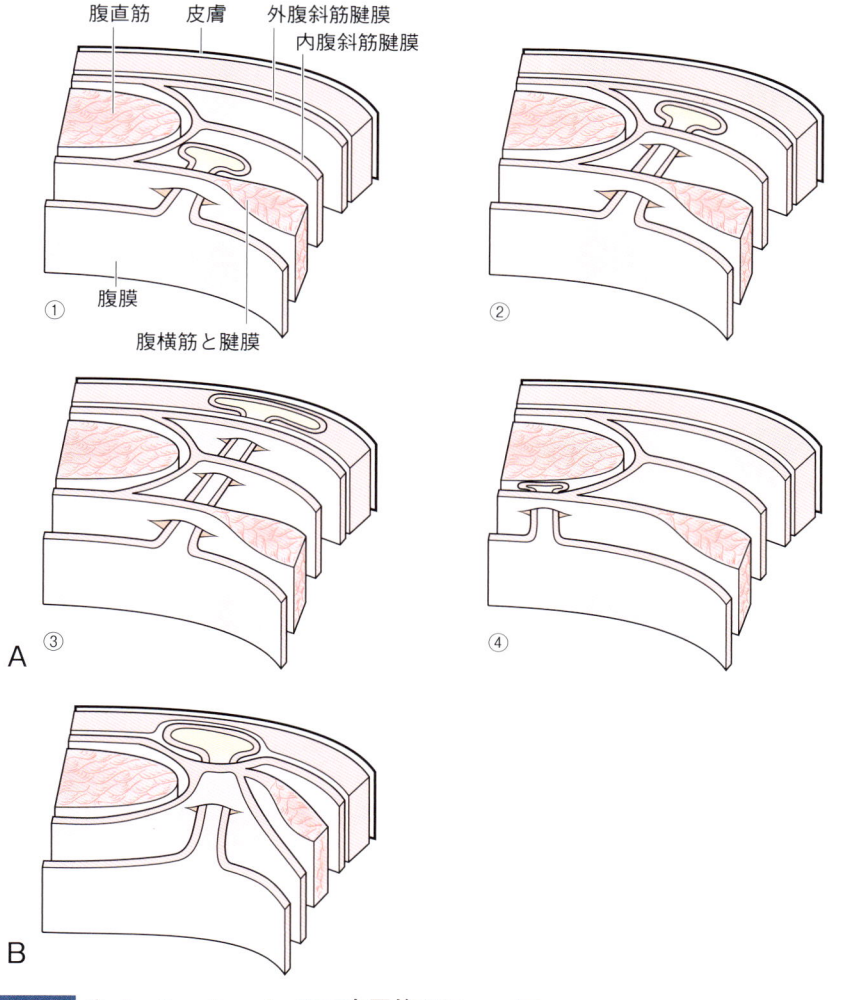

図112 Spigelian hernia の三次元的なシェーマ

腹直筋鞘の左縁の近辺を背側から見た腹壁の断面図を示した。Spigelian hernia はさまざまな外科的レベルで見ることができる。

A：弓状線より頭側におけるヘルニア。①腹横筋腱膜の表面レベル，②内腹斜筋腱膜の表面レベル，③外腹斜筋腱膜の表面レベル，④腹直筋後鞘を貫通するレベル。
B：弓状線より尾側のヘルニア。

られるが，本来弓状線部位が一定しないことから，2論があっても不思議ではない。さらに Hesselbach 三角は，その頭側の境として下腹壁脈管，内側の境として腹直筋外側縁，そして鼠径靱帯が尾側縁であり，Spigelian hernia は Hesselbach 三角より頭側に位置している（Hesselbach 三角と外側三角の項 ➡ 23 頁参照）[59]。しかし，Spigelian hernia はまた下腹壁脈管の尾側で内側（すなわち，Hesselbach 三角の中）にみられることもあり，low Spigelian hernia と呼ばれている[51,60]。これらの Spigelian hernia は，直接鼠径ヘルニアの部位に位置するが，時に膀胱上ヘルニアに分類されることもある[51]。

　Spigelian hernia は，腹横筋腱膜の裂け目を通じての突出によって最初に気づかれる。この裂け目は，横筋筋膜も含んでいるが，横筋筋膜は腹横筋とその腱膜の筋外膜（investing fascia）である。そして，ヘルニアは，内腹斜筋腱膜に向かい突出し，この腱膜をも破壊することがある。しかし通常，外腹斜筋腱膜は非常に強いのでヘルニア囊がこれを突き抜けることはできない。このため，腹壁ヘルニアの診断は困難となる[51,61]。2 つの腹斜筋の間の腔はルーズである。それゆえ，ヘルニア囊は通常この腔に広がり，T 型かキノコ様の形態となる（図112）[62]。

　Spigelian hernia のヘルニア囊は腹膜外脂肪と腹膜を含んでいるが，内臓を含んでいることもあ

り，通常は小腸や大網を含んでいる[46]。ヘルニア頸は狭い（直径0.5～2cm）。その形状は卵円形，三角形や円形で，その縁は容易に同定できる[62,63]。この開口部の狭さのため，Spigelian herniaは通常小さく，絞扼や還納不可能になりやすい[64]。

4．手術法

Spigelian herniaの修復術は，その径からも通常のメッシュを用いた方法（臍ヘルニアの項 ➡ 115頁参照）で行われる。

ヘルニアが外腹斜筋を貫いていないことを確認し，術前に触知した腫瘤の存在を確認したのちに，横切開をヘルニア上に加え外腹斜筋腱膜を切開する[65]。外腹斜筋腱膜を引っ張り，内腹斜筋とヘルニア嚢へ接近する。嚢を開放し，内容を検索して，そして腹腔内へ還納する。欠損が多発のこともあり，隣接する半月線を腹膜表面から触診して他の開口部が存在しないか確かめる[66]。ポリプロピレンメッシュをretromuscular spaceに挿入・固定する。腹横筋腱膜，内腹斜筋腱膜を結節縫合で閉鎖し，外腹斜筋腱膜も結節縫合で再縫合する。最後に，皮膚を結節縫合かスキンステープラーで閉鎖する。

open法と比較して，腹腔鏡下手術は合併症と在院期間において利点があるが[67]，腹腔鏡下ヘルニア修復術は合併症のある症例や再発症例のために取っておくべきである[5]。

V 腰ヘルニア

腰ヘルニアを考える場合には，その解剖学的な考察から始めるのではなく，その原因から出発しなくてはならない。なぜなら，その原因によっては，本来の解剖学的定義が当てはまらないからである。原因には，先天性と後天性があり，後者は非外傷性と外傷性に分類される。非外傷性にはspontaneousと感染性があり，外傷性には事故によるものと医療上のものがある。

1．発生学的病因

先天性因子として，Spigelian herniaの項で述べたように，腹壁筋構成の発生が関与していると考えられる。体壁の筋組織は，上分節（epimere）と下分節（hypomere）とに分かれる（Spigelian herniaの項 図108 ➡ 118頁参照）。下分節は，さらに胸部と腹部の層状の筋肉形態に分化する。そのため，下分節の外側部分は，外腹斜筋，内腹斜筋，そして腹横筋の起源となる。これらの筋肉は同

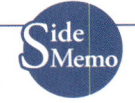

> **Side Memo** 弓状線ヘルニア（arcuate line hernia）と腹直筋後鞘ヘルニア（spontaneous posterior rectus sheath hernia）
>
> Spigelian herniaと間違って診断されやすい病態として，弓状線ヘルニアがある。弓状線ヘルニアは弓状線尾側から腹直筋背側に入り込むヘルニアであるが，頻度は現在まで7症例のみである[68]。しかし，ヘルニア嚢は比較的多いとする論文がある。したがって，腹壁ヘルニアの一つとして理解しておくことが重要である。
>
> 弓状線は，arcuate line，linea arcuata，そしてarcuate line of Douglasとも呼ばれ，その存在に関してはバリエーションが非常に多く，存在そのものがはっきりしない場合もある[69-73]。
>
> Coulierは，315症例のCT画像上の腹壁解剖を解析し，弓状線の等級づけを行った。グレード1は，わずかな腹膜前脂肪の塊として弓状線を描出できるもの，グレード2は，弓状線への実質的なヘルニアの存在するもの，グレード3は，大網脂肪や腸管ループが腹膜をかぶって顕著なヘルニアとわかるもの，と分類した。そして，グレード2と3をヘルニアと定義した。これによると2.2％に弓状線ヘルニアが存在した[74]。
>
> さらに，この弓状線ヘルニアと鑑別しなくてはならない病態としてspontaneous posterior rectus herniaがあるが[75,76]，8例が報告されているにすぎない。

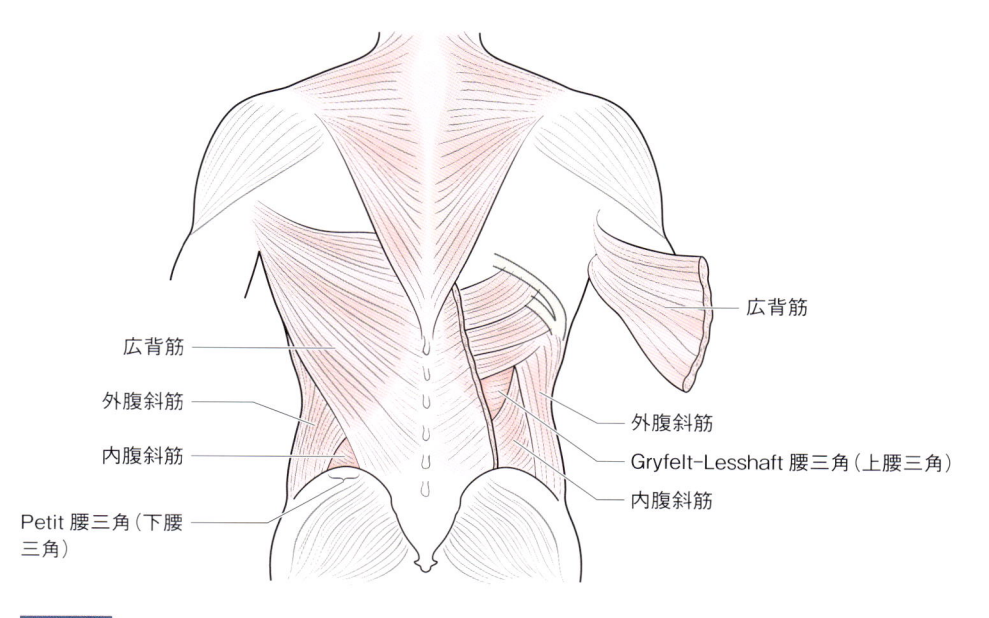

図113 腰ヘルニアの解剖

じ起源から発生するが，下分節は腱膜と筋膜との連続を保っている．また間質の中で発達する筋肉と腱膜は，この過程で入り込む筋膜を得るが，この間に脆弱部が生じることになる．腰ヘルニアは，上分節と下分節の間の脆弱部に位置するが，この脆弱部に発生するものと考えられる（Spigelian hernia の項 図 108 ➡ 118 頁参照）．

2. 解剖学的構造

腰部には，上腰三角（Grynfelt-Lesshaft triangle）と下腰三角（Petit triangle）と呼ばれる2つの解剖学的脆弱部がある．前者は，頭側縁が第12肋骨と下後鋸筋尾側縁，外側縁が内腹斜筋背側縁，内側縁が腰方形筋あるいは仙棘筋に囲まれ，広背筋に覆われている．後者は，外側縁が外腹斜筋，内側縁が広背筋，尾側縁が腸骨稜で囲まれている[78]（図113）．Loukasら[79,80]は，成人剖検例の検討から，上腰三角は82％に存在し，下腰三角の存在は82.5％であったと報告している．

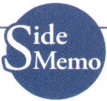

Side Memo　腹腔ドレナージチューブの挿入の原則（図109参照）

腹部外科の手術において，腹腔ドレナージチューブの挿入は日常的に行われているが，その挿入部位に関する考え方が定まっているとは考えにくい．ここでは，腹部ドレナージチューブの挿入の原則を考える．

ドレナージチューブ先端は，最も近いルートで最も背側部分に留置することが原則である．腹壁切開創から出さないこと，さらに，腹壁の脆弱部から挿入することも避けなくてはならない．すなわち，腹部ドレーンを通過させたくない部分は炎症が頭尾に広がりやすい腹直筋経由，脆弱部分は本項でも述べた Spigelian 腱膜部分，Hesselbach 三角・外側三角である．

以上を考えた場合に，骨盤腔ドレナージチューブの挿入箇所は，内腹斜筋腱膜の尾側縁と Spigelian 腱膜外側の経外腹斜筋腱膜・内腹斜筋・腹横筋であることが理解できる．Spigelian 腱膜や半月線を貫く腹腔鏡下手術のトロカールや通常のドレーンは，すでに潜在的に脆弱部分である領域をさらに悪くする[77]．医原的 Spigelian hernia や医原的鼠径ヘルニアを作らないようにしたい．これらのことからも，稀な Spigelian hernia を治療することはないにしても，Spigelian 腱膜の外科解剖を知る必要がある．

3. 分類

　　腰ヘルニアは，①上腰三角から発生する上腰ヘルニア，②下腰三角から発生する下腰ヘルニア，③腰部全体がヘルニアとなる diffuse 型，に分類されるが，diffuse 型は外傷性に該当する[81]。

　　さらに，ヘルニア内容の分類として，①extraperitoneal（with no peritoneal sac），②paraperitoneal（peritoneum sliding and adhering to the viscera），そして③intrapeirtoneal（with a complete peritoneal sac around the visceral contents），に分類することにより，修復術を説明する場合に理解が容易となる[81]。

　　腰ヘルニアの原因として，55〜75％が非外傷性である。さまざまな症状を呈するが，通常，下腰三角は広いため嵌頓や絞扼は稀であり，その頻度は10％程度とされている[80〜82]。

4. 手術法

　　治療は外科手術である。腰ヘルニアは徐々に大きくなる傾向にあり，早期の手術が必要である。外科手術は大きく分けて，皮膚からアプローチする修復法（前方アプローチ）と腹腔鏡下での手術がある。どちらの方法でも，ヘルニア門およびヘルニア門周囲組織を十分な大きさのメッシュを用いて覆うことが重要である[84]。原則的には，前方アプローチでは Rives-Stoppa repair が勧められる。腹腔鏡下では，ヘルニア門を明らかにするには，腹膜を切離して結腸を脱転する必要もあり，composite mesh の使用が必要となる[85]。

　　また，ヘルニア手術の方針の決定には，ventral hernia の width（ヘルニアの幅）を用いてはならないと考えられ，その面積を分類の指標にするのがベターと考えられている[81]。

Ⅵ trocar-site hernia（port-site hernia）

　　trocar-site hernia（TSH）は腹腔鏡下外科手術において稀な合併症である[86]。腸閉塞や絞扼のために緊急再手術が必要となる頻度は，0.5％である。ピラミッド型のトロカール，12 mm のトロカールと長時間の手術が TSH の危険因子であることがわかっている[87〜89]。また，年齢と高い body mass index（BMI）が患者に関した危険因子と同定できた[89]。したがって，大切な手技上の危険因子は，選択するトロカールのデザインと大きさである。しかし，TSH を避けるために推奨できる科学的証拠がまだ希薄であるのが現状である[86]。

1. 分類

　　TSH は，早期発症型と晩期発症型の2型に分類することができる[90]。早期発症型では，腸管や大網が外科手術後の最初の数日の間に，残った腹膜欠損からヘルニアとなる。ヘルニアは異なったレベルにまで突出するが，①腹膜前脂肪組織レベルまでのヘルニア，②腹筋のレベルまでのヘルニア，③筋膜の下のレベルまでのヘルニア，④全層を通じてのヘルニア，に分類できる。しかし，私見を述べれば，鼠径ヘルニア手術の手術後の定義を用いると，早期発症型はテクニカルエラーと考えるのが普通である。晩期に腹壁が離開して発症する例では，腹膜は正常で，腹膜を伴った腸管や大網が筋層・筋膜を通してヘルニアを起こす例であり，典型的には外科手術後数か月後である[86]。

　　しかし，TSH は筋膜欠損の閉鎖にかかわらず，不適切な縫合や筋膜下のヘルニアとして生じている[91]。このことから，外側のポートの前鞘の閉鎖よりも，全層閉鎖が勧められる。遅吸収糸による筋膜閉鎖が筋膜のよりよい固定になり，ヘルニアを減らすことにつながる[92]。

2. 予防法の考え方

　　トロカールの形状も TSH に関係している。Schmedt ら[88]は，円錐形のトロカールを好んでいる。経筋的なポート位置における円錐形のトロカールは，筋膜欠損をより小さくし，特に欠損は幾層かの筋膜層を伴って収縮することができる[88]。特に，筋膜や筋組織を切離することを避けることができるため，bladeless, radially dilating trocar は優れていると期待できる。したがって，筆者らは，

ステップシステム®（コヴィディエンジャパン社製）を使用している。

前向き観察研究における TSH とポート位置，ポートの大きさ，縫合素材との間の関係を検索すると，10 mm 以上の大きさのすべてのポートを全層で遅吸収糸で縫合することが勧められる。これが容易に施行できる予防法であり，bladed trocar を使用する場合は特に大切である[86]。

最近，single incision laparoscopic surgery が行われる機会が増えた。その手技自体のコメントは控えるが，臍部の解剖を理解しての手技であるのかが懸念される。臍ヘルニアの項（111 頁参照）で述べたように，臍部の創は左右均一な状態にはないことを十分に理解して閉鎖しなければ，今後，医原的臍ヘルニアが多くなる可能性がある。

VII 腹壁瘢痕ヘルニア

腹壁瘢痕ヘルニアの歴史は，外科医による開腹手術の歴史と重なるものである。そして，最近になり，腹壁瘢痕ヘルニア修復術の論文が非常に増えている。

1. 定義

「膨隆のあるなしにかかわらず，臨床所見あるいは検査によって認識できるか触知できる，術後の瘢痕領域にあるすべての腹壁の隙間」と定義としてよいと考えられる[93]。もちろん，腹壁ヘルニア修復術の再発も含む[1]。腹壁瘢痕ヘルニアは開腹手術後に 0.5～11％の頻度で発症する合併症である[94,95]。ただし，傍ストーマヘルニアは，状況が異なることから腹壁瘢痕ヘルニアの概念に入れず別項で記載する（135～138 頁参照）

2. 手術手技の設定

ⓐ 縫合とメッシュ使用

修復手術手技においては，縫合のみの手技か，メッシュを使用した手技かがまず問題となる。縫合のみよりメッシュの使用が勧められるとする，key 論文として参考文献に頻用される『New England Journal of Medicine』誌の論文[96]は，初回再発の腹壁瘢痕ヘルニア 27 名のうち，17 名を縫合で，10 名をメッシュで治療したものである。縫合例 17 名のうち 9 名が再発し，メッシュ使用 10 名のうち 2 名が再発したということだけの論文である。したがって，正中創の腹壁瘢痕ヘルニアではメッシュによる修復術が縫合に比し有意に再発が少ないとする evidence としては質が低い。

ⓑ 素材の選択

現時点で使用しうる素材の選択肢は，ポリプロピレンメッシュ，expanded polytetrafluoroethylene（e-PTFE）メッシュである。最近，これらの人工材料を使用しての再建法が多用され，その有用性を主張する報告も多い[97]。しかし，再発率は 10～20％程度と単純縫合に比べると低いものの依然高いとされている[96,98]。

各々のメッシュの特性・使用条件を理解する必要がある。ポリプロピレンメッシュは，現在まで長期にわたり使用され続けている。唯一の欠点は，腹腔内に使用すると，癒着形成，腹腔内臓器のびらんそして瘻孔形成といった合併症を来すことである[99〜102]。さらに，小腸の閉塞や不妊症，腹痛，そして腹部手術において腸管損傷につながることもある[103,104]。

腹腔内に使用してよいメッシュとして，e-PTFE メッシュがある。この素材は，臓器びらん，腸閉塞，瘻孔形成，膿瘍形成の発生頻度が低く，そして中皮細胞の迅速な被覆のため癒着も少ないとされている[105〜107]。この e-PTFE を用いた製品として，Dual mesh® と Composix mesh® がある。Dual mesh® は，100％ e-PTFE で構成されて組織適合性に優れ，長期の使用でも劣化・分解・溶出がないとされている。自由にトリミングすることが可能で，癒着防止面は 3 μm 以下の微細な多孔質構造となっており，生体組織との癒着を最小限に抑え，腹腔内に腸管と接して使用することが

可能である[108]。Composix mesh®は，腹腔面に「組織が入り込みにくい面」としてe-PTFEを，腹壁面に「組織が入り込みやすい面」としてポリプロピレンメッシュを用いた二層性で，直接腸管にも接することができる。これも癒着や臓器びらんの頻度が減少するとされている[109]。

3. ヘルニア分類とメッシュ使用法の分類

　理想的な腹壁瘢痕ヘルニアの分類はないが，個々の患者に対するアプローチを定型化するための最も簡単なシステムとして，ヘルニア欠損の部位と幅に基づいたChevrel分類が重要である[110]。なぜならヘルニア欠損の外側縁同士を寄せることが可能かどうかは幅にかかっているからである。type 1 hernia（幅＜5 cm）はsmall，type 2 hernia（幅5～10 cm）はmedium，type 3 hernia（幅10～15 cm）はlarge，そしてtype 4 hernia（幅＞15 cm）はgiantである[111]。

　メッシュ留置部位の定義については，「腹壁ヘルニア総論」（106頁）を参照のこと。

　筋肉背側の面の剝離がさらに難しい部位（例えばsemilunar line, subcostal）には，open onlay mesh repairが，推奨されている[112,113]。1,000人以上の外科医の調査では，50％の外科医が腱膜を閉じることなくこの方法を使用していた[114]。

　他方，inlay repairはメッシュと健全な組織の間に重層部分がないため，ヘルニア再発の高リスクであるとの理由から推奨されない。

　open onlay mesh repairでも，retromuscular（preperitoneal）mesh repairでも，腹直筋鞘を閉鎖することができればさらによいと記載されているが，それによる長期経過観察後の再発に言及した論文はない[114]。しかし，腹腔鏡下手術においては，ヘルニア門を閉鎖することを勧める論文も多い[115,116]。

4. ヘルニア分類の実際とその結果

　ここでは，各々のヘルニアの幅における現在までのevidenceについて記す。

a very small incisional hernias

　1つのランダム化比較試験があるのみである。この臨床試験は，6 cmより小さい181例の腹部正中切開創の瘢痕ヘルニア患者において，ポリプロピレンを用いた連続縫合の長期再発率とretromuscular（preperitoneal）polypropylene mesh repairを比較したものである[117]。小さい腹壁瘢痕ヘルニア（hernia surface area＜10 cm^2）の部分解析では，縫合患者とメッシュ患者の10年の累積再発率がそれぞれ67％対17％（$p=0.003$）であった。全体の長期の合併症率は，縫合症例8％対メッシュ症例17％であった。以上から，縫合法は用いるべきでないと結論づけられた。

b small and medium size incisional hernias（2～10 cm幅）

　これらの腹壁瘢痕ヘルニアには，open retromuscular（preperitoneal）かlaparoscopic preperitoneal mesh repairが勧められる[111]。175症例の後ろ向きな解析で，平均ヘルニアサイズ8.5～10.6 cmでopen retromuscular（preperitoneal）repairを施行した分析で，腹直筋前鞘閉鎖はメッシュ感染の危険度を減少させた[118]。腹腔鏡下メッシュ修復術は創合併症を減らす利点があり，特に肥満患者において，在院期間を短くできる[119]。しかし，術後の急性，遷延する疼痛は腹腔鏡下手技後に多い。

c large incisional hernias（10～15 cm幅）

　この大きさのヘルニアには，余剰で被薄化を伴っている皮膚があることから，腹壁の解剖学的再建を伴うopen retromuscular（preperitoneal）repairのみが治療方法として適当と考えられる。腹腔鏡下手術では広範囲の癒着剝離術が必要で，さらに使用するメッシュの大きさから，largeおよびgiant herniaでは修復が非常に難しく，また術中気づかれない腸管損傷症例では死亡率が7.7％と非常に高い[120]。

openでは，腹直筋前鞘閉鎖をするためには，さらなる減張切開を施行する必要がある。メッシュ感染の危険が増すことになるが，減張切開は主にlarge herniaとgiant herniaで重要である。最も根治的な減張切開テクニックは，1990年にRamirezらが著したcomponent separation technique(CST)である[121]。

d giant incisional hernias(＞15 cm幅)

このグループの患者は，最も困難なヘルニアであり，腹腔鏡下修復術の適応とはならない。腹腔内に領域が確保できない症例では術前の患者の最適な準備(例えば，体重減少，respiratory physiotherapy, bowel preparation)が必要である。特に，このグループの患者では腹直筋前鞘閉鎖が機能的，整容的にも重要である。しかし，この閉鎖は，筋膜縁が外側に牽引されており非常に困難であるため，CSTがほとんどの症例で必要である。

このグループでは過度の緊張のない血流のよい皮膚と皮下組織フラップによる皮膚カバーが，創離開や創感染を防ぐ意味においても非常に大切である。これらは，メッシュ感染や筋膜壊死を伴う真に悲惨な結果へつながる。そのため，すべての不良な皮膚組織はこの手技の最後に切除する必要がある。広範囲の外側への剥離は同時に適切な皮下組織のドレナージを伴い，正中の死腔の形成を阻止することが術後経過での創の健全化を保つキーポイントである。これらを行うためには，自家の皮膚(plus fascia)フラップを作製する形成外科医を含む学際的アプローチ(multidisciplinary approach)が必要である[111]。

5. 手術法

openメッシュ法のゴールドスタンダードは，Rives[122]とStoppa[123]により広められたretromuscular repair with mesh, Rives-Stoppa法[124〜127]である(図114)。その手技は，まず皮下組織を囊から剥離し，囊を開放し，内容物を腹腔内に還納する(図114 A, B)。腹膜側から腹直筋背側を十分に外側まで剥離する(図114 C)。余剰の囊は切除し，残った腹膜は縫合閉鎖する。腹膜前脂肪と腹膜を腹直筋後鞘から剥離し，メッシュを挿入するための腔を作製する。ポリプロピレンメッシュを頸部の大きさより少なくとも3 cm大きくし，腹直筋背側に敷き，腹直筋鞘にポリプロピレンで縫合固定する(図114 D)。対側の腹直筋にも同様にメッシュを敷き固定する。最後に，腹直筋前鞘が寄せられるようであれば，縫合閉鎖する(図114 E)。この手技の主な欠点は人工物を留置する広範囲な筋肉背側の剥離である。本法には，血腫や漿液腫形成といった術後の創合併症がある。

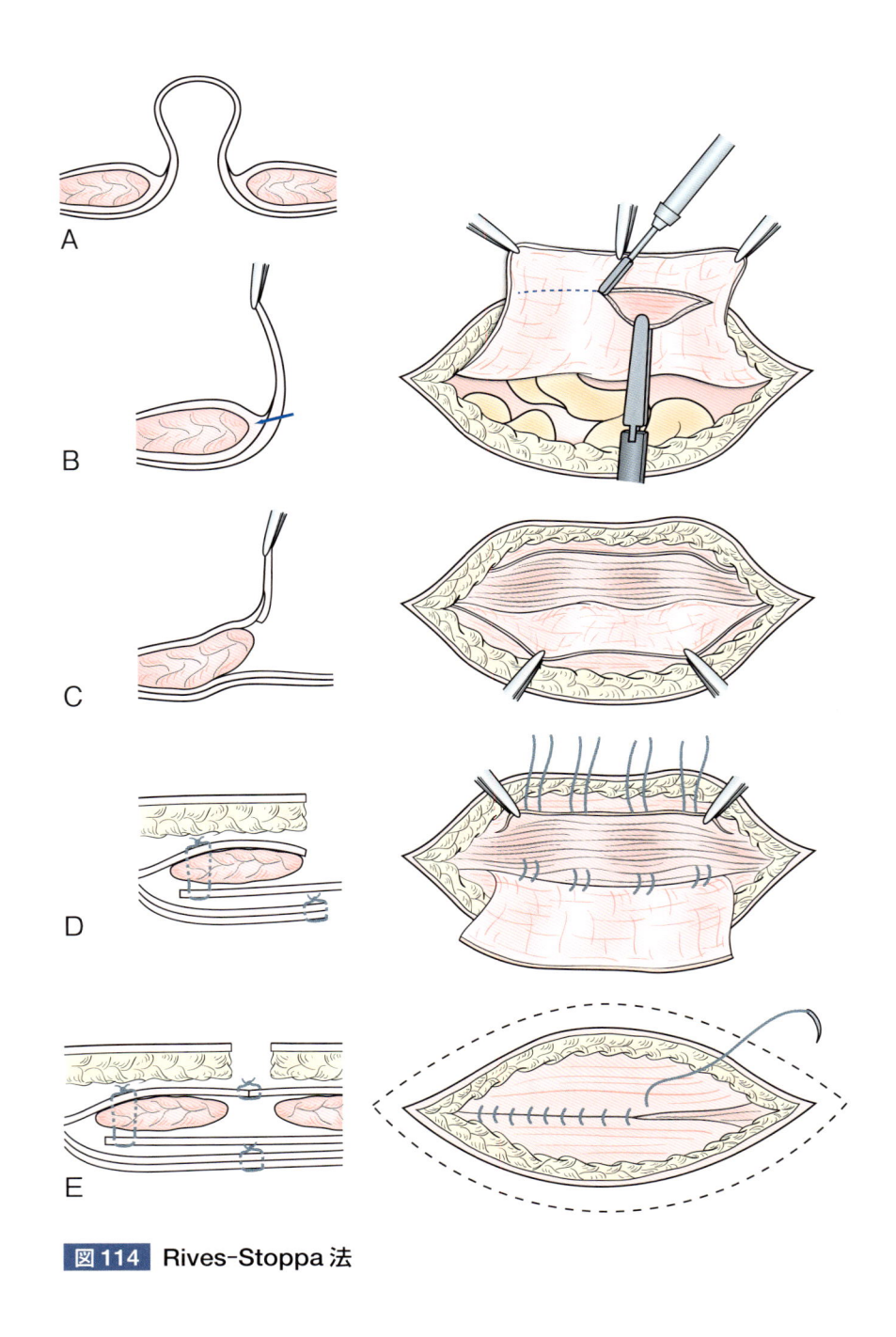

図114 Rives-Stoppa 法

　さらに，本項で必要となる手術手技は，CST である[121]（図 115）。CST は，外腹斜筋腱膜を切開し，外腹斜筋と内腹斜筋を剝離することと，腹直筋を腹直筋鞘から遊離することにより，腹直筋同士を正中で過緊張なく直接縫合閉腹することができるようにする手技である。さらに，CST は外腹斜筋と内腹斜筋の間には血管や神経が存在せず，疎な結合組織のみであることから，安全かつ容易に剝離できることに着目した手技でもある。そのうえ，腹直筋の支配神経および血管は内腹斜筋の深部を通って腹直筋裏面より進入するため，これらが外腹斜筋解離の際に温存され，腹直筋の機能を損なうことなく生理的内腹壁再建が可能となる[121]。しかしこの方法は，Spigelian 腱膜部の脆弱性をもたらすことも忘れてはならない。このことから，外腹斜筋腱膜欠損部にメッシュを用いて補強する方法も考え出されている[128]。

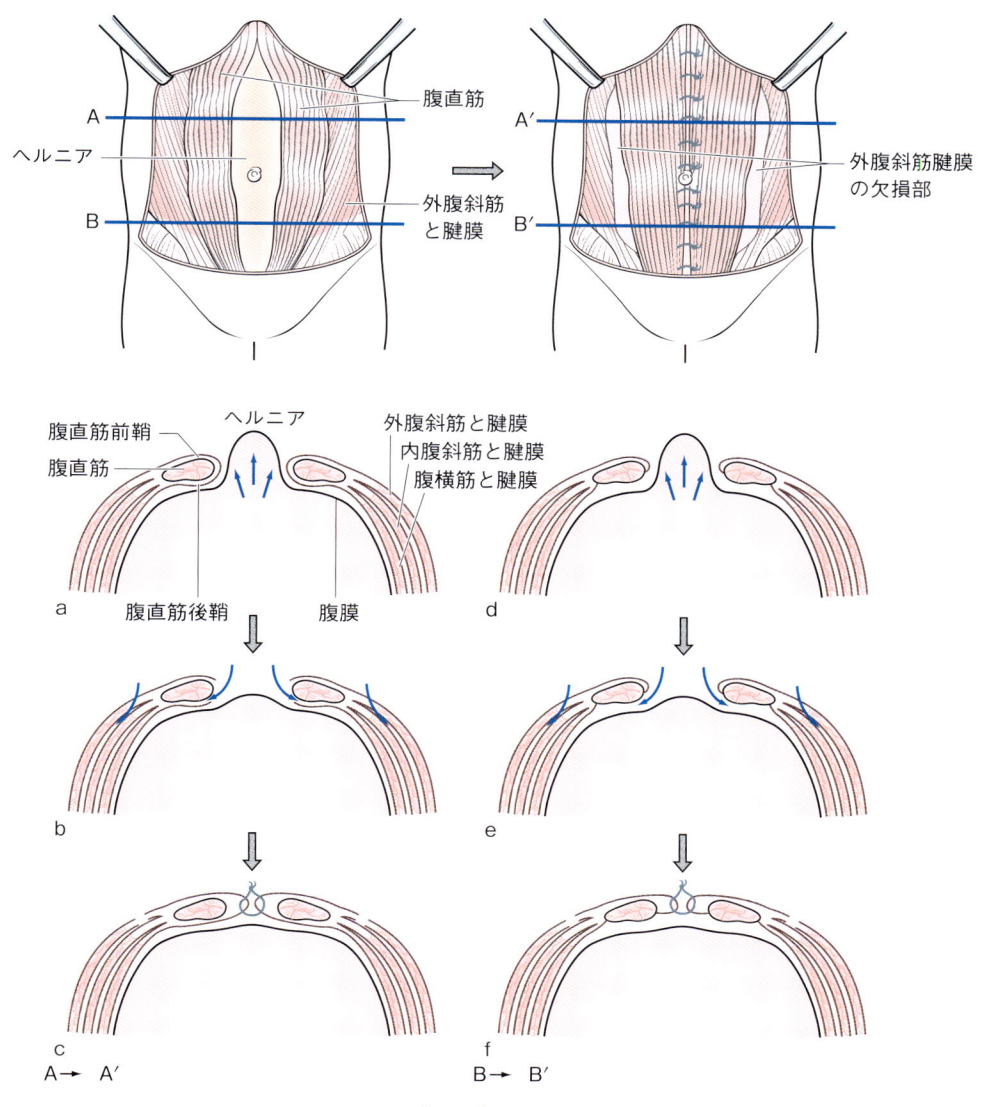

図115 component separation technique(CST)

上腹部，腹直筋後鞘が存在する部位(A → A'；a, b, c)と下腹部存在しない部位(B → B'；d, e, f)を分けて記載した。外腹斜筋腱膜を切開し，外腹斜筋と内腹斜筋を剥離することと，腹直筋を腹直筋鞘から遊離することにより，腹直筋同士を正中で過緊張なく直接縫合閉腹することができるようにする手技である。

腹腔鏡下手術については，「腹壁ヘルニア総論」(106〜111頁参照)に記載した．腹壁瘢痕ヘルニアに対する腹腔鏡下手術は，open法でも治療可能な症例のうち，比較的小さいヘルニアにしかその有効性を発揮できないという難点がある．さらに，小さいヘルニアに対しては，創全体の精査なしで腹腔鏡下手術を施行するという疑念が残る．さらに，総論で述べた腹腔鏡下手術に対する外科医の考え方についても再度，参照していただきたい．

6. 考察

腹壁瘢痕ヘルニアの治療の前に考えておかなくてはならないことは，腹壁瘢痕ヘルニアを作り出している外科医の開腹・閉腹に関する考え方，evidenceの知識，そしてその実践である(基礎編 ➡ 8頁参照)．開腹術・閉腹術の理解が不十分なまま腹壁瘢痕ヘルニア手術に取り組むということは，一方でヘルニアを作り続けながら，一方でその治療を行っていることになる．

いまだに試行錯誤に近いlarge herniaとgiant herniaに対する治療が改善されるためには，ヘル

ニア症例登録における変数を考慮する必要がある。変数としては，①ヘルニア部位（位置）：腹部領域の設定が必要，②ヘルニアの大きさ，③前回閉腹術式，④患者の危険因子，⑤手術術式，⑥使用メッシュ，⑦結果設定，が必要である。さらに，⑧治療のアルゴリズム，⑨形成外科的手技の付加，⑩統計の意義，⑪利益相反，も含まれるべきである。

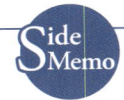

Side Memo: suprapubic（incisional）hernia

内・外腹斜筋腱膜，腹直筋と腹直筋腱膜が停止するのが恥骨結合である。この停止部位近くの切開は，比較的弱い組織のため，一次閉鎖時の尾側への不適切な縫合手技によりヘルニアができやすい部位である。suprapubic hernia という言葉は el Mairy が初めて，恥骨結合から 4 cm 以内に生じた腹壁の欠損について用いた[129]。parapubic hernia とも呼ばれるこの部の腹壁瘢痕ヘルニアは，骨盤の中の骨，神経，血管，膀胱に近接しているため，その修復術は，技術的に困難な問題である。

治療のキーポイントは，Rives-Stoppa 手技か腹腔鏡下手技[130,131]で施行される。いずれの手術においても，ヘルニア嚢を完全に視野に置くこと，そして膀胱を膨張させたのちに Retzius 腔を剝離し，恥骨，Cooper 靱帯と腸骨血管を十分に露出することがコツである（図116）。

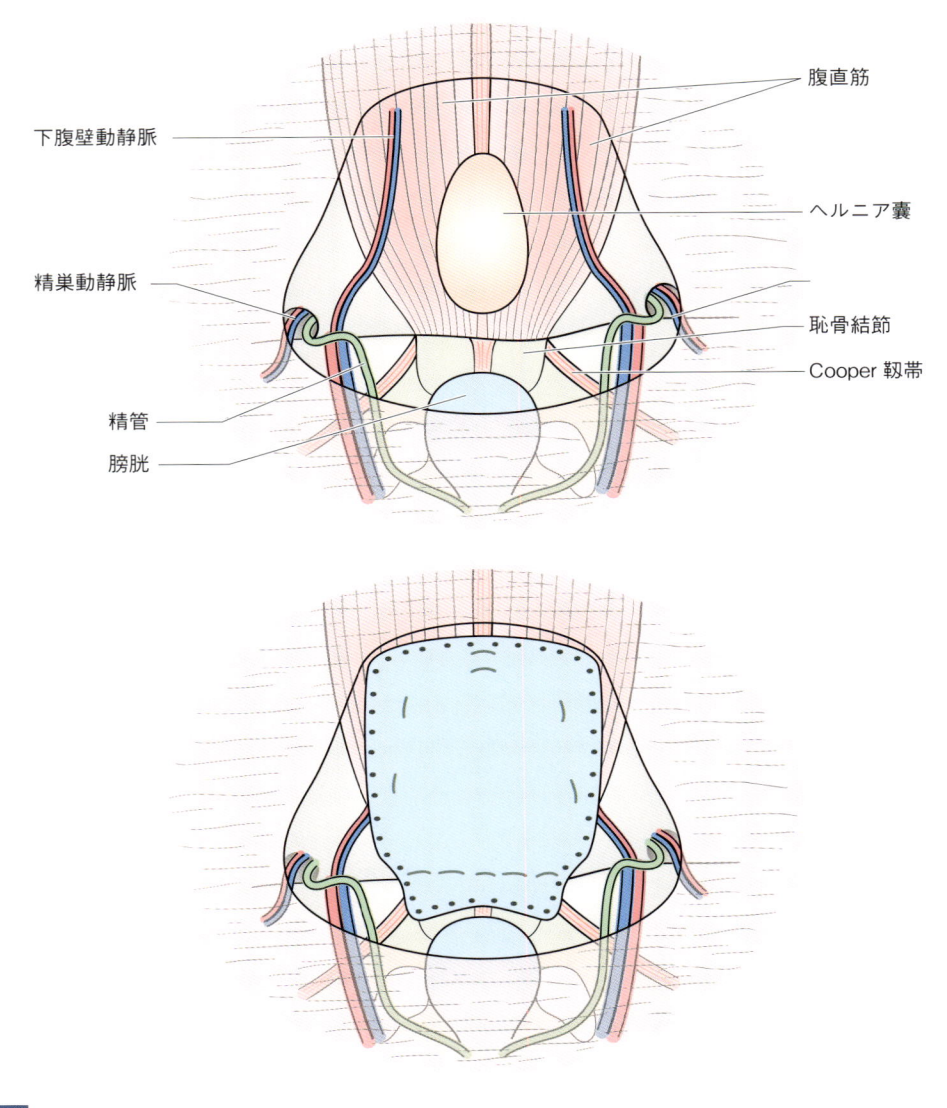

図116 腹腔鏡下修復術

文献

1) Muysoms F, Campanelli G, Champault GG, et al : EuraHS : the development of an international online platform for registration and outcome measurement of ventral abdominal wall hernia repair. Hernia 16 : 239-250, 2012
2) Muysoms FE, Miserez M, Berrevoet F, et al : Classification of primary and incisional abdominal wall hernias. Hernia 13 : 407-414, 2009
3) Dietz UA, Hamelmann W, Winkler MS, et al : An alternative classification of incisional hernias enlisting morphology, body type and risk factors in the assessment of prognosis and tailoring of surgical technique. J Plast Reconstr Aesthet Surg 60 : 383-388, 2007
4) Chowbery P, Udwadia TE : Trouble-shooting in repair of ventral and incisional abdominal wall hernias. In Chowbery P(ed) : Endoscopic repair of abdominal wall hernias. Byword Viva Publishers, New Delhi, pp129-142, 2004
5) Dindo D, Demartines N, Clavien PA : Classification of surgical complications : a new proposal with evaluation in a cohort of 6336 patients and results of a survey. Ann Surg 240 : 205-213, 2004
6) Muysoms FE, Bontinck J, Pletinckx P : Complications of mesh devices for intraperitoneal umbilical hernia repair : a word of caution. Hernia 15 : 463-468, 2011
7) Tollens T, Hondt MD, Devroe K, et al : Retrospective analysis of umbilical, epigastric, and small incisional hernia repair using the Ventralex™ hernia patch. Hernia 15 : 531-540, 2011
8) Shankaran V, Weber DJ, Reed RL 2nd, et al : A review of available prosthetics for ventral hernia repair. Ann Surg 253 : 16-26, 2011
9) Perrakis E, Velimezis G, Vezakis A, et al : A new tension-free technique for umbilical hernia, using the Prolene Hernia System—early result from 48 cases. Hernia 7 : 178-180, 2003
10) Mayo WJ : An operation for the Radical Cure of Umbilical Hernia. Ann Surg 34 : 276-280, 1901
11) Orda R, Nathan H : Surgical anatomy of the umbilical structures. Int Surg 58 : 458-464, 1973
12) Harmel RP Jr : Umbilical hernia. In Nyhus LM, Condon RE(eds) : Hernia, 3rd ed. JB Lippincott, Philadelphia, pp354-359, 1989
13) 山森秀夫(訳)：臍の病理．奥井勝二(監訳)：腹壁の外科．シュプリンガー東京，pp229-234, 1990 [Champault G : The Pathology of Hernia. In Chevrel JP(ed) : Surgery of the abdominal wall, Springer-Verlag, Berlin, 1986]
14) Hester TR Jr, Nahai F, Beegle PE, et al : Blood supply of the abdomen revisited, with emphasis on the superficial inferior epigastric artery. Plast Reconstruct Surg 74 : 657-670, 1984
15) Skandalakis PN, Skandalakis JE, Colborn GL, et al : Abdominal wall and hernias. In Skandakakis JE(ed) : Surgical Anatomy. The embryologic and anatomic basis of modern surgery. Paschalidis Medical Publication, Athens, pp391-349, 2004
16) Bennet D : Umbilical hernia in adults. In Fitzgibbons RJ Jr, Greenburgh AG(eds) : Nyhus and Condon's Hernia, 5th ed. Lippincott Williams & Wilkins, Philadelphia, pp396-398, 2002
17) Muschaweck U : Umbilical and epigastric hernia repair. Surg Clin N Am 83 : 1207-1221, 2003
18) Conze J, Schlächter APM, Chumacher O : The umbilical hernia. In Schumpelick V, Fitzgibbons RJ(eds) : Recurrent hernia. Prevention and treatment. Springer-Verlag, Heidelberg, pp359-364, 2007
19) Polat C, Dervisoglu A, Senyurek G, et al : Umbilical hernia repair with the prolene hernia system. Am J Surg 190 : 61-64, 2005
20) Arroyo A, Garcia P, Pérez F, et al : Randomized clinical trial comparing suture and mesh repair of umbilical hernia in adults. Br J Surg 88 : 1321-1323, 2001
21) Bowley DMG, Kingsnorth AN : Umbilical hernia, Mayo or mesh? Hernia 4 : 195-196, 2000
22) Thomas DS : Randomized clinical trial comparing suture and mesh repair of umbilical hernia in adults(Br J Surg 88 : 1321-1323, 2001). Br J Surg 89 : 627 ; author reply 628, 2002
23) Powell BS, Voeller GR : Umbilical, epigastric, and Spigelian hernias. In Kingsnorth AN, LeBlanc KA(ed) : Management of abdominal hernias, 4th ed. Springer, London, pp299-308, 2013
24) Mayo WJ : Further experience with the vertical overlapping operation for the radical cure of umbilical hernia. J Am Med Ass 41 : 225-228, 1903
25) Mayo WJ : Radical cure of umbilical hernia. JAMA 48 : 1842-1844, 1907
26) Mayo WJ : Remarks on the Radical Cure of Hernia. Ann Surg 29 : 51-61, 1899
27) Fitzgibbons RJ, Richards AT, Quinn TH : Open hernia repair. In Souba WW, Fink MP, Jurkovich GJ, et al (eds) : ACS Surgery. WebMD, New York, pp767-770, 2006
28) Farris JM : Umbilical Hernia. In Nyhus LM, Harkins HN(eds) : Hernia. JB Lippincott, Philadelphia, pp315-321, 1964
29) Deysine M : Umbilical hernias. In Bendavid R, Abrahamson J, Arregui ME et al(eds) : Abdominal wall hernia : Principles and management. Springer-Verlag, New York, pp680-684, 2001
30) Lau H, Patil NG : Umbilical hernia in adults. Surg Endosc 17 : 2016-2020, 2003
31) Askar OM : Aponeurotic hernias. Recent observations upon paraumbilical and epigastric hernias. Surg Clin North Am 64 : 315-333, 1984
32) Deysine M : Epigastric hernias. In Bendavid R, Abrahamson J, Arregui ME(eds) : Abdominal wall hernias :

Principles and management. Springer-Verlag, New York, pp685-687, 2001
33) Moscowitz AV : The apthogenesis and treatment of herniae of the linea alba. Surg Gynecol Obstet 18 : 504-507, 1914
34) Petersen S, Henke G, Freitag M, et al : Experiences with reconstruction of large abdominal wall cicatricial hernias using Stoppa-Rives pre-peritoneal mesh-plasty. Zentralblatt Chir 125 : 152-156, 2000
35) Askar OM : A new concept of the aetiology and surgical repair of parumbilical and epigastric hernia. Ann R Coll Surg Engl 60 : 42-48, 1978
36) Askar OM : Aponeurotic hernias. Recent observations upon paraumbilical and epigastric hernias. Surg Clin North Am 64 : 315-333, 1984
37) Korenkov M, Beckers A, Koebke J, et al : Biomechanical and morphological types of the linea alba and its possible role in the pathogenesis of midline incisional hernia. Eur J Surg 167 : 909-914, 2001
38) Axer H, von Keyserlingk DG, Prescher A : Collagen fibers in linea alba and rectus sheaths. I. General scheme and morphological aspects. J Surg Res 96 : 127-134, 2001
39) Friedenwald J, Morrison AH : Epigastir hernia. JAMA 87 : 1466-1470, 1926
40) Hall JN : Epigastric hernia in the soldier. JAMA 73 : 171-172, 1919
41) Shelly HJ : Ventral hernias : A study of 550 hernias and 458 repairs. Southern Surg 9 : 617-656, 1940
42) Ponka JL, Mohr B : Epigastric hernia. In Ponka JL, Mohr B(eds) : Hernias of the abdominal wall. WB Saunders, Philadelphia, pp435-454, 1980
43) Wilkinson WR : Epigastric hernia ; report of cases. W V Med J 45 : 328 , 1949
44) Bar-Maor JA, Sweed Y : Spigelian hernia in children, two cases of unusual etiology. Pediatr Surg Int 4 : 357-359, 1989
45) Antony J, Medlery AV : Congenital bilateral Spigelian hernia. Int Surg 57 : 580-582, 1972
46) Houlihan TJ : A review of Spigelian hernias. Am J Surg 131 : 734-735, 1976
47) Zimmerman LM, Anson BJ, Morgan EH, et al : Ventral hernia due to normal banding of the abdominal muscles. Surg Gynecol Obstet 78 : 535-540, 1944
48) Bennett D : Incidence and management of primary abdominal wall hernias umbilical, epigastric, and spigelian. In Fitzgibbons RJ Jr, Greenburg AG(eds) : Nyhus and Condon's Hernia, 5th ed. Lippincott Williams & Wilkins, Philadelphia, pp389-414, 2002
49) Sadler TW : Langman's Medical Embryology, 7th ed. Williams & Wilkins, Baltimore, pp150-156, 1995
50) Arey LB : Developmental Anatomy, 6th ed. WB Saunders, Philadelphia, pp432-433, 1954
51) Spangen L : Spigelian hernia. World J Surg 13 : 573-580, 1989
52) Read RC : Observations on the etiology of spigelian hernia. Ann Surg 152 : 1004-1009, 1960
53) Olson RO, Davis WC : Spigelian hernia : rare or obscure? Am J Surg 116 : 842-846, 1969
54) Weiss Y, Lernau OZ, Nissan S : Spigelian hernia. Ann Surg 180 : 836-839, 1974
55) Vos DI, Scheltinga MR : Incidence and outcome of surgical repair of spigelian hernia. Br J Surg 91 : 640-644, 2004
56) Skandalakis JE, Colborn GL, Weidman TA, et al : Skandalakis' Surgical Anatomy : The Embryologic and Anatomic Basis of Modern Surgery. Paschalidis Medical Publications, Athens, p438, 2004
57) Balthazar EJ, Subramanyam BR, Megibow A : Spigelian hernia : CT and ultrasonography diagnosis. Gastrointest Radiol 9 : 81-84, 1984
58) Bell RL, Longo WE : Spigelian hernia. J Am Coll Surg 199 : 161, 2004
59) Skandalakis JE, Colborn GL, Weidman TA, et al : Skandalakis' Surgical Anatomy : The Embryologic and Anatomic Basis of Modern Surgery. Paschalidis Medical Publication, Athens, p435, 2004
60) Ostlie DJ, Zerella JT : Undescended testicle associated with spigelian hernia. J Pediatr Surg 33 : 1426-1428, 1998
61) Larson DW, Farley DR : Spigelian hernias : repair and outcome for 81 patients. World J Surg 26 : 1277-1281, 2002
62) Spangen L : Spigelian hernia. In Bendavid R(ed) : Prostheses and Abdominal Wall Hernias. RG Landes, Austin, pp563-569, 1994
63) Silberstein PA, Kern IB, Shi EC : Congenital spigelian hernia with cryptorchidism. J Pediatr Surg 31 : 1208-1210, 1996
64) Al-Salem AH : Congenital spigelian hernia and cryptorchidism : cause or coincidence? Pediatr Surg Int 16 : 433-436, 2000
65) Moreno-Egea A, Carrasco L, Girela E, et al : Open vs laparoscopic repair of spigelian hernia : a prospective randomized trial. Arch Surg 137 : 1266-1268, 2002.
66) Skandalakis LJ, Gadacz TR, Mansberger AR Jr, et al : Modern Hernia Repair. Parthenon, New York, p714, 1996
67) Kingsnorth A, LeBlanc KA : Management of Abdominal Hernias, 3rd ed. Arnold, London, pp255-261, 2003
68) Montgomery A, Petersson U, Austrums E : The arcuate line hernia : operative treatment and a review of the literature. Hernia 17 : 391-396, 2013
69) Monkhouse WS, Khalique A : Variations in the composition of the human rectus sheath : a study of the anterior abdominal wall. J Anat 145 : 61-66, 1986
70) Rizk NN : The arcuate line of the rectus sheath—does it exist? J Anat 175 : 1-6, 1991

71) Cunningham SC, Rosson GD, Lee RH, et al : Localization of the arcuate line from surface anatomic landmarks : a cadaveric study. Ann Plast Surg 53 : 129-131, 2004
72) Loukas M, Mayers C, Shah R, et al : Arcuate line of the rectus sheath : clinical approach. Anat Sci Int 83 : 140-144, 2008
73) Mwachaka PM, Saidi HS, Odula PO, et al : Locating the arcuate line of Douglas : is it of surgical relevance? Clin Anat 23 : 84-86, 2010
74) Coulier B : Multidetector computed tomography features of linea arcuata (arcuate-line of Douglas) and linea arcuata hernias. Surg Radiol Anat 29 : 397-403, 2007
75) Whitson BA, Ose KJ : Spontaneous posterior rectus sheath hernia : a new clinical entity? Hernia 11 : 445-447, 2007
76) Losanoff JE, Basson MD, Gruber SA : Spontaneous hernia through the posterior rectus abdominis sheath : case report and review of the published literature 1937-2008. Hernia 13 : 555-558, 2009
77) Morrison CP, Wemyss-Holden SA, Iswariah H, et al : Lateral laparoscopic port sites should all be closed : the incisional "spiegelian" hernia. Surg Endosc 16 : 1364, 2002
78) Swartz WT : Lumber hernia. In Nyhus LM, Condon RE (eds) : Nyhus and Condon's Hernia, 2nd ed. Lippincott, Philadelphia, pp409-426, 1978
79) Loukas M, El-Zammar D, Shoja MM, et al : The clinical anatomy of the triangle of Grynfeltt. Hernia 12 : 227-231, 2008
80) Loukas M, Tubbs RS, El-sedfy A, et al : The Clinical anatomy of the triangle of Petit. Hernia 11 : 441-444, 2007
81) Moreno-Egea A, Baena EG, Calle MC, et al : Controversies in the current management of lumber hernias. Arch Surg 142 : 82-88, 2007
82) Horovitz IL, Schwarz HA, Dehan A : A lumber hernia presenting as an obstructing lesion of the colon. Dis Colon Rectum 29 : 742-744, 1986
83) Light HG : Hernia of the inferior lumbar space. A cause of back pain. Arc Surg 118 : 1077-1080, 1983
84) 杉本卓哉, 三毛牧夫, 草薙 洋, 他 : 下腰ヘルニア嵌頓の1例. 日消外会誌 45 : 566-571, 2012
85) Moreno-Egea A, Alcaraz AC, Cuervo MC : Surgical options in lumbar hernia : laparoscopic versus open repair. A long-term prospective study. Surgical Innovation. 20 : 331-344, 2013
86) Swank HA, Mulder IM, la Chapelle CF, et al : Systemic review of trocar-site hernia. Br J Surg 99 : 315-323, 2012
87) Kadar N, Reich H, Liu CY, et al : Incisional hernias after major laparoscopic gynecologic procedures. Am J Obstet Gynecol 168 : 1493-1495, 1993
88) Schmedt CG, Leibl BJ, Däubler P, et al : Access-related complications—an analysis of 6023 consecutive laparoscopic hernia repairs. Minim Invasive Ther Allied Technol 10 : 23-29, 2001
89) Uslu HY, Erkek AB, Cakmak A, et al : Trocar site hernia after laparoscopic cholecystectomy. J Laparoendosc Adv Surg Tech 17 : 600-603, 2007
90) Tonouchi H, Ohmori Y, Kobayashi M, et al : Trocar site hernia. Arch Surg 139 : 1248-1256, 2004
91) Montz FJ, Holschneider CH, Munro MG : Incisional hernia following laparoscopy : a survey of the American Association of Gynecologic Laparoscopists. Obstet Gynecol 84 : 881-884, 1994
92) van 't Riet M, Steyerberg EM, Nellensteyn J, et al : Meta-analysis of techniques for closure of midline abdominal incisions. Br J Surg 89 : 1350-1356, 2002
93) Korenkov M, Paul A, Sauerland S, et al : Classification and surgical treatment of incisional hernia. Results of an experts' meeting. Langenbecks Arch Surg 386 : 65-73, 2001
94) Carlson MA, Ludwig KA, Condon RE : Ventral hernia and other complication of 1,000 midline incisions. South Med J 88 : 450-453, 1995
95) Khaira HS, Lall P, Hunter B, et al : Repair of incisional hernia. JR Coll Surg Edinb 46 : 39-43, 2001
96) Luijendijk RW, Hop WC, van den Tol MP, et al : A comparison of suture repair with mesh repair for incisional hernia. N Engl J Med 343 : 392-398, 2000
97) Burger JW, Luijendijk RW, Hop WC, et al : Long-term follow-up of a randomized controlled trial of suture versus mesh repair of incisional hernia. Ann Surg 240 : 578-585, 2004 ; discussion 583-585
98) Larson GM, Vandertoll DJ : Approaches to repair of ventral hernia and full-thickness losses of the abdominal wall. Surg Clin North Am 64 : 335-349, 1984
99) Novitsky YW, Harrell AG, Cristiano JA, et al : Comparative evaluation of adhesion formation, strength of ingrowth, and textile properties of prosthetic meshes after long-term intra-abdominal implantation in a rabbit. J Surg Res 140 : 6-11, 2007
100) Robinson TN, Clarke JH, Schoen J, et al : Major mesh-related complications following hernia repair : events reported to the Food and Drug Administration. Surg Endosc 19 : 1556-1560, 2005
101) Losanoff JE, Richman BW, Jones JW : Entero-colocutaneous fistula : a late consequence of polypropylene mesh abdominal wall repair : case report and review of the literature. Hernia 6 : 144-147, 2002
102) Miller K, Junger W : Ileocutaneous fistula formation following laparoscopic polypropylene mesh hernia repair. Surg Endosc 11 : 772-773, 1997
103) DeCherney AH, diZerega GS : Clinical problem of intraperitoneal postsurgical adhesion formation following general surgery and the use of adhesion prevention barriers. Surg Clin North Am 77 : 671-688, 1997

104) Coleman MG, McLain AD, Moran BJ : Impact of previous surgery on time taken for incision and division of adhesions during laparotomy. Dis Colon Rectum 43 : 1297-1299, 2000
105) Sikkink CJ, Vries de Reilingh TS, Malyar AW, et al : Adhesion formation and reherniation differ between meshes used for abdominal wall reconstruction. Hernia 10 : 218-222, 2006
106) Koehler RH, Begos D, Berger D, et al : Minimal adhesions to ePTFE mesh after laparoscopic ventral incisional hernia repair : reoperative findings in 65 cases. JSLS 7 : 335-340, 2003
107) Bauer JJ, Salky BA, Gelernt IM, et al : Repair of large abdominal wall defects with expanded polytetrafluoroethylene(PTFE). Ann Surg 206 : 765-769, 1987
108) 遠藤悟史, 三毛牧夫, 内藤敬嗣, 他：Components separation method とデュアルメッシュ®を組み合わせた巨大腹壁瘢痕ヘルニアに対する修復術. 手術 65 : 1657-1661, 2011
109) Franklin ME Jr, Gonzalez JJ Jr, Glass JL, et al : Laparoscopic ventral and incisional hernia repair : an 11-year experience. Hernia 8 : 23-27, 2004
110) Chevrel JP, Rath AM : Classification of incisional hernias of the abdominal wall. Hernia 4 : 7-11, 2000
111) Miserez M, Peeters E, Penninckx F : In support of individualized procedures in abdominal wall hernia repair. In Schumpelick V, Fitzgibbons RJ(eds) : Hernia repair sequelae. Springer-Verlag, Berlin, pp493-501, 2010
112) Chevrel JP, Rath AM : The use of fibrin glues in the surgical treatment of incisional hernias. Hernia 1 : 9-14, 1997
113) Kingsnorth AN, Shahid MK, Valliattu AJ, et al : Open onlay mesh repair for major abdominal wall hernias with selective use of components separation and fibrin sealant. World J Surg 32 : 26-30, 2008
114) Millikan KW : Incisional hernia repair. Surg Clin North Am 83 : 1223-1234, 2003
115) Baccari P, Nifosi J, Ghirardelli L, et al : Short-and mid-term outcome after laparoscopic repair of large incisional hernia. Hernia 17 : 567-572, 2013
116) Zeichen MS, Lujan HJ, Mata WN, et al : Closure versus non-closure of hernia defect during laparoscopic ventral hernia repair with mesh. Hernia 17 : 589-596, 2013
117) Burger JW, Luijendijk RW, Hop WC, et al : Long-term follow-up of a randomized controlled trial of suture versus mesh repair of incisional hernia. Ann Surg 240 : 578-585, 2004
118) Petersen S, Henke G, Zimmerman L, et al : Ventral rectus fascia closure on top of mesh hernia repair in the sublay technique. Plast Reconstr Surg 114 : 1754-1760, 2004
119) Sajid MS, Bokhari SA, Mallick AS, et al : Laparoscopic versus open repair of incisional/ventral hernia : a meta-analysis. Am J Surg 197 : 64-72, 2009
120) LeBlanc KA, Elieson MJ, Corder JM 3rd : Enterotomy and mortality rates of laparoscopic incisional and ventral hernia repair : a review of the literature. JSLS 11 : 408-414, 2007
121) Ramirez OM, Ruas E, Dellon AL : "Components separation" method for closure of abdominal-wall defects : an anatomic and clinical study. Plast Reconstr Surg 86 : 519-526, 1990
122) Rives J, Lardennois B, Pire JC, et al : Les grandes éventations. Importance du "volet abdominal" et des troubles respiratoires qui luis sont secondaires. Chirurgie 99 : 547-563, 1973
123) Stoppa R, Petit J, Abourachid H, et al : Original procedure of groin hernia repair : interposition without fixation of Dacron tulle prosthesis by subperitoneal median approach. Chirurgie 99 : 119-123, 1973
124) Abdollahi A, Maddah GH, Mehrabi BM, et al : Prosthetic incisional hernioplasty : clinical experience with 354 cases. Hernia 14 : 569-573, 2010
125) Iqbal CW, Pham TH, Joseph A, et al : Long-term outcome of 254 complex incisional hernia repairs using the modified Rives-Stoppa technique. World J Surg 31 : 2398-2404, 2007
126) Yaghoobi Notash A, Yaghoobi Notash A Jr, Seied Farshi J, et al : Outcomes of the Rives-Stoppa technique in incisional hernia repair : ten years of experience. Hernia 11 : 25-29, 2007
127) Heartsill L, Richards ML, Arfai N : Open Rives-Stoppa ventral hernia repair made simple and successful but not for everyone. Hernia 9 : 162-166, 2005
128) Grevious MA, Cohen M, Jean-Pierre F, et al : The use of prosthetics in abdominal wall reconstruction. Clin Plast Surg 33 : 181-197, 2006
129) el Mairy AB : A new procedure for the repair of suprapubic incisional hernia. J Med Liban 27 : 713-718, 1974
130) Hirasa T, Pickleman J, Shayani V : Laparoscopic repair of parapubic hernia. Arch Surg 136 : 1314-1317, 2001
131) Paige JT : Suprapubic hernia. In Jones DB(ed) : Hernia. Lippincott Williams & Wilkins, Philadelphia, pp373-383, 2013

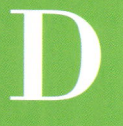

D 傍ストーマヘルニア

　腹壁ヘルニアの特殊型として，傍ストーマヘルニアがある。本来，清潔手術である腹壁ヘルニアのなかで唯一糞便が関与するヘルニアであり，治療法に関して考え方の違いがある。
　手術法を考える場合に，二通りに分けて考える必要がある。ストーマそのものも手術術式のうちに置くか，ストーマそのものにはまったく関与しない術式を考えるかである。
　究極的には，傍ストーマヘルニアを生じさせない術式を考えることが必要である。

1. 定義

　結腸瘻（結腸人工肛門），回腸瘻，空腸瘻，そして尿管瘻に関係したヘルニアを，傍ストーマヘルニアと定義する[1]。以下，主として結腸瘻について記載する。

2. 発生メカニズム

　傍ストーマヘルニアは，ストーマトンネルと腹壁を通じて持ち上げられた内臓の間の不十分な創治癒によって起こる。術後早期の瘢痕形成を阻害する原因があれば傍ストーマヘルニアの頻度が増加する。ストーマサイトについては，腱膜部分へのストーマ造設は，筋肉部分より傍ストーマヘルニアの発生率が高い。

3. 分類

　傍ストーマヘルニアは，ストーマ造設に伴う後期合併症のうち最も頻度の高いものであり，結腸瘻では3～39％の発生頻度であるが，ループ式回腸瘻では0～6％である[2]。本項では，主に結腸瘻について記す。ヘルニアは，一般的にストーマ位置の外側に生じる。トンネルの外側面と腸管の間に間隙ができ，そこに大網，腸管などが皮下まで進入して発生するものである。
　sliding colostomy hernia（滑脱結腸瘻ヘルニア）は，結腸瘻となっている腸管の最終部分に連続する腸管が，皮下のポケットに入り込んでくる型である（図117 A）。この滑脱ヘルニアには，2つの原因がある。結腸瘻として使用している腸管を腹壁の外側に固定できなかったか，腸管部分とトンネルの間に離開が起こったことによるものである。結腸瘻に続く腸管部分が，この隙間に入り込み，皮下にポケットを形成することになる。この型のヘルニアは腹膜，筋肉，そして筋膜の腹壁への門が非常に狭いため，結果として嵌頓の危険度が高い（図117 A）。
　もう1つの型は，paracolostomy hernia（傍結腸瘻ヘルニア）である（図117 B）。この型では，腹膜，筋膜そして筋膜からなる層状の門が大きく広い。大網，小腸ループや他の腹部臓器がそのヘルニア嚢を満たしているため，還納は容易で，嵌頓することはめったにない。

4. 手術法

　傍ストーマヘルニアに対する縫合による修復術は，シンプルで開腹術が必要ないことが長所であるが，その再発率が高いため推奨されていない。さらに，ストーマ位置を移し替える方法（re-site）も再発率が高く，元の部位の瘢痕ヘルニア形成の問題もある[3～5]。メッシュを用いる手技のうち，open法でのメッシュ修復術は，創感染や再発率の観点から縫合術より明らかに成績がよい。しかし，外科医は，メッシュと腸管の緊密な接着が腸管のびらんをもたらす可能性があることからメッシュを使用することを躊躇する。さらに，漿液腫形成や感染の危険度を増す懸念もある[6～8]。
　open法でのinlayおよびonlay法は，再発率が高いが，retromuscular（preperitoneal）法では低

図117 傍ストーマヘルニア

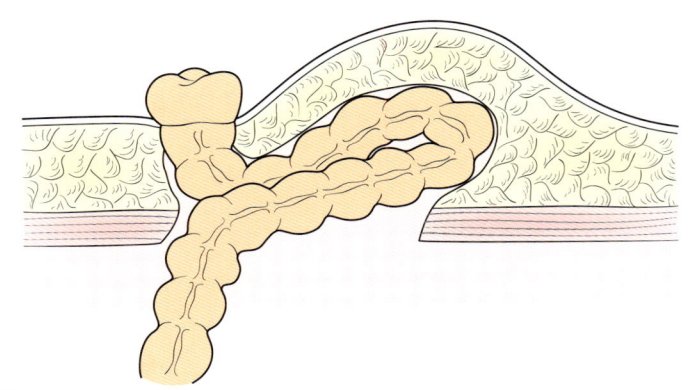

A：sliding colostomy hernia は，結腸瘻となっている腸管の最終部分に連続する腸管が，皮下のポケットに入り込んでくる型である。この型のヘルニアでは，門が非常に狭いため，結果として嵌頓の危険度が高い。
B：paracolostomy hernia は，腹膜，筋膜そして筋膜からなる層状の門が大きく広い。大網，小腸ループや他の腹部臓器がそのヘルニア嚢を満たしているため，還納は容易で，嵌頓することは稀である。

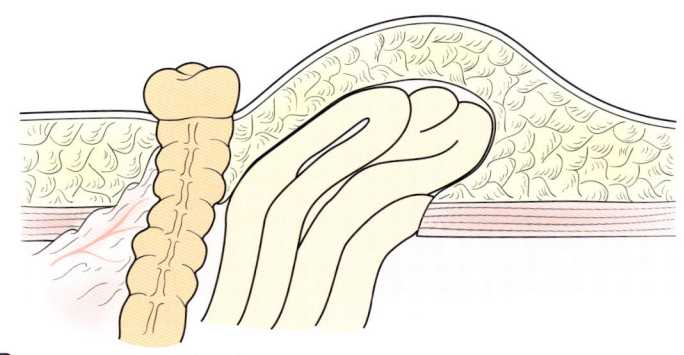

い[9]。しかし，いずれもメッシュによる腸管のびらん，穿孔などが合併症として挙がる[8]。さらに，Sugarbaker 修復法[10]が有名であるが，本来の Sugarbaker 修復法は，ヘルニア門をメッシュを用いて腹腔内からの inlay 法で閉鎖し，結腸を外側壁に縫合することによる傍ストーマヘルニア修復術である（図 118）。これを変更した Stelzner らの方法[11]はさらに理にかなった方法であり，Sugarbaker 修復変法（modified Sugarbaker technique）の原型として，腹腔鏡下にも行われるようになった。

腹腔内修復術は，keyhole メッシュ法[12〜14]（図 119）か Sugarbaker 修復変法（図 120）のどちらかである。しかし，keyhole メッシュ法の再発率は相当に高率である[9]。keyhole メッシュ法では，結腸を通過させるための孔の締まり具合の評価が難しい。また，メッシュの収縮が孔を大きくする可能性があり，それが同部のヘルニア再発[15,16]を来す。

現在，「傍ストーマヘルニアに対する腹腔鏡下 Sugarbaker 修復変法」の定義として，「ストーマに向かう腸管を外側壁に縫合し（外側化），ヘルニア欠損部を覆う切開のない腹腔内メッシュの設置による傍ストーマヘルニアの腹腔鏡下手技による修復術」とされており[15]，十分な広さのメッシュを用いてヘルニア門と結腸の壁在化（壁側に接着させる）を図るものである[15,17,18]。したがって，この定義の手技を外側化のみをとって，Sugarbaker 修復変法と呼称するのは問題がある。

さらに，keyhole メッシュの使用と非定型 Sugarbaker 修復術を合わせた術式も開発されており，短期の成績は良好である[19]。

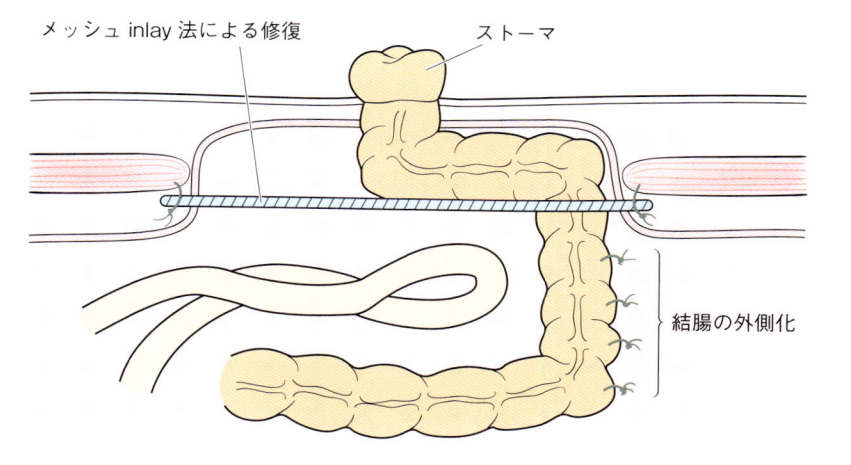

図118 Sugarbaker 修復法
ヘルニア門をメッシュを用いて腹腔内からの inlay 法で閉鎖し，結腸を外側壁に縫合する．

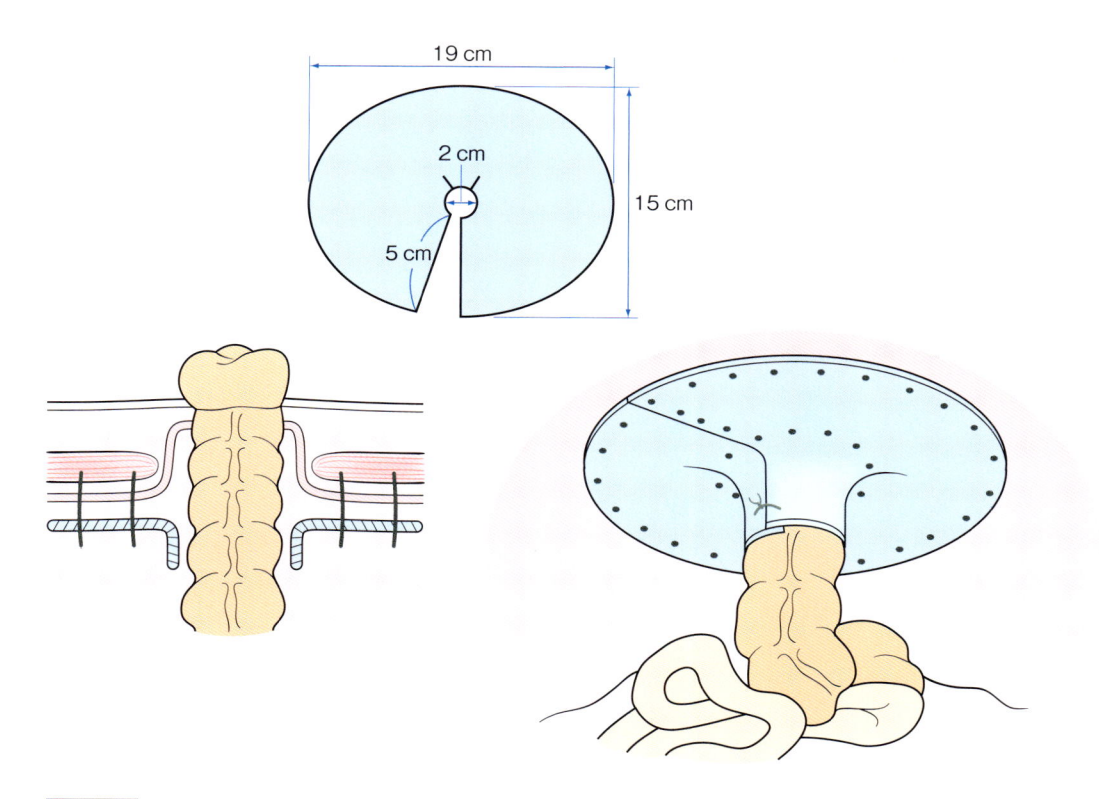

図119 腹腔内修復術としての keyhole メッシュ法
keyhole メッシュ法では，結腸を通過させるための孔の締まり具合の評価が難しい。また，メッシュの収縮により孔が大きくなる可能性があり，再発率は相当に高率である。

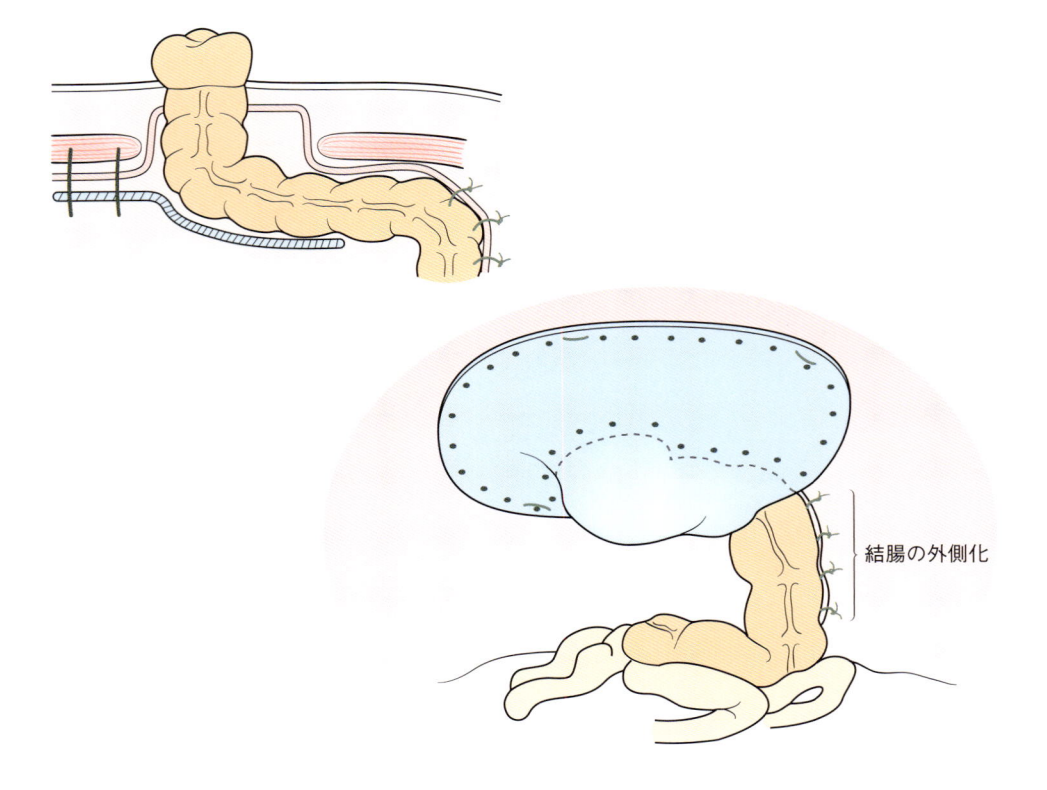

図120 腹腔鏡下 Sugarbaker 修復変法
ストーマに向かう腸管を外側壁に縫合し（外側化），ヘルニア欠損部を覆う切開のない腹腔内メッシュの設置による傍ストーマヘルニア修復術。

5. 予防のための手術法

　傍ストーマヘルニアの予防のためには，retroperitoneal route がよいとする論文もあるが[20]，差はないとする意見もある[21,22]。しかし，最近になり単孔性 S 状結腸瘻についての腹腔鏡下手術後では，腹膜外経路が経腹的経路より有意に発症が少なく，発症予防に有効と考えられている[23〜25]。

　さらに，ストーマ造設時にメッシュの使用を勧める論文もあり[26,27]，長期にわたる研究でも良好な成績である[28]。

文献

1) Sugarbaker PH : Paraostomy hernias : Prevention and prosthetic mesh repair. *In* Bendavid R, Abrahamson J, Arregui ME, et al(eds) : Abdominal wall hernias. Springer-Verlag, New York, pp666-671, 2001
2) Carne PW, Robertson GM, Frizelle FA : Parastomal hernia. Br J Surg 90 : 784-793, 2003
3) Cheung MT, Chia NH, Chiu WY : Surgical treatment of parastomal hernia complicating sigmoid colostomies. Dis Colon Rectum 44 : 266-270, 2001
4) Allen-Mersh TG, Thomson JP : Surgical treatment of colostomy complications. Br J Surg 75 : 416-418, 1988
5) Prian GW, Sawyer RB, Sawyer KC : Repair of peristomal colostomy hernias. Am J Surg 130 : 694-696, 1975
6) Steele SR, Lee P, Martin MJ, et al : Is parastomal hernia repair with polypropylene mesh safe? Am J Surg 185 : 436-440, 2003
7) Guzmán-Valdivia G, Guerrero TS, Laurrabaquio HV : Parastomal hernia-repair using mesh and an open technique. World J Surg 32 : 465-470, 2008
8) Aldridge AJ, Simson JN : Erosion and perforation of colon by synthetic mesh in a recurrent paracolostomy hernia. Hernia 5 : 110-112, 2001
9) Hansson BM, Slater NJ, van der Velden AS, et al : Surgical techniques for parastomal hernia repair. a systemic review of the literature. Ann Surg 255 : 685-695, 2012

10) Sugarbaker PH : Peritoneal approach to prosthetic mesh repair of paraostomy hernias. Ann Surg 201 : 344-346, 1985
11) Stelzner S, Hellmich G, Ludwig K : Repair of paracolostomy hernias with a prosthetic mesh in the intraperitoneal onlay position : modified Sugarbaker technique. Dis Colon Rectum 47 : 185-191, 2004
12) LeBlanc KA, Bellanger DE : Laparoscopic repair of paraostomy hernias : early results. J Am Coll Surg 194 : 232-239, 2002
13) Hansson BM, van Nieuwenhoven EJ, Bleichrodt RP : Promising new technique in the repair of parastomal hernia. Surg Endosc 17 : 1789-1791, 2003
14) Safadi B : Laparoscopic repair of parastomal hernias : early results. Surg Endosc 18 : 676-680, 2004
15) Muysoms F : Laparoscopic repair of parastomal hernias with a modified Sugarbaker technique. Acta Chir Belg 107 : 476-480, 2007
16) Hansson BM, Bleichrodt RP, De Hingh IHJ : Laparoscopic parastomal hernia repair using a keyhole technique results in a high recurrence rate. Surg Endosc 23 : 1456-1459, 2009
17) Mancini GJ, McClusky DA 3rd, Khaitan L, et al : Laparoscopic parastomal hernia repair using a nonslit mesh technique. Surg Endosc 21 : 1487-1491, 2007
18) Asif A, Ruiz M, Yetasook A, et al : Laparoscopic modified Sugarbaker technique results in superior recurrence rate. Surg Endosc 26 : 3430-3434, 2012
19) Berger D, Bientzle M : Polyvinylidene fluoride : a suitable mesh material for laparoscopic incisional and parastomal hernia repair ! A prospective, observational study with 344 patients. Hernia 13 : 167-172, 2009
20) Harshaw DH Jr, Gardner B, Vives A, et al : The effect of technical factors upon complications from abdominal perineal resections. Surg Gynecol Obstet 139 : 756-758, 1974
21) Marks CG, Ritchie JK : The complication of synchronous combined excision for adenocarcinoma of the rectum at St. Mark's Hospital. Br J Surg 62 : 901-905, 1975
22) Goligher JC : Complications relating to the colostomy. *In* Surgery of the Anus, Rectum and Colon, 5th ed. Baillière Tindall, London, pp703-705, 1985
23) Londono-Schimmer EE, Leong AP, Phillips RK : Life table analysis of stomal complications following colostomy. Dis Colon Rectum 37 : 916-920, 1994
24) Leroy J, Diana M, Callari C, et al : Laparoscopic extraperitoneal colostomy in elective abdominoperineal resection for cancer : a single surgeon experience. Colorectal Dis 14 : e618-e622, 2012
25) Hamada M, Ozaki K, Muraoka G, et al : Permanent end-sigmoid colostomy through the extraperitoneal route prevents parastomal hernia after laparoscopic abdominoperineal resection. Dis Colon Rectum 55 : 963-969, 2012
26) Jänes A, Cengiz Y, Israelsson LA : Randomized clinical trial of the use of a prosthetic mesh to prevent parastomal hernia. Br J Surg 91 : 280-282, 2004
27) Serra-Aracil X, Bombardo-Junca J, Moreno-Matias J, et al : Randomized, controlled, prospective trial of the use of a mesh to prevent parastomal hernia. Ann Surg 249 : 583-587, 2009
28) Jänes A, Cengiz Y, Israelsson LA : Preventing parastomal hernia with a prosthetic mesh : a 5-year follow-up of a randomized study. World J Surg 33 : 118-121, 2009

E 骨盤壁ヘルニア

　骨盤壁ヘルニアは，閉鎖孔ヘルニア，坐骨ヘルニア，会陰ヘルニアに大別されていることが多い。しかし，内膀胱上窩ヘルニアを含めて，女性における慢性骨盤痛の項を設けて解説している成書もある[1,2]。さらに，これらのヘルニアは女性に多いことから，婦人科医からの見地でまとめて記載されている成書もある[3]。本項では，後者の分類を用いる。頻度的には，閉鎖孔ヘルニア，内膀胱上窩ヘルニアは通常の診療でみることができるが，ほか二者は，非常に稀である。

I 閉鎖孔ヘルニア（obturator hernia）

　骨盤内ヘルニアの一つとして閉鎖孔ヘルニアがある。閉鎖孔ヘルニア（以下，本症）は高齢女性に好発する疾病である。現在では，急性腹症としてCT検査を行うことで，ほとんど診断は可能である。本症の治療は手術療法であることは当然であるが，問題点は，ほとんどが腸管嵌頓状態での緊急手術として施行されることである。術前に嵌頓を解除できれば，開腹することなく，後腹膜アプローチでヘルニア門を閉鎖でき，侵襲の少ない手術を施行することができる。

　したがって，手術療法よりも非観血的嵌頓用手整復ができるかが，本症の治療上，重要なポイントとなる。CT検査，超音波検査で，腸管がviableと考えられる場合に限り，嵌頓用手整復の適応となる。

　手術療法については，さまざまな方法が報告されているが，嵌頓腸管がどうしても還納できない症例があり，腸管壊死・損傷のため不潔手術になった場合には，メッシュの使用がためらわれる。このため，多くのpure tissue repairが紹介されているが，どれも満足すべき術式ではないのが現状である。したがって，いかに清潔手術の施行を目指せるかが重要である。

1. 閉鎖孔の解剖

　閉鎖孔（obturator foramen）は，腹側・頭側を恥骨に，背側・尾側を坐骨に囲まれた寛骨の骨欠損部である（図121 A）。閉鎖孔は閉鎖膜と呼ばれる強靱な結合組織（恥骨組織）で閉じられている。恥骨上枝寄りの閉鎖動静脈・神経の通る部位は通常脂肪組織などで閉鎖されているため比較的脆弱で，この狭い孔を閉鎖管（obturator canal）という。閉鎖神経は腰神経叢L2～4から起こり，腸腰筋内側より小骨盤，閉鎖管を通り，主に大腿内転筋群を支配する（図121 A）。閉鎖膜の内側面は内閉鎖筋で，外側面は外閉鎖筋で覆われる（図121 B）。内閉鎖筋は，閉鎖孔周囲の寛骨と閉鎖膜内面に起始し，閉鎖孔の内側面を裏打ちして背側の小坐骨切痕を迂回して外側に向かい，大腿骨の転子窩に停止する。外閉鎖筋は，閉鎖孔周囲の寛骨と閉鎖膜外側面に起始し，閉鎖孔の外側面を覆って背側・外側の大腿骨転子窩に停止する。いずれも大腿の外旋筋である。

　閉鎖孔の頭側縁を形成する恥骨上枝の腹側内面には窪みがあり，閉鎖溝（obturator sulcus）と呼ばれる。閉鎖管の腹側・外側縁は恥骨の閉鎖溝，背側・内側縁は閉鎖膜で，その走行は外側・頭側から内側・尾側へ斜めに向かい（といってもほとんど垂直方向），外閉鎖筋の前面に開口する。径1cm以下，長さは1～2cmである。CTでは寛骨内側・腹側面を尾側に追うと，骨の外側への窪みとして認識できる閉鎖溝が確認されるが（図122 A），その中に血管（閉鎖動静脈）が認められる。その内側には内閉鎖筋がある。さらに尾側のスライスでは閉鎖孔により寛骨が前後（恥骨と坐骨）に分離するが，閉鎖動静脈を外閉鎖筋の腹側面（恥骨筋の背側面）の脂肪組織内に確認できるはずである。これが，閉鎖孔ヘルニアのメインルートである（図122 B）。

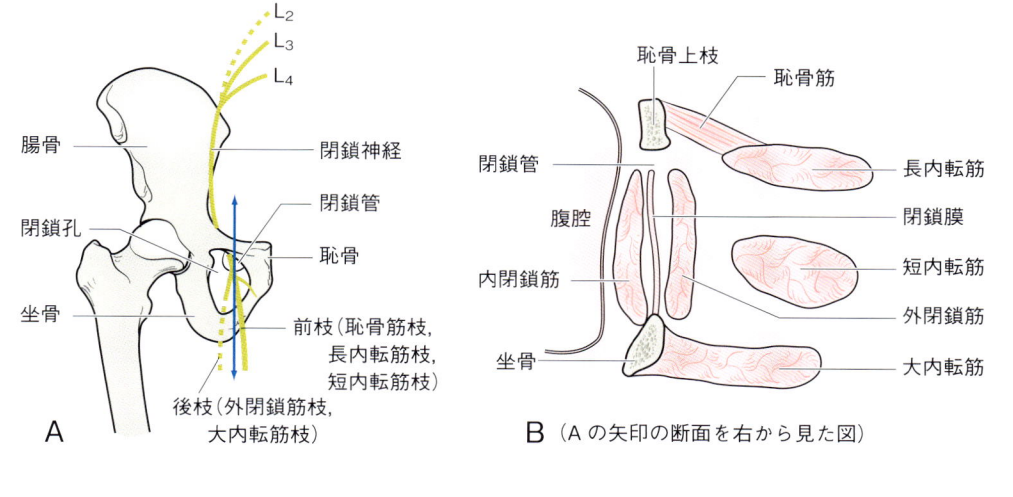

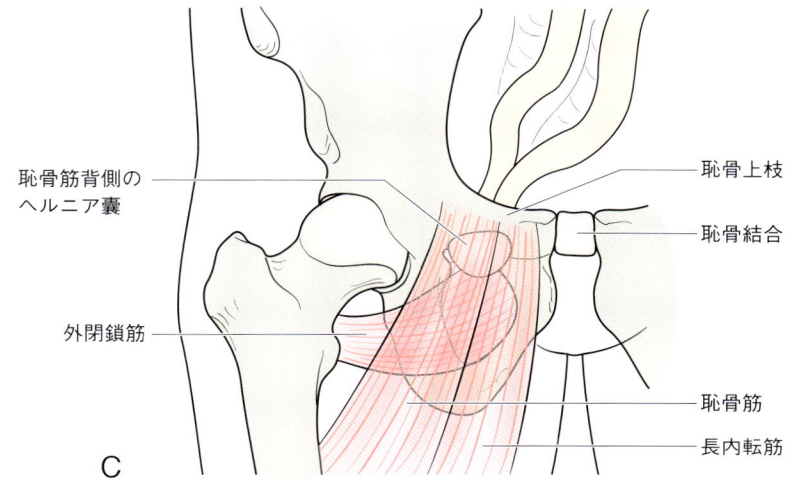

図121　閉鎖孔の解剖

閉鎖管の腹側には，腹側から恥骨筋，長内転筋が存在し，それらの背側に短内転筋，大内転筋が位置する（C）。

2. 診断

　　閉鎖孔ヘルニアは，高齢の女性に多い。腸閉塞症状で発生する例が多く，術前診断はCTが有用とされる。

　　閉鎖管から出た閉鎖ヘルニア囊は通常は恥骨筋背側に脱出するが（図123Aのa），稀に外閉鎖筋を突き抜けて背側寄りに脱出する型もある（図123Aのb）[4]。さらに稀な型として，内・外閉鎖筋と閉鎖膜の間に存在するものがある（図123Bのc）[5,6]。

　　Howship-Romberg徴候[7,8]は，閉鎖孔ヘルニアの嵌頓状態の際に認められる症状である。ヘルニア内容が閉鎖管内で閉鎖神経を圧迫することにより，大腿内側から膝・下腿に放散する疼痛やしびれの症状が，股関節の背側への伸展，内転（肢を体幹に近づける運動）か内旋（骨長軸を回転軸として内側面を背側に回す運動）により増強する徴候をいう（図124）。

3. 非観血的還納法

　　非観血的還納法は，CT検査，超音波検査で腸管のviabilityに問題がないと考えられる症例が適応である。通常，体表面から脱出腫瘤やヘルニア門を触知しないため，術者が圧迫の場所と方向をイメージしにくく，超音波検査をガイドに用手整復を試みるのは有効な手段と思われる。患側下肢を軽度外転（肢を体幹から遠ざける運動）・外旋（骨長軸を回転軸として内側面を腹側に回す運動）さ

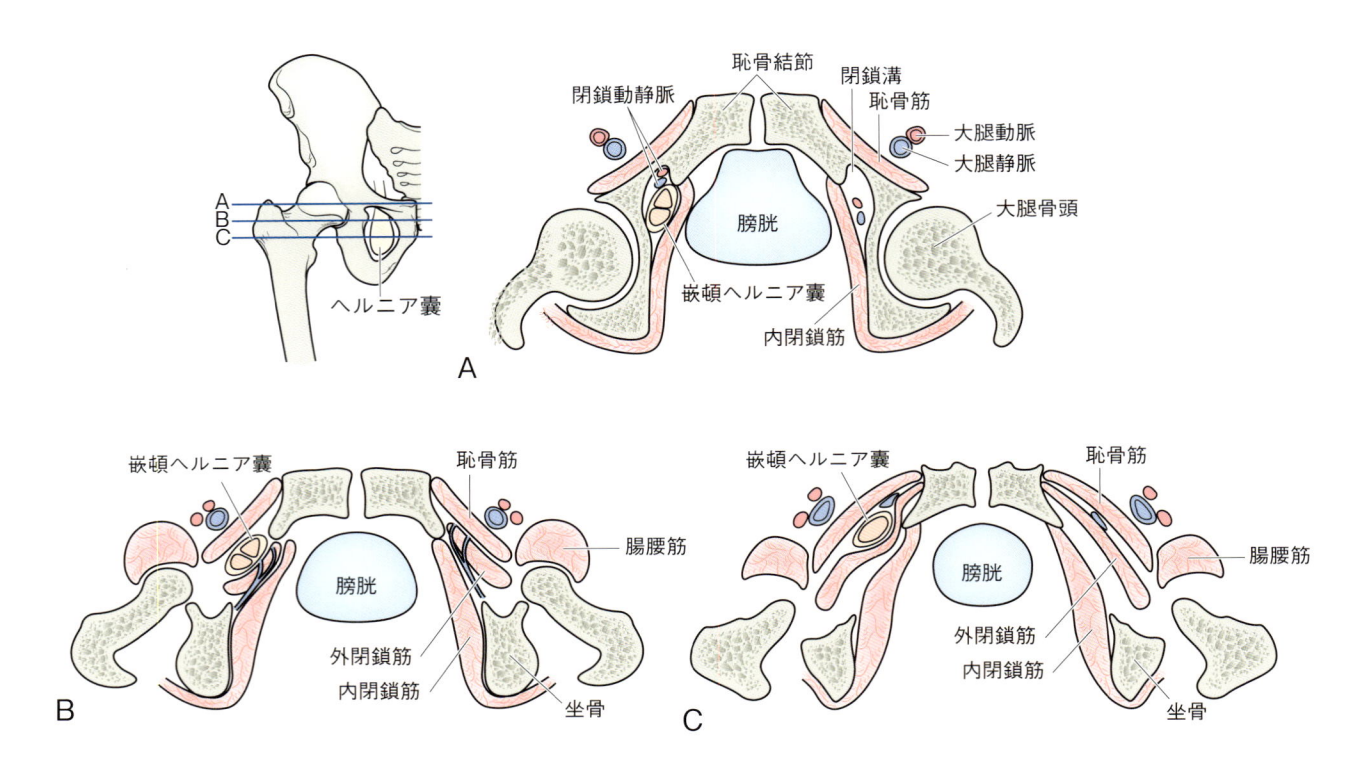

図122 閉鎖孔部の CT

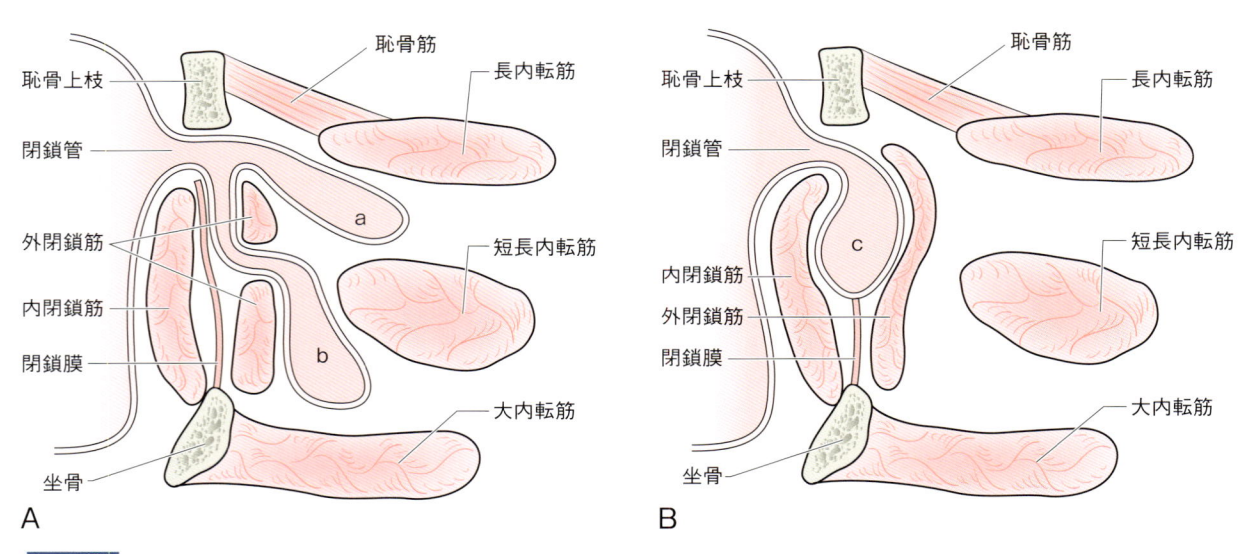

図123 閉鎖孔ヘルニアの型

通常は恥骨筋背側に脱出するが(a)，稀に外閉鎖筋を突き抜けて背側寄りに脱出する場合(b)や，さらに稀には内・外閉鎖筋と閉鎖膜の間に存在する場合(c)がある。

せ，鼠径靱帯より数 cm 尾側，大腿静脈と長内転筋の間隙の大腿前面を愛護的に圧迫する。嵌頓腸管が整復されると，抵抗の消失とともに疼痛が劇的に改善する。

整復困難例で，患側下肢を外転・外旋したうえで再度圧迫したところ，整復された症例もある。これは，肢位により内転筋群が弛緩したためと考えられる。また，超音波プローブでヘルニアの位置と方向を確認し，もう一方の手で長内転筋背側から軽く圧迫するのも有用である。

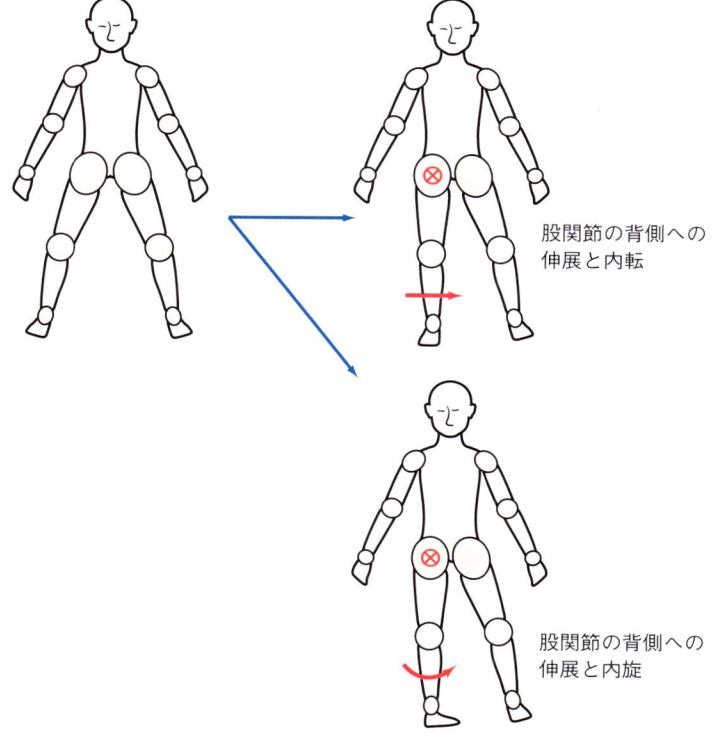

図124 Howship-Romberg 徴候
股関節の背側への伸展，内転か内旋により，大腿内側から膝・下腿に放散する疼痛やしびれの症状が増強する．

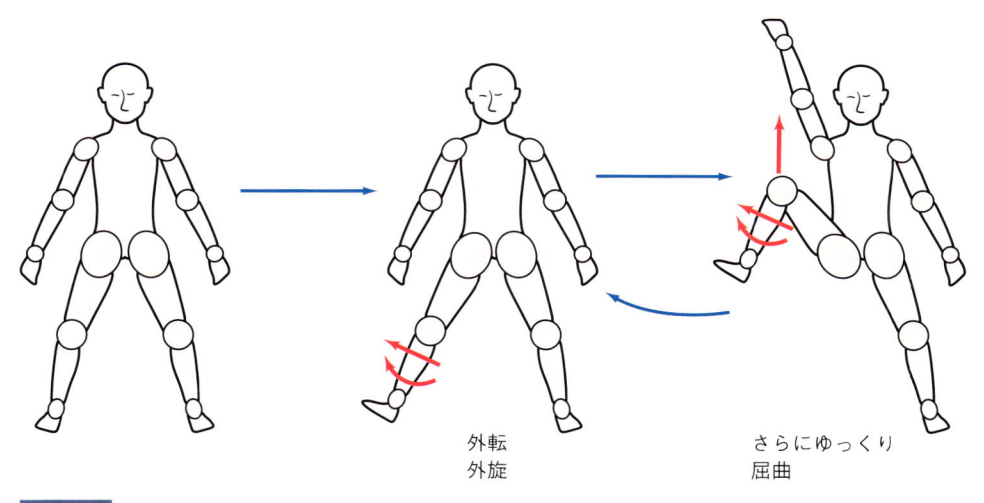

図125 閉鎖孔ヘルニア嵌頓の整復方法

　さらに最近の報告では，超音波検査やCT検査で，虚血性変化，例えばヘルニア嚢内の液体貯留の存在や造影剤の集積の欠如などにより，絞扼状況を確認できるとされている．その後，嵌頓を解除してよいと考えられた場合には，患者を仰臥位の状態とし，病側の足をわずかに外旋・外転しながら病側の足を静かにそして繰り返し大きく屈曲することが勧められている(図125)[9]．嵌頓腸管が還納されると疼痛が突然，劇的に消える．この手技のエッセンスは内閉鎖筋と外閉鎖筋の緊張を取ることであり，その間に同時に嵌頓ヘルニアを圧迫することである．

I 閉鎖孔ヘルニア

下腹部正中切開	開腹せずにRetzius腔を剥離する
A	B

（図C：閉鎖孔ヘルニア手術法の解剖図）
ラベル：内腸骨動静脈、尿管、下腹壁動脈、死冠、恥骨、閉鎖孔ヘルニア門、メッシュ、閉鎖神経、閉鎖動脈、閉鎖静脈、精管

C

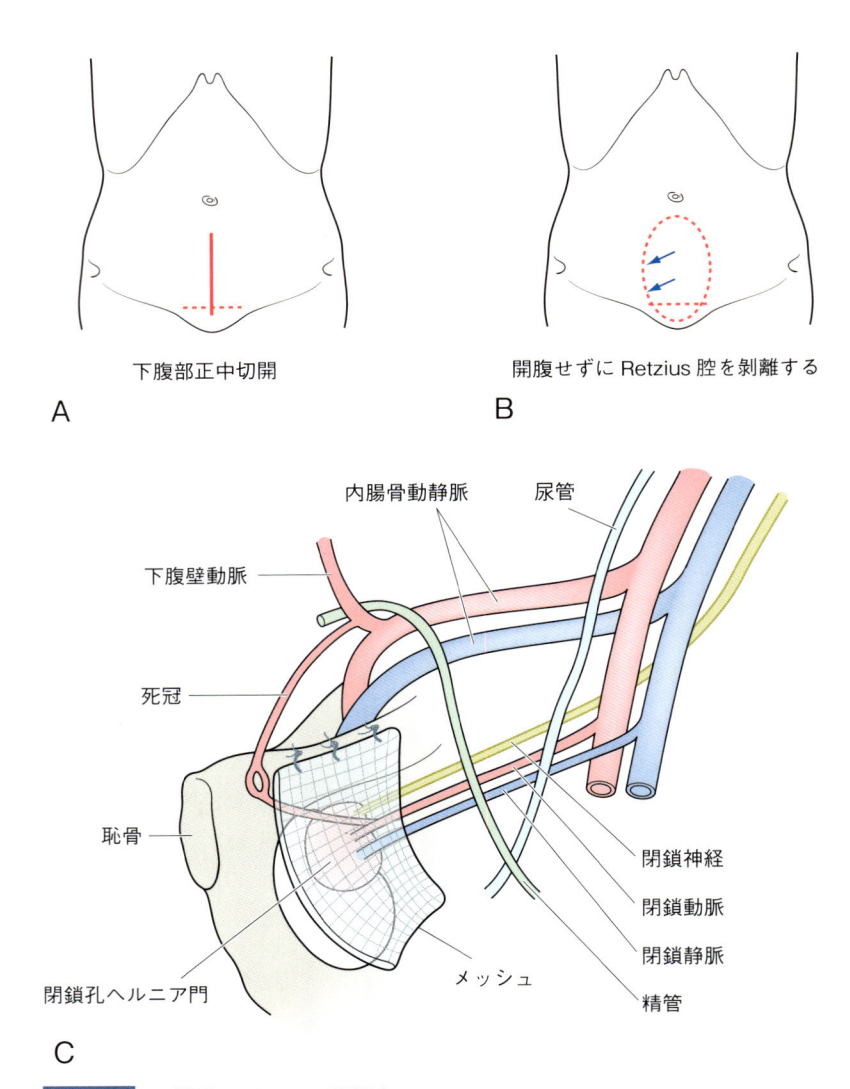

図126　閉鎖孔ヘルニア手術法
嵌頓状態での手術は，両側性であることが多く，還納するのに困難な症例があり，腸管切除も必要となる．さらに，腹膜炎としての対処も必要となることを考え，midline extraperitoneal approach が最良の方法である．

4．手術法

　閉鎖孔ヘルニアの手術は，嵌頓状態を改善できた場合とできない場合とに分けて考える必要がある．前者においては，メッシュによる侵襲の少ない手術である鼠径法も可能である．後者においては，①両側性であることが多い，②Richter 型での嵌頓・絞扼が多いとはいえ，還納するのに困難な症例がある，③腸管切除も必要となる，④腹膜炎としての対処も必要となることがある，などの点を考えなくてはならない．以上の理由からは，midline extraperitoneal approach が最良の方法であると考えられる．この方法により，閉鎖孔を腹腔内臓器に邪魔されることなく，十分に観察することができる[3,4]（図126）．必要に応じて，いつでも開腹術に変更でき，腹腔内からの手技に移行することができる．最も問題となるのは，嵌頓あるいは絞扼腸管がどうしても引き出せないときである．さまざまな方法が報告されているが，Richter 型でない嵌頓・絞扼となっている場合には，結局は腸管を損傷して引き出すしかない場合もある．

　不潔手術となった場合は，二次的に再発防止のメッシュによる治療を考えるべきである．

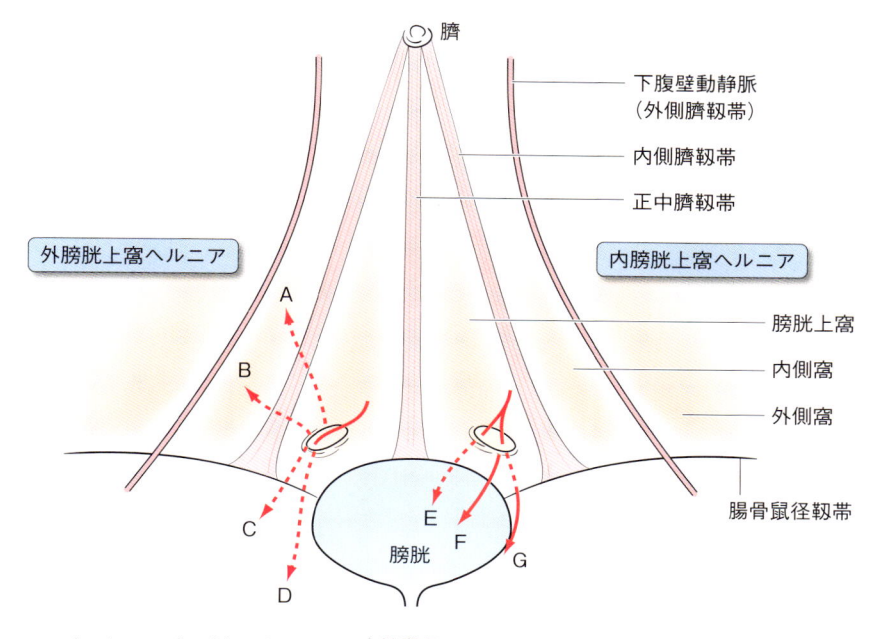

A：interparietal hernia　　B：直接鼠径ヘルニア　　C：大腿ヘルニア
D：閉鎖孔ヘルニア　　E：前内膀胱上窩ヘルニア　　F：後内膀胱上窩ヘルニア
G：外側内膀胱上窩ヘルニア

図127 解剖とヘルニア分類

ヘルニア嚢が膀胱周囲に伸展して内ヘルニアとなる内膀胱上窩ヘルニアと，腹側に伸展して外ヘルニアとなる外膀胱上窩ヘルニアとに分類される。内膀胱上窩ヘルニアは，ヘルニア嚢の伸展方向により，前内膀胱上窩ヘルニア，右あるいは左外側内膀胱上窩ヘルニア，後内膀胱上窩ヘルニアの3種類に分けられる。

II 膀胱上窩ヘルニア（supravesical hernia）

膀胱上窩ヘルニアとは，膀胱上窩すなわち正中臍靱帯（正中臍襞）と内側臍靱帯（内側臍襞）との間にヘルニア門を有するヘルニアである。

1. 解剖とヘルニア分類

ヘルニア嚢が膀胱周囲に伸展して内ヘルニアとなる内膀胱上窩ヘルニアと，腹側に伸展して外ヘルニアとなる外膀胱上窩ヘルニアとに分類される。

外膀胱上窩ヘルニアは，interparietal hernia（Side Memo ➡ 146頁参照）になるものと内鼠径ヘルニアになるものがある。さらに，背側に向かうものは大腿ヘルニア，閉鎖孔ヘルニアとも考えられている。

内膀胱上窩ヘルニアは，ヘルニア嚢の伸展方向により，前内膀胱上窩ヘルニア（anterior supravesical hernia），右あるいは左外側内膀胱上窩ヘルニア（right or left lateral supravesical hernia），後内膀胱上窩ヘルニア（posterior supravesical hernia）の3種類に分けられる（図127）。さらに，anterior hernia は恥骨後方のRetzius腔へ伸展する retropubic supravesical hernia と膀胱壁を圧排して膀胱内腔方向へ向かう invaginating supravesical hernia とに分類される[10]。

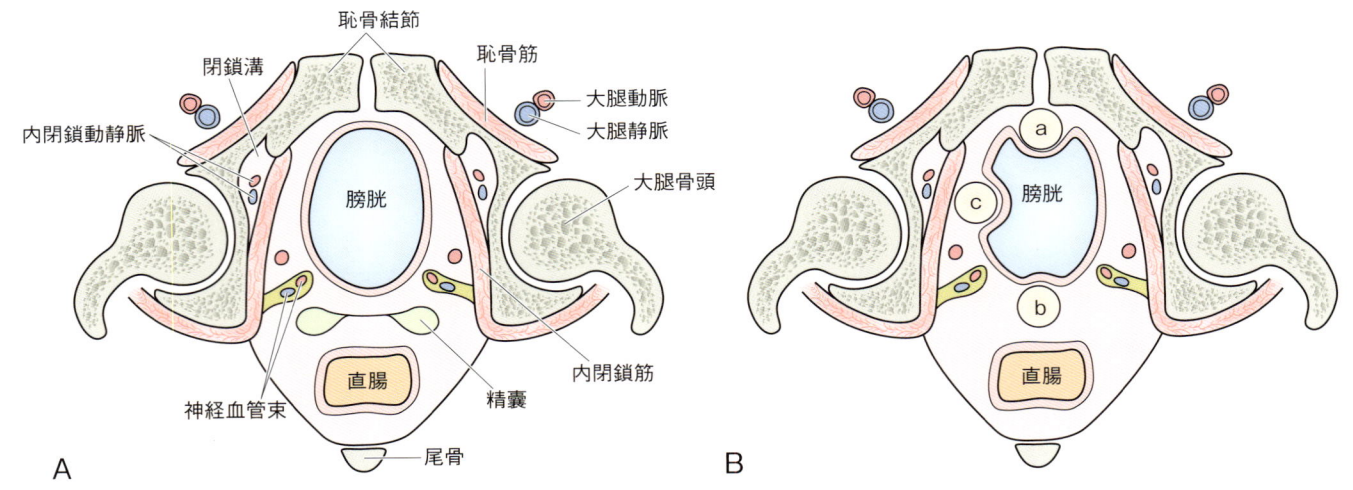

図中ラベル（A）: 閉鎖溝／恥骨結節／恥骨筋／大腿動脈／大腿静脈／内閉鎖動静脈／膀胱／大腿骨頭／神経血管束／精囊／内閉鎖筋／直腸／尾骨

図中ラベル（B）: a／b／c／膀胱／直腸
a：前内膀胱上窩ヘルニア　　b：後内膀胱上窩ヘルニア
c：外側内膀胱上窩ヘルニア

図128　CT診断
膀胱部のCT横断図である（A）。本症の診断は容易ではないが、CT検査が重要であり、膀胱の圧排が唯一の重要な所見である場合も多い（B）。

2. 診断

腸閉塞症として発症するが、診断は容易ではない。CT検査における膀胱の圧排が唯一の所見であり、この所見があれば本症も念頭に置く必要がある（図128）。

3. 治療

外側型は通常の鼠径・大腿ヘルニアに対する術式で対応できるが、内側型は腹腔鏡によるヘルニア門の精査・治療が行われるべきであり、メッシュによる補強が必要である。

Side Memo　interparietal（intraparietal）hernia と interstitial hernia

interparietal hernia の定義は、1661年に Bartholin が初めて記載してから変更されていない。すなわち、腹壁の層間にはまり込んだヘルニアである[11]。そして、最近になり3つのサブタイプに分けて考えられるようになった。すなわち、①preperitoneal（腹膜と横筋筋膜の間）、②interstitial（横筋筋膜、腹横筋、内腹斜筋、外腹斜筋のいずれかの間）、③superficial（外腹斜筋と皮膚の間、あるいは鼠径部領域の腱膜の中）、である。これらは、Spigelian hernia の型分類に似通っている（Spigelian hernia の項 ➡ 117〜122頁参照）。interstitial subtype は、比較的男性に多い[12,13]。しかしながら、interparietal と interstitial が同義語として使用される文献もみられ、上記の定義を確認しながら読む必要がある。

Gilbert[14]が、鼠径ヘルニア手術において、lateral triangle（鼠径ヘルニアの項 ➡ 24頁、図15参照）に interstitial hernia として再発することを述べ、lateral triangle の大切さを述べた。その後、Read ら[15]は、interstitial recurrence は Lichtenstein procedure で最も起こりやすいと言及した。これに対して、Amid[16]は、Lichtenstein 法の改善を提唱した。すなわち、Lichtenstein 法においても、lateral triangle の補強を十分にすべきである。

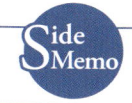

Side Memo 膀胱ヘルニア（bladder hernia）

膀胱ヘルニアは，腹部あるいは骨盤部の正常あるいは異常な開口部から膀胱の一部が突出した状態と定義されている[17]。鼠径部，鼠径・陰嚢部や閉鎖孔へ脱出したヘルニアとしての症例報告となっている。

Jaboulayら[18]は，膀胱ヘルニアを脱出した膀胱と腹膜との関係から3型に分類した。すなわち，①脱出膀胱の一部だけ腹膜に覆われた paraperitoneal type（傍腹膜型）（図129 A），②脱出膀胱が腹膜に覆われていない extraperitoneal type（腹膜外型）（図129 B, E, F），③脱出膀胱は完全に腹膜に覆われている intraperitoneal type（腹膜内型）（図129 C, D），である。paraperitoneal typeが最も多く，intraperitoneal type は稀であり，extraperitoneal type はさらに稀であると報告されている[19]。

鼠径部のヘルニア手術時に，滑脱した膀胱壁を内鼠径ヘルニア嚢と誤認して，術中に膀胱を損傷してしまう可能性がある。このことを常に念頭に置いて手術をすることが必要である。

治療は，膀胱を還納後に，メッシュを用いた tension-free手術が各々の部位で可能である。この場合の注意点として，膀胱壁近傍に使用する糸は吸収糸とすること，メッシュを決して膀胱壁に固定しないこと，さらにできるだけ，メッシュと膀胱壁が近接しないようにすることである。

メッシュによる膀胱への侵食や偽腫瘍形成は，術後長期間が経ってから生じることがあり，治療を要する[20]。

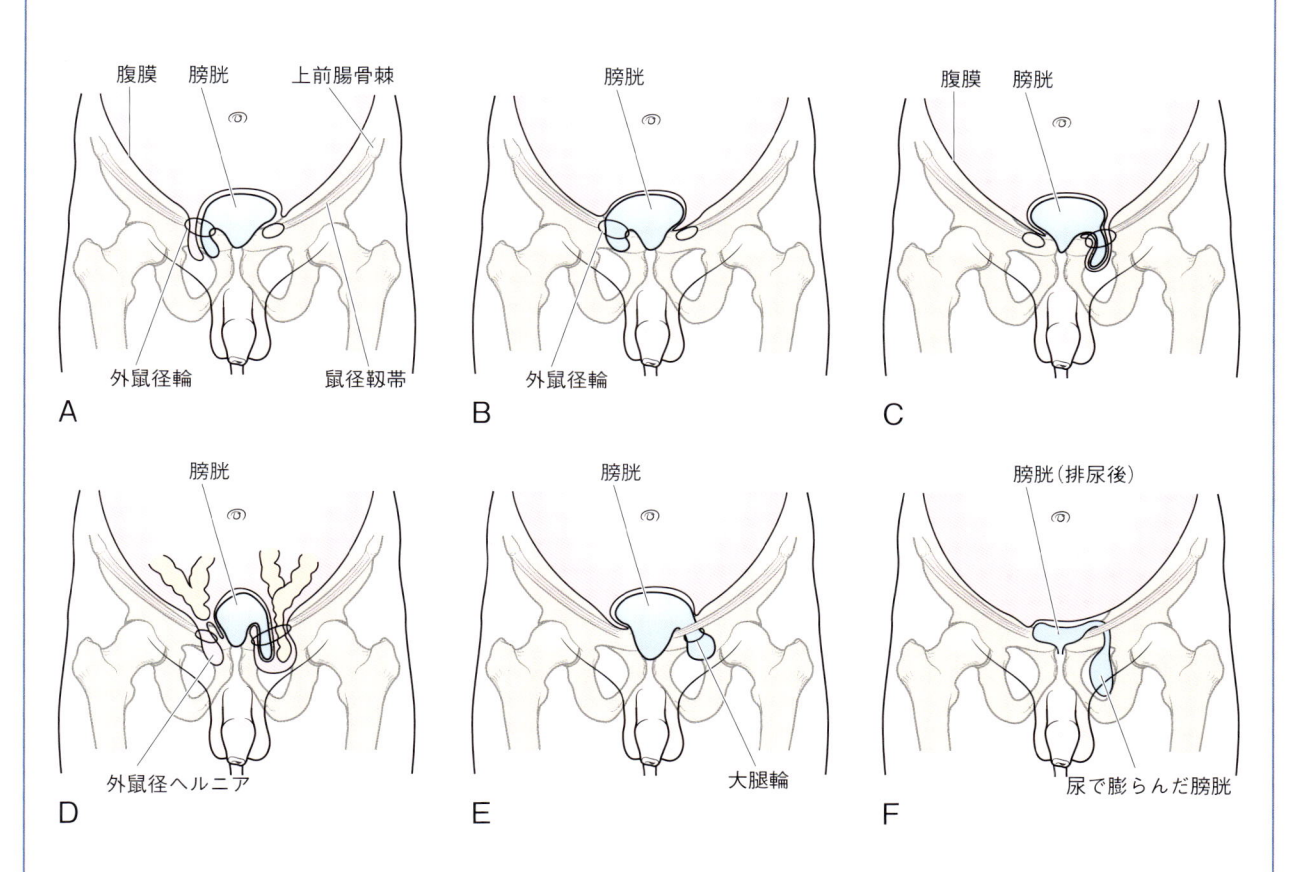

図129 膀胱ヘルニアの分類
A：paraperitoneal hernia。膀胱ヘルニアのなかで最も頻度が高い。
B：右側の extraperitoneal hernia。通常はそのサイズは小さく，直接ヘルニア様に脱出する。
C：intraperitoneal hernia。常に完全な腹膜のヘルニア嚢が存在している。
D：外鼠径ヘルニアが始まりとして存在し（右側），そのあと膀胱と腸管を含む外鼠径ヘルニアとなる intraperitoneal hernia（左側）。
E：extraperitoneal hernia として膀胱が大腿輪を越えて大腿ヘルニア様になる場合が挙げられる。
F：狭い結合部をもった憩室様の膀胱が骨盤内にある。

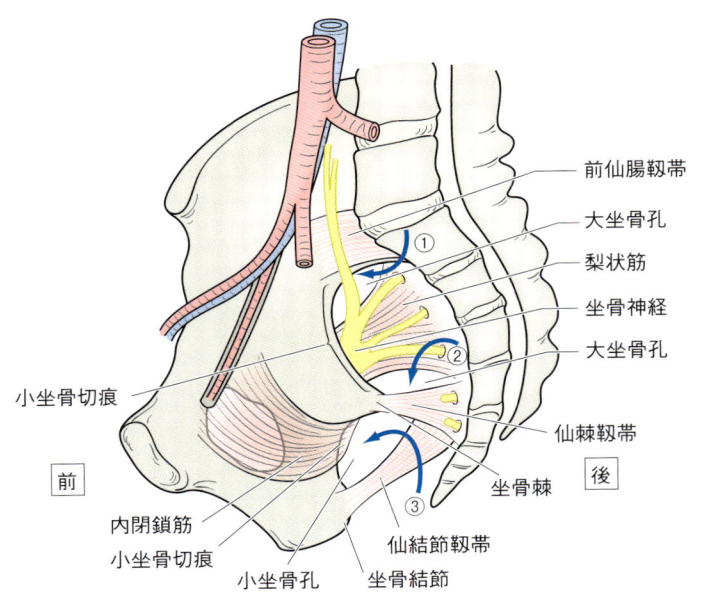

A 骨盤内側面(右側)
① 上梨状筋型ヘルニア　② 下梨状筋型ヘルニア　③ 小坐骨孔型ヘルニア

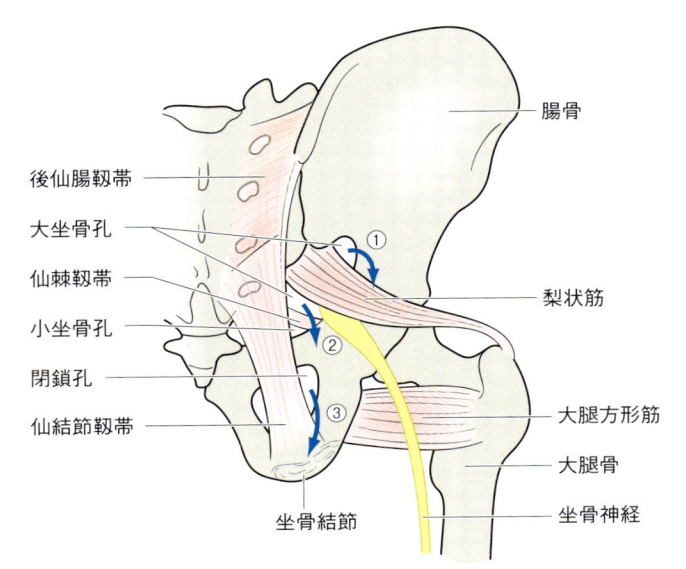

B 骨盤背側面(右側)
① 上梨状筋型ヘルニア　② 下梨状筋型ヘルニア　③ 小坐骨孔型ヘルニア

図130 坐骨孔の解剖

Ⅲ 坐骨ヘルニア(sciatic hernia)

　坐骨ヘルニアは，稀な骨盤壁ヘルニアの一つであり，1958年までに39症例が報告されているにすぎなかった[21]。しかし，1998年，Miklosらは，慢性骨盤痛の1,100人の女性患者に腹腔鏡診査を施行し，20人の坐骨ヘルニアを診断した[22]。これらすべての患者においては，片側の卵巣のみか卵管を伴う卵巣がヘルニア内容であった。このデータでの坐骨ヘルニアの発生頻度(1.8％)から考えると，一般の母集団においても坐骨ヘルニアは，今まで考えられてきたように稀とはいえない[22]。

1. 解剖

　大坐骨孔は，大坐骨切痕，仙骨，仙棘靱帯(坐骨棘と仙骨下部，尾骨上部間の靱帯)および仙結節

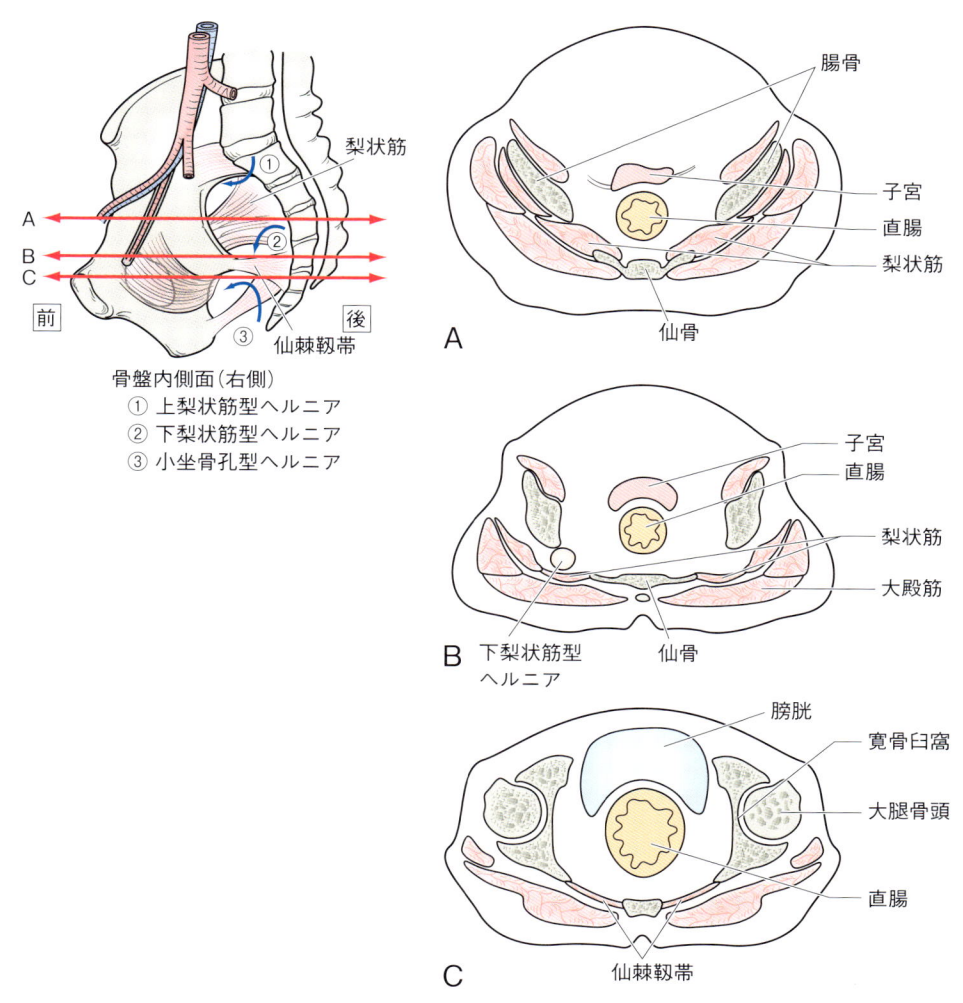

図131 坐骨ヘルニアのCT検査所見

梨状筋下孔ヘルニアのCT検査所見を示した。梨状筋レベルの横断面を頭側からA，B，Cの順に示した。梨状筋下孔ヘルニアでは，梨状筋の尾側にヘルニア嚢があり，その尾側のレベルでは，仙棘靱帯が現れる。

靱帯（仙骨・尾骨の背面外側と坐骨結節間の靱帯）に囲まれた部位である。小坐骨孔は，小坐骨切痕，仙棘靱帯および仙結節靱帯に囲まれた部位である。大坐骨孔は仙骨の骨盤側から大腿骨大転子につく梨状筋によりほぼふさがれているが，その上下の間隙をそれぞれ上殿動静脈・神経と下殿動静脈・神経，坐骨神経が貫いている。この梨状筋上孔から発症する上梨状筋型ヘルニア（suprapiriform type）は，梨状筋下孔ヘルニア（infrapiriform type）や小坐骨孔ヘルニア（subspinous type）に比し頻度が高い（図130）。

2．診断

診断は，CT検査所見が有用である。梨状筋と仙棘靱帯の位置関係から，3種類のヘルニアの鑑別が可能である（図131）。

3．治療

ヘルニア門への到達法には，経腹的・経大殿筋的到達法がある。原因検索，ヘルニア門を直視できることなどから，前者が勧められる[23]。女性では，ヘルニア門が卵巣窩であり，腹腔鏡下に子宮広間膜の背側に門を求めることができる[24]。メッシュによる門の閉鎖および補強が勧められる。

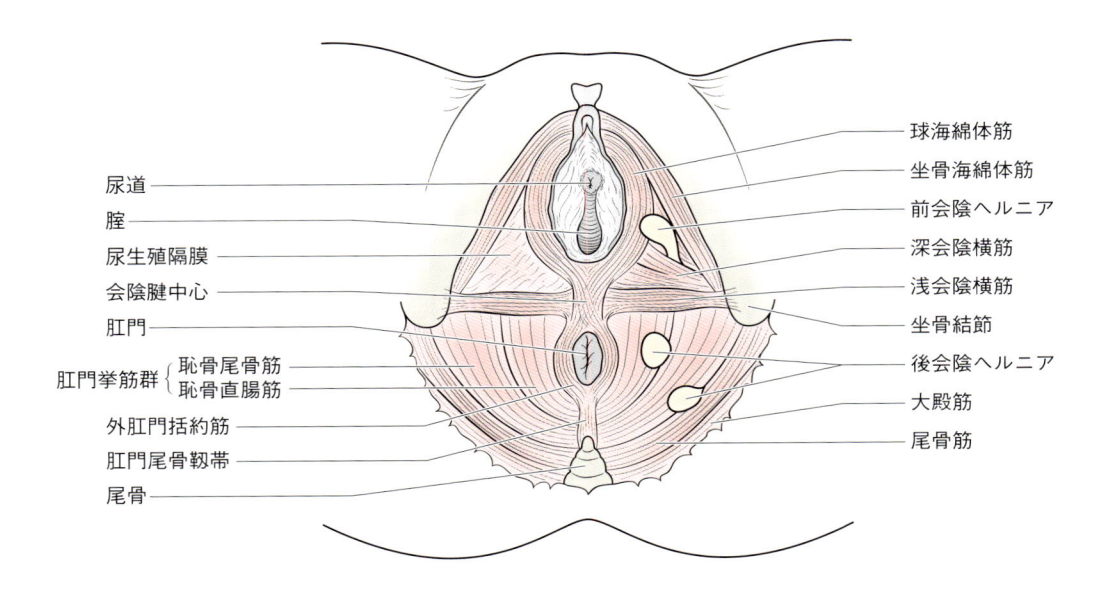

図 132 会陰の解剖

Ⅳ 会陰ヘルニア（perineal hernia）

　会陰ヘルニアは，稀な骨盤壁ヘルニアの一つであり，骨盤底の筋肉や筋膜を通じて会陰に脱出するヘルニアである。会陰ヘルニアは，ischiorectal hernias, pudendal hernias, vaginal hernias, hernias of the (rectouterine) pouch of Douglas と同義語と考えられている[25]。女性に断然多い。本症は原因別に，手術後の瘢痕ヘルニアとも考えられる続発性と，手術とは無関係の原発性に分類される。後者は，浅会陰横筋を境として，前後に分けられる。

1. 解剖

　会陰は，骨盤の出口をふさぐ軟部組織の総称であり，浅会陰横筋より背側は，主に肛門挙筋群と尾骨筋からなる骨盤隔膜で，腹側は両恥骨枝間の深会陰横筋とその上下の厚い筋膜からなる尿生殖膜により形成されている。したがって，外陰ヘルニアは女性にのみ起こりうる会陰ヘルニアである。さらに大陰唇への突出がみられる陰唇ヘルニアとも呼ばれ，球海綿体筋（bulbospongiosus muscle），坐骨海綿体筋（ischiocavernous muscle），そして会陰横筋（transversus perineal muscle）によって囲まれた三角形の部分から脱出する。後会陰ヘルニアは肛門挙筋の中，あるいは肛門挙筋と尾骨筋の間から脱出する（図 132）。

2. 治療

　ヘルニア門への到達法は，経腹的，経会陰的の方法があるが，ヘルニア内容の処理が容易で，ヘルニア門を直視することができるなどの理由から，経腹的到達法が勧められる。さらに，腹腔鏡下にヘルニア内容を還納し，メッシュを用いてヘルニア門を 3 cm 以上のオーバーラップで被覆する方法が勧められる[2]。

文献

1) Kavic MS : Chronic pelvic pain in women. *In* Bendavid R, Abrahamson J, Arregui ME, et al(eds) : Abdominal wall hernias. Springer-Verlag, New York, pp632-638, 2001
2) Kavic MS, Kavic SM, Kavic SM : Hernias of the pelvic wall. *In* Kingsnorth AN, LeBlanc KA(eds) : Management of abdominal hernias, 4th ed. Springer, London, pp315-323, 2013
3) Carter JE : Sciatic, obturator, and perineal hernias : a view from the gynecologist. *In* Fitzgibbons RJ Jr, Greenburg AG(eds) : Nyhus & Condon's Hernia, 5th ed. Lippincott Williams & Wilkins, Philadelphia, pp539-549, 2002
4) Gray SW, Skandakakis JE, Soria RE, et al : Strangulated obturator hernia. Surgery 75 : 20-27, 1974
5) Mandarry MT, Zeng SB, Wei ZQ, et al : Obturator hernia — a condition seldom thought of and hence seldom sought. Int J Colorectal Dis 27 : 133-141, 2012
6) Sotiropoulos GC, Radtke A, Molmenti EP : Obturator hernia. *In* Jones DB(ed) : Hernia. Lippincott Williams & Wilkins, Philadelphia, pp107-116, 2013
7) Howship J : Practical remarks on the discrimination and appearance of surgical disease. Churchill, London, pp323-324, 1840
8) von Romberg MH : Pathologie und Therapie der Sensibilitäts-und Motilitätsneurosen. *In* Lehrbuch der Nervenkrankheiten des Menschen, 3rd ed. August Hirschwald, Berlin, p89, 1857
9) Shigemitsu Y, Akagi T, Morimoto A, et al : The maneuver to release an incarcerated obturator hernia. Hernia 16 : 715-717, 2012
10) Gray SW, Skandalakis JE : Supravesical hernia. *In* Nyhus LM, Condon RE(eds) : Hernia, 3rd ed. Lippincott, Philadelphia, pp388-398, 1989
11) Reddy KM, Stellakis MLC, Khaliq T, et al : Interparietal hernia mimicking malignant small bowel obstruction. Hernia 3 : 37-38, 1999
12) Lower WE, Hicken NF : Interparietal hernias. Ann Surg 94 : 1070-1087, 1931
13) Zollinger RM Jr : Classification of ventral and groin hernias. *In* Fitzgibbons RJ, Greenburg AG(eds) : Nyhus & Condon's Hernia. Lippincott Williams & Wilkins, Philadelphia, pp71-79, 2002
14) Gilbert AI, Graham MF, Voigt WJ : The lateral triangle of the groin. Hernia 4 : 234-237, 2000
15) Read RC, Gilbert AI : Interstitial recurrence, with chronic inguinodynia, after Lichtenstein herniorrhaphy. Hernia 8 : 264-267, 2004
16) Amid PK : Lichtenstein tension-free hernioplasty : Its inception, evolution, and principles. Hernia 8 : 1-7, 2004
17) Watson LF : Hernia of the bladder. *In* Watson LF(ed) : Hernia. Anatomy, etiology, symptoms, diagnosis, differential diagnosis, prognosis, and treatment, 3rd ed. CV Mosby, St. Louis, pp555-575, 1948
18) Jaboulay M, Villard E : Des hernies inguinales et crurales de la vessie. Lyon med 78 : 239-254, 281-293, 1895
19) Soloway HM, Portney F, Kaplan A : Hernia of the bladder. J Urol 84 : 539-543, 1960
20) McDougal WS : Management of genitourinary tract pathology encountered during inguinal herniorrhaphy. *In* Bendavid R, Abrahamson J, Arregui ME, et al(eds) : Abdominal wall hernias. Principles and management. Springer-Verlag, New York, pp653-656, 2001
21) Black S : Sciatic hernia. *In* Nyhus LM, Condon RE (eds) : Hernia, 2nd ed. JB Lippincott, Philadelphia, pp443-452, 1978
22) Miklos JR, O'Reilly MJ, Saye WB : Sciatic hernia as a cause of chronic pelvic pain in women. Obstet Gynecol 91 : 998-1001, 1998
23) Ghahremani GG, Michael AS : Sciatic hernia with incarcerated ileum : CT and radiographic diagnosis. Gastrointest Radiol 16 : 120-122, 1991
24) Bernard AC, Lee C, Hoskins J, et al : Sciatic hernia: laparoscopic transabdominal extraperitoneal repair with plug and patch. Hernia 14 : 97-100, 2010
25) Bunni J, Teichmann D, Berstock JR : Pouch of Douglas pelvic hernia : a rare entity managed laparoscopically. Hernia 16 : 601-603, 2012

F 腹腔内内ヘルニア

I 総論

　手術既往のない腸閉塞症(small bowel obstruction；SBO)については，さまざまな原因が考えられ，その診断・治療の決定が難しい。その原因の一つとして内ヘルニアがある。内ヘルニアは，SBO症状を示す疾患の0.5～5.8％と稀であるが[1]さまざまな病態を含んでいる。しかし，その概念の考え方には統一したものがない。

1. 結腸と結腸間膜の基本

　内ヘルニアの発生を考える場合，「基礎編」で述べた，発生学的な体幹周囲の筋膜構成の解釈の基本としてのTobinら[2]および佐藤[3,4]の解釈は不可欠である(基礎編 ➡ 2～16頁参照)。さらに，腸回転についての知識も不可欠となる(基礎編 ➡ 2～16頁参照)。これらの知識を用いることにより，新たな内ヘルニアの考え方に達することができる。

2. 臨床所見と診断

　腹腔内内ヘルニアの臨床症状は，腸閉塞症状である。本症の術前診断は非常に難しい時代もあったが，最近の画像診断の進歩により，近年ではCT検査にて診断された報告例が増えてきている。特にmultidetector-row CT(MDCT)は，従来のsingle slice CT(SSCT)では困難な腸間膜および管腔臓器の構造を，より鮮明に描出することが可能である。

3. 言葉の定義と分類

　内ヘルニアとは，「体腔内の窩および孔の中に臓器，ことに腸管が入り込んだもの」とする1932年のSteinkeの定義[5]が引用されることが多く，その分類もなされている(図133)。この定義では腹壁ヘルニアも当てはまるようであるが，この定義の「体腔内」を「体腔内臓器」に置き換えると，本来の腹腔内内ヘルニアに合致する。

　また，日本解剖学会の『解剖学用語』[6]によれば，内ヘルニアで用いられる「裂孔」に当てはまる言葉としてhiatusとlacunaがある。hiatusは大きく開いた裂け目であり，lacunaは小さい空洞・窪みとされていることから，「裂孔」には2つの言葉の意味が存在することになる。さらに，子宮広間膜裂孔ヘルニアでは，腹側葉・背側葉を貫くfenestra型と腹側葉と背側葉の間に囊を形成するpouch型があり，多くは前者であるとの記載が引用されることが多い[7]。このことを考えると，「裂孔」とは，ある構造物を貫くという意味で用いる場合でも，同じ内ヘルニアの中においてもtrans-とfenestraという言葉が混在していることとなる。用語の定義を明らかにしないかぎり，内ヘルニアに関する定義の整理につながらない。

　Estrada[8]による腹腔内内ヘルニアの分類は，①ヘルニア囊を伴う先天性ヘルニア，②ヘルニア囊を伴わない先天性ヘルニア，③後天性腹腔内ヘルニア，であり，理解しやすい。さらに先天性ヘルニアを，腸回転と癒合に関係したヘルニアと関与しないヘルニアに分けて考えると，理解が容易である。この分類によると，①には傍十二指腸ヘルニア，腸間膜内ヘルニア，盲腸周囲ヘルニア，S状結腸間膜内ヘルニアが分類され，②には大網裂孔ヘルニア，肝鎌状間膜ヘルニア，mesodiver-

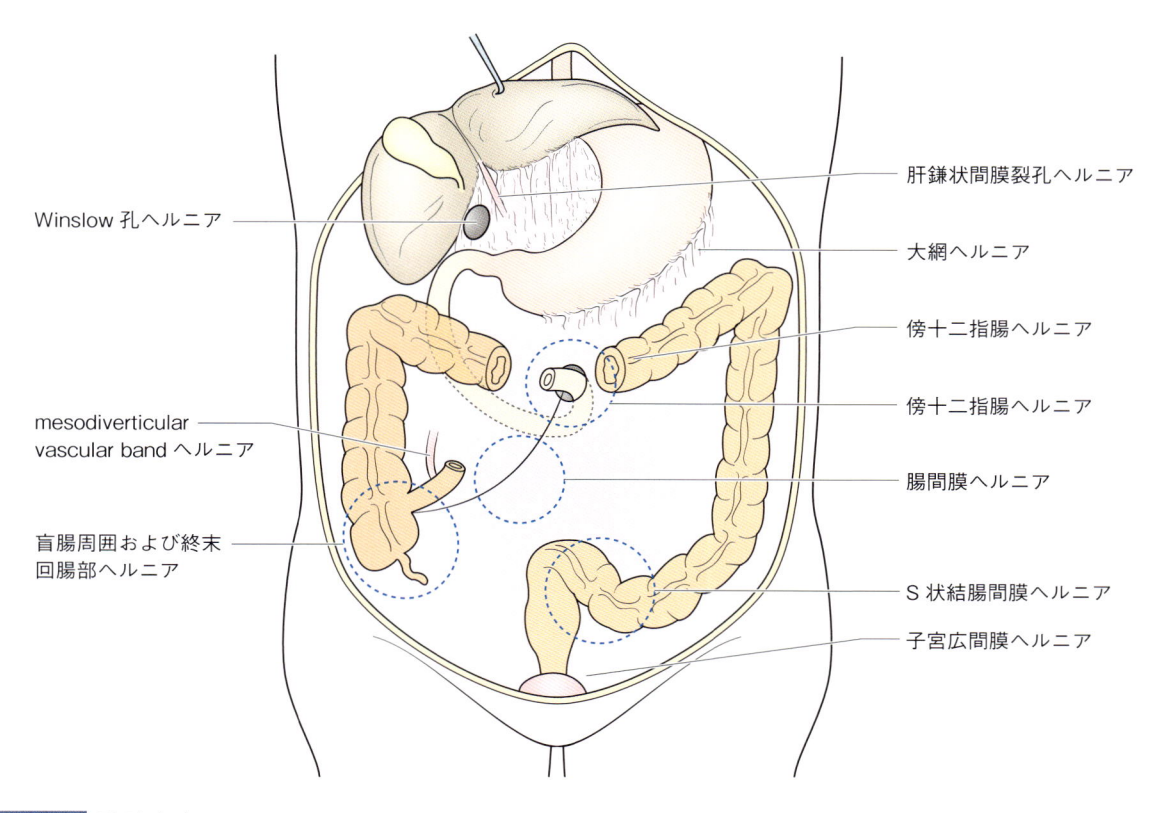

図133 腹腔内内ヘルニア

内ヘルニアとは,「体腔内の窩および孔の中に臓器,ことに腸管が入り込んだもの」と定義されている.この定義の「体腔内」を「体腔内臓器」に置き換えると,その定義が本来の腹腔内内ヘルニアに合致する.

（図中ラベル：Winslow孔ヘルニア，mesodiverticular vascular bandヘルニア，盲腸周囲および終末回腸部ヘルニア，肝鎌状間膜裂孔ヘルニア，大網ヘルニア，傍十二指腸ヘルニア，傍十二指腸ヘルニア，腸間膜ヘルニア，S状結腸間膜ヘルニア，子宮広間膜ヘルニア）

ticular vascular band,子宮広間膜ヘルニアが分類される.さらに,③としては炎症・外傷による後天的ヘルニア,手術に起因するヘルニア,が分類される.しかし,この分類においては,網嚢という腔所も,いわゆるヘルニア嚢として分類されていることから,臨床医,特に外科医にとっては実際的ではない.したがって,対象臓器に対するヘルニアとしての分類が好ましいと考えられる.本書での内ヘルニアでは,臓器名を対象にした分類で記載することとした.ただし,前述のEstrada分類における発生学的見地は,外科医がいままで身につけられずにいた不可欠の知識であると考えられる.

1932年のSteinke[5]の定義から,すでに70年以上経過しているにもかかわらず,一貫した言葉の定義に基づいた内ヘルニアの統合がなされていない.内ヘルニアを述べるときの言葉の定義がないため,特に英語と日本語の間の齟齬により混乱を来している部分がある.そして,各所で言葉の定義が異なるという不具合が生じている.内ヘルニアを,言葉の定義・発生から発症機序を含めて統合する必要性があると考えられる.

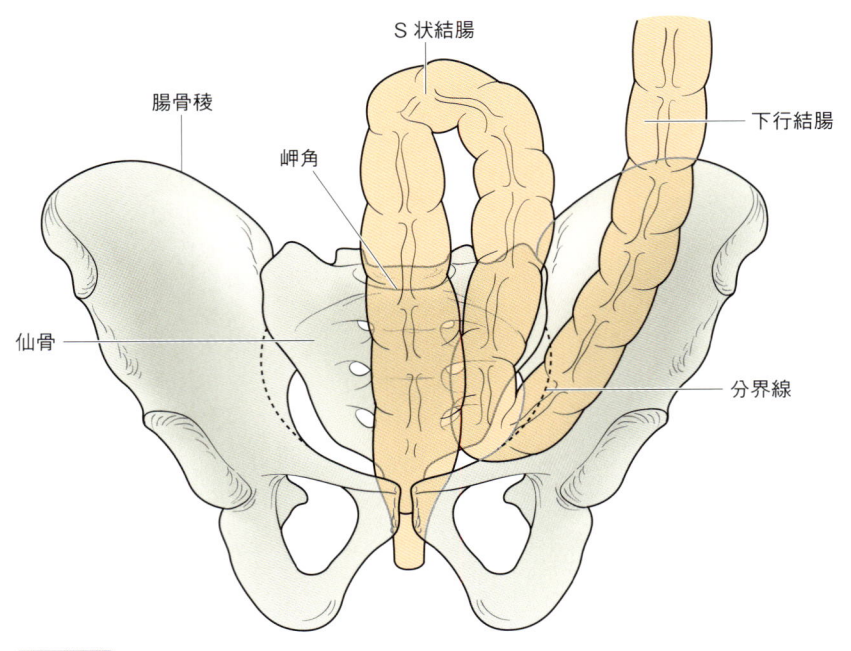

図134 S状結腸の定義

S状結腸の定義は，各国・各著者により一定ではない。しかし，その境界は腸骨稜，分界線，岬角，第3仙骨をもってされる。

Ⅱ S状結腸間膜が関与する内ヘルニア

S状結腸間膜が関与する内ヘルニアについては，その解剖学的な言葉の使用がいつの間にか間違った方向に向かってしまった。このことを改善すべく，発生学からS状結腸間膜を考察した。

1. 結腸と結腸間膜の基本

「基礎編」において，発生学的な体幹周囲の筋膜構成の解釈の基本として，Tobinら[2]および佐藤[3]の解釈があり，体幹は発生学的にmultilayer structureと考えることができることを述べた[4]（基礎編 ➡ 3頁参照）。さらに，腸管は上腸間膜動脈を中心にして腸回転の結果として腹腔に収まることになることも述べた（基礎編 ➡ 4頁参照）。以下の理解のためにも，この知識が必要である。

2. S状結腸の定義（図134）

S状結腸の定義は，後述のS状結腸間膜の考察に関与してくるが，成書によりさまざまである。このことがS状結腸間膜に関与した解剖の定義を難しくしている。S状結腸区域は腸骨稜から始まるとするもの[9〜11]と，分界線から始まるとするもの[12〜15]に分けられる。そして，直腸との境も岬角とするもの[9,12,13]と第3仙骨とするもの[10,11,14,16]とに分けられる。語源からは，S状結腸はギリシア文字のシグマ（ς）の形から由来するとされており[17]，このことから分界線からがS状結腸であると考えるのが妥当かもしれない[18]。

本書では，『大腸癌取扱い規約』[9]の，S状結腸は左腸骨稜から岬角までの結腸との定義を用いることにする。

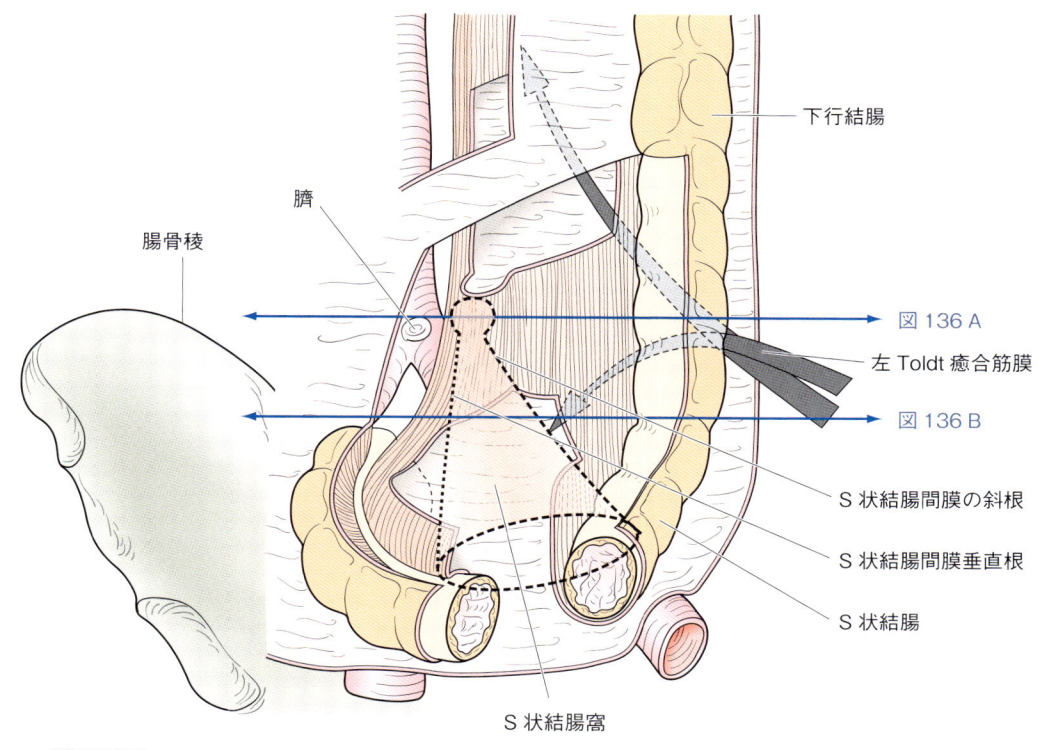

図135 下行結腸・S状結腸の癒合筋膜とS状結腸窩の解剖図

S状結腸窩の腹側はS状結腸間膜左（背側）葉，背側が壁側腹膜，左右が2つのS状結腸間膜根（垂直根と斜根）で囲まれ，左下方に開いた空間をなし，典型的には扇形をなしている。

　　S状結腸と下行結腸の境である腸骨稜は，BMIが相当に高くないかぎり，臍の高さである。そして，臍は大動脈分岐部頭側とほぼ一致する（図135）[19〜21]。

3．S状結腸間膜とその癒合およびS状結腸間陥凹

　　下行結腸とS状結腸は，発生学的には背側腸間膜を介して背側腹壁につながり可動性をもち，この間膜内を脈管と神経が走行している。腸回転が終了すると，下行結腸間膜はその左（背側）葉部分が壁側腹膜に癒合して左Toldt癒合筋膜を形成するため，下行結腸の可動性が消失する（図135）。これに対してS状結腸の隣接関係はその長さと位置に応じて変異が大きい。また，S状結腸間膜背側の発生の過程での癒合が生じない部分があることにより，この部にS状結腸窩が形成される。S状結腸窩の腹側は，S状結腸間膜左（背側）葉，背側が壁側腹膜，左右が2つのS状結腸間膜根（垂直根と斜根）で囲まれ，左尾側に開いた空間をなし，典型的には扇形をなしている（図135）。したがって，S状結腸の開始位置を分界線としている定義では，まさに斜根が開始点ということになる。

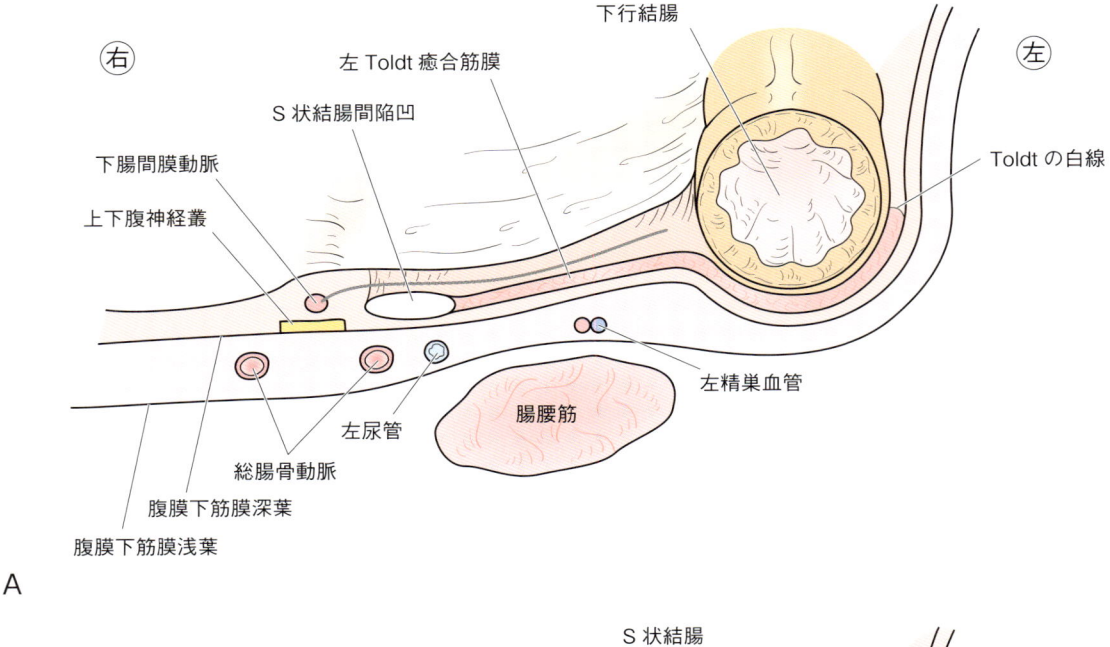

図 136 下行結腸間膜の癒合とその断面図

A：下行結腸における断面図．下行結腸と壁側腹膜の癒合不全部分としてS状結腸間陥凹が形成される．この部分はちょうど左尿管の腹側である．
B：S状結腸における断面図．S状結腸間膜と壁側腹膜が癒合しなかった窪みとしてS状結腸窩がある．

　さらに，このS状結腸窩の最頭側部には，小さな腹膜陥凹であるS状結腸間陥凹（intersigmoid fossa）が存在する．S状結腸間陥凹は，1742年にHensingによって発見されたとされているが，最初に正確に記載したのはTreitzであるとされている[22]．この陥凹の入口背側には，左総腸骨動脈がある．その外側の総腸骨血管を左尿管が横切り，おおむね精巣（卵巣）血管と平行に走行している．その深さは，わずかなものから8cmに及ぶものまでさまざまであり[22]，S状結腸が関与した陥凹であるとされている[23]．しかし，フランスではこれは下行結腸間膜内側部の癒合欠如によって形成されると考えられている（図135，図136 A）[10]．さらに，部位的には腎臓と大動脈の間の溝の

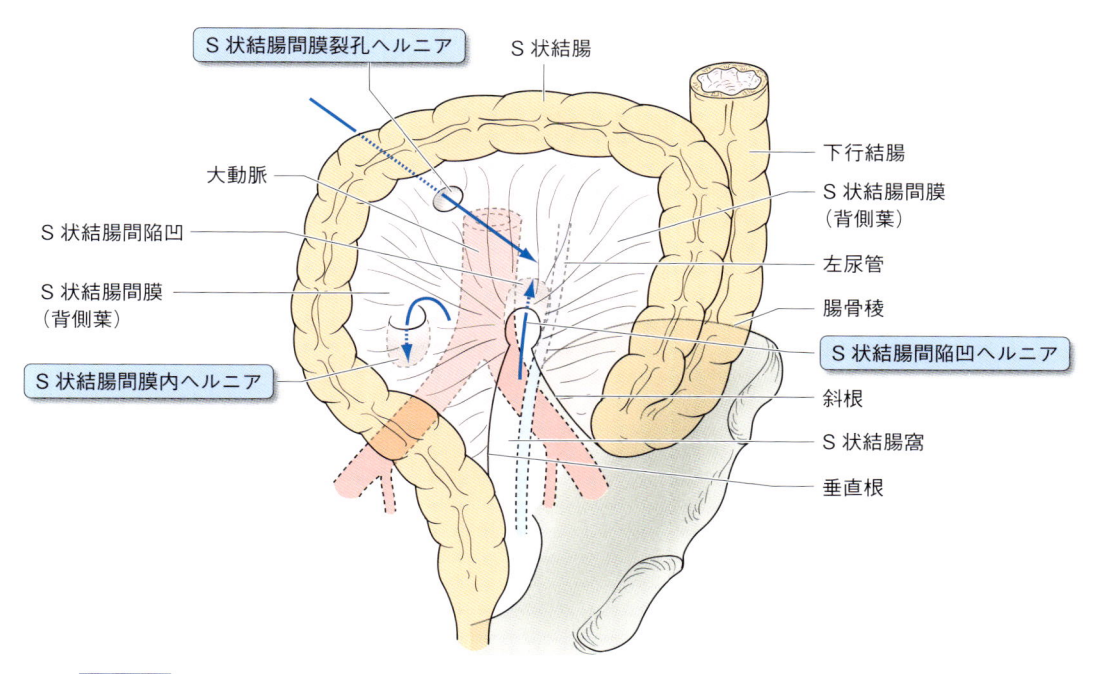

図137 S状結腸が関与するヘルニア(S状結腸間膜窩を展開した図)
S状結腸間陥凹ヘルニアは，S状結腸間陥凹にはまり込んだヘルニアである。
S状結腸間膜裂孔ヘルニアは結腸間膜に孔が開いた状態のヘルニア嚢のないヘルニアである。
S状結腸間膜内ヘルニアはS状結腸間膜にできた窪みがヘルニア嚢となったヘルニアである。

部分での癒合が遅れたことがS状結腸間陥凹の成因であるとするToldtの説を支持する論文が多くあり[22,24〜27]，下行結腸の癒合欠如と考えるのが論理的であると考えられる。このS状結腸間陥凹をS状結腸窩と混同しないように注意が必要である。もちろん，S状結腸間膜窩という解剖学上の言葉はない。

S状結腸においての断面図(図136 B)では，S状結腸窩が書き加えられる。

4. S状結腸間膜が関与する内ヘルニアの定義と鑑別

S状結腸間膜が関与する内ヘルニアは，Bensonらの分類[28]に従って，①S状結腸間陥凹ヘルニア(intersigmoid hernia)，②S状結腸間膜裂孔ヘルニア(transmesosigmoid hernia)，③S状結腸間膜内ヘルニア(intramesosigmoid hernia)，に分類される。

S状結腸を頭側に展開した図137においては，S状結腸間陥凹は，S状結腸窩最頭側に入口の狭い小部屋のような空間として視認・触診できる。その背側には左尿管が走行している。この陥凹に腸管が入り込んだヘルニアがS状結腸間陥凹ヘルニアである。1885年，EveはS状結腸間陥凹ヘルニアを最初に正確に記載した[29]。患者は63歳の女性で，剖検でS状結腸が右側に偏位し，拡張した小腸が閉塞点へと続いていた。肛門側回腸の7インチが卵円形の開口部から除去できたと記載されている。

S状結腸間膜裂孔ヘルニアは，S状結腸間膜に孔が開いた状態でのヘルニアであり，ヘルニア嚢をもたない(図137)。

S状結腸間膜内ヘルニアは，S状結腸間膜の左(背側)葉または右(腹側)葉にできた窪みに腸管が入り込んだヘルニアということができる(図137)。したがって，S状結腸間陥凹ヘルニアとS状結腸間膜内ヘルニアを十分に鑑別して，前者は癒合不全が原因であり，後者は結腸間膜の窪みが原因であることを理解する必要がある。

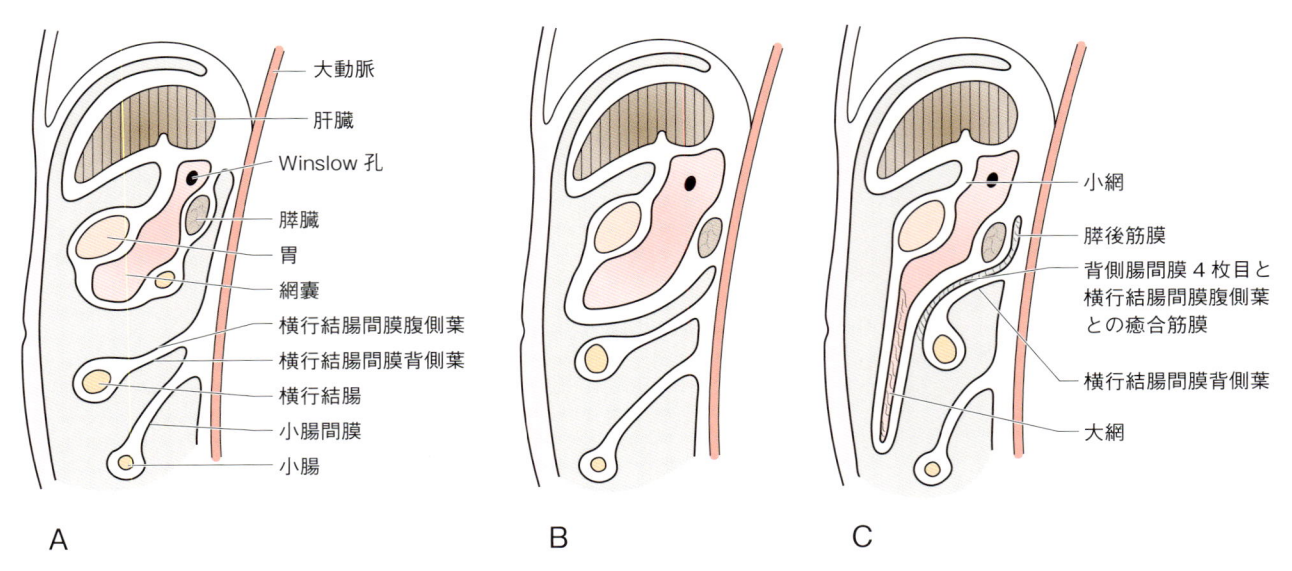

図138 上腹部前額断図による胃と横行結腸の関係
大網は，胎生第5週から6週にかけて，背側腸間膜が尾側に伸びたことにより形成される胃に属する組織である（A→B）。横行結腸間膜は，胃・大網とはまったく関係ないが，腸回転の最終過程で背側腸間膜（大網）の4枚目と横行結腸間膜腹側側葉が癒合する（C）

　　　本邦においては，1950年代までは，「S状結腸間窪」の言葉が使用されていたが，1960年代に入ると「S状結腸間膜窩」といった言葉に変化している。S状結腸間膜窩は，「S状結腸間膜」の「窩」という意味であろうが，本来のS状結腸間陥凹は「S状結腸間膜」の「窩」ではないことから，これら2つの語の意味することはまったく異なるといわなければならない。さらに，「S状結腸間膜」の「窩」によるヘルニアの意味するものは，S状結腸間膜内ヘルニアと同じことを意味し，表現として正しいとはいえないと考えられる[30]。

5．治療

　　　治療は術前診断がつき次第，手術である。本疾患は，腸切除が必要となることは少なく，腹腔鏡下にヘルニア内容を還納できれば，裂孔および開口部を縫合閉鎖することで完治する。

III 横行結腸間膜が関与する内ヘルニア

　　　腹腔内の内ヘルニアのうち横行結腸間膜が関与するヘルニアは頻度が少なく，稀な疾患である[5]。従来，術前診断は困難であったが，最近MDCTの発達により術前診断が可能であった症例も報告されている。特にCTの再構成像（冠状断）は非常に有用である。

1．胃と横行結腸との関与―特に横行結腸中央部での関係

　　　大腸の全体像をとらえるうえで胃と横行結腸の関係を省くことはできない。この部の関係については，既存の書籍に多くの間違いがある。
　　　腸管回転と癒合筋膜をこの部分に当てはめると，この部の筋膜構成を理解することができる。すなわち，胃結腸間膜と呼ばれるものは，胃と横行結腸を結んでいる間膜であり，大網以外にはありえない。大網は本来，背側腸間膜（後胃間膜とも呼ばれる）が尾側に伸びたことにより形成される，胃に属する組織である。横行結腸間膜は腹側葉，背側葉があり，これらは胃とはまったく関係がない。しかし，腸回転の最終行程で背側腸間膜の4枚目と横行結腸間膜腹側葉が癒合する（図138）。

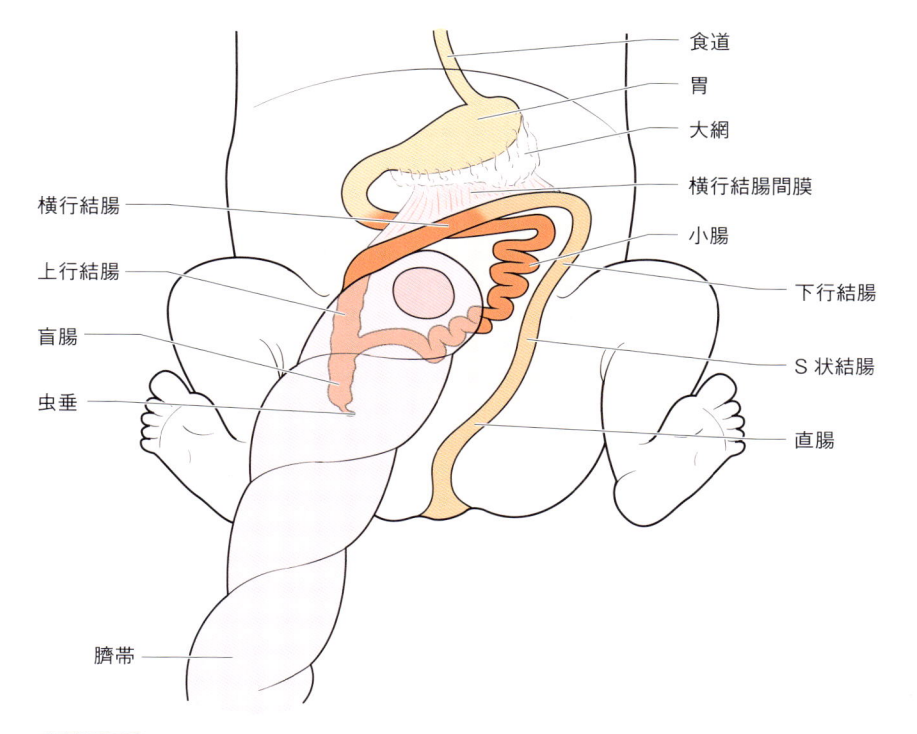

図139 前腸，中腸，後腸の範囲

食道，胃および胆汁の排出する乳頭部までは前腸由来，乳頭部から横行結腸左側1/3までは中腸由来であり，横行結腸左側1/3からは後腸由来である。

これらのことが理解されることなく，外科学では実際の臨床解剖とはかけ離れ，多年にわたり網嚢の後壁を横行結腸間膜腹側葉と誤解した書籍が多く存在することとなった。もちろん，網嚢背側壁は背側腸間膜3枚目であり，胃に属する組織である。この背側には，背側腸間膜4枚目と横行結腸間膜腹側葉の癒合筋膜が存在する[31]。

2. 横行結腸間膜が関与する内ヘルニアの考え方

横行結腸間膜の異常開口部に入り込むヘルニアは，本邦では「横行結腸間膜ヘルニア」あるいは「横行結腸間膜裂孔ヘルニア」という語がほぼ同義として用いられている。さらに横行結腸間膜から網嚢背側壁の漿膜を貫き，網嚢にヘルニア内容が嵌入するヘルニアを「両葉欠損型」，横行結腸間膜を全層性には貫かずヘルニア内容が間膜内に留まるヘルニアを「片葉欠損型」としている。しかし，これらの名称は発生学や解剖学に基づいた用語ではない。発生学的には，網嚢背側壁を含む背側腸間膜の漿膜は，胎生期の背側腸間膜に由来し，前腸由来である。一方，横行結腸間膜の腹側葉と背側葉は右側2/3は中腸由来で，左側1/3は後腸由来である（図139）。

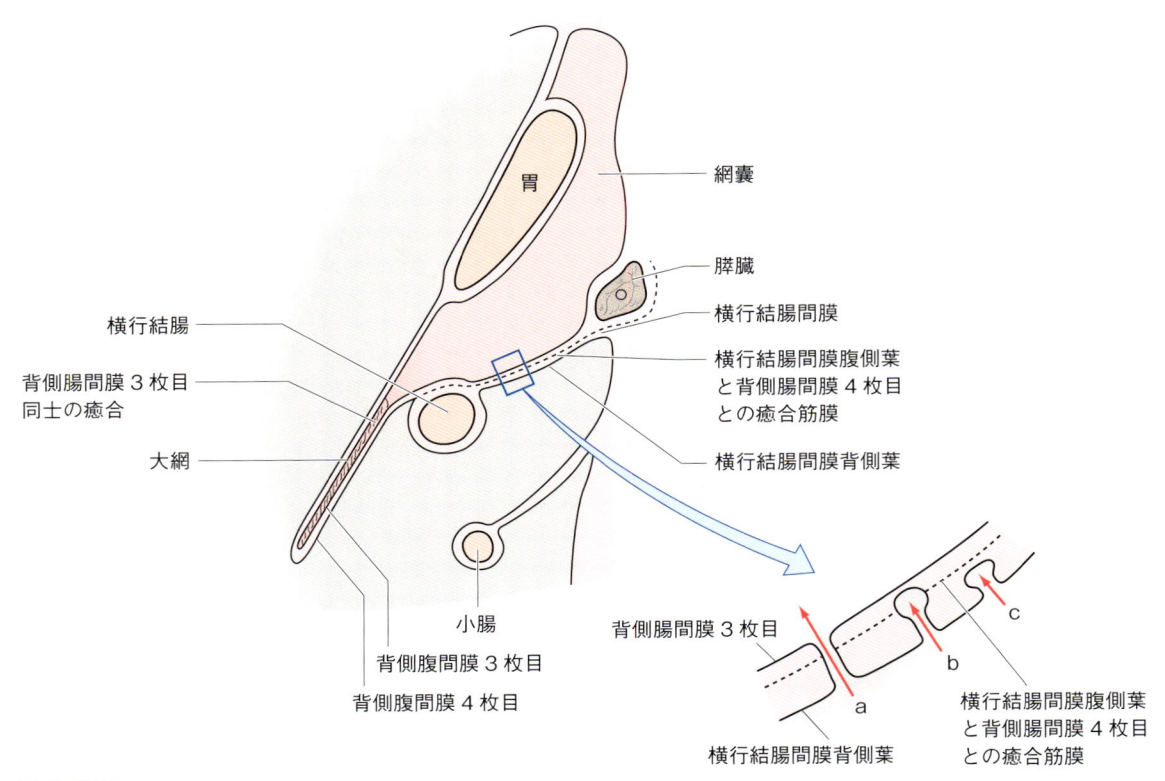

図140　横行結腸間膜が関与する内ヘルニア
網嚢から横行結腸間膜背側葉までの構造は3層からなる。網嚢後壁の漿膜（発生学的にはこの膜も背側腸間膜である），背側腸間膜の漿膜と横行結腸間膜腹側葉からなる癒合筋膜および横行結腸間膜背側葉である。横行結腸間膜裂孔後胃ヘルニア（a），横行結腸間膜裂孔ヘルニア（b），横行結腸間膜内ヘルニア（c）に分類する。

　網嚢側から見ると，網嚢から横行結腸間膜背側葉までの構造は3層からなる（図140）。すなわち，網嚢背側壁の漿膜（背側腸間膜3枚目），背側腸間膜4枚目の漿膜と横行結腸間膜腹側葉からなる癒合筋膜（以下，癒合筋膜と略記）および横行結腸間膜背側葉である[31]。これまで両葉欠損型とされていたヘルニアは，網嚢背側壁の漿膜を含め前腸由来の膜構造と，中腸（左側1/3では後腸）由来の膜構造を貫通したヘルニアである（図140のa）。片葉欠損型とされてきたヘルニアは，さらに2通りに分類できる。すなわち，癒合筋膜および横行結腸間膜背側葉を貫くヘルニアと（図140のb），癒合筋膜は貫かず横行結腸間膜背側葉のみを貫くヘルニア（図140のc）である。

　S状結腸間膜が関与する内ヘルニアの分類を参考にすれば[28]，これまで「両葉欠損型」とされた横行結腸間膜裂孔部から網嚢内に腸管が嵌入するヘルニアは，本来，横行結腸間膜および背側腸間膜3枚目・4枚目の裂孔を通過したヘルニアと記載されるべきであるが，便宜上ここでは横行結腸間膜裂孔後胃ヘルニア（transmesocolic-retrogastric hernia）（図141a）と名づける。「片葉欠損型」とされた横行結腸間膜の間膜内に嵌入するヘルニアは，癒合筋膜および横行結腸間膜背側葉を貫くヘルニアを横行結腸間膜裂孔ヘルニア（transtransverse mesocolon hernia）（ただし，厳密には癒合筋膜を通過しており結腸間膜のみの裂孔ではない），癒合筋膜は貫かず横行結腸間膜背側葉のみを貫くヘルニアを横行結腸間膜内ヘルニア（intratransverse mesocolon hernia）に分類することが望ましい[32]。ただし，横行結腸間膜裂孔ヘルニアと横行結腸間膜内ヘルニアの両者を区別する癒合筋膜はわずかな弾性線維として確認できる程度であり，これらを厳密に鑑別できるかは難しい問題である[31]。

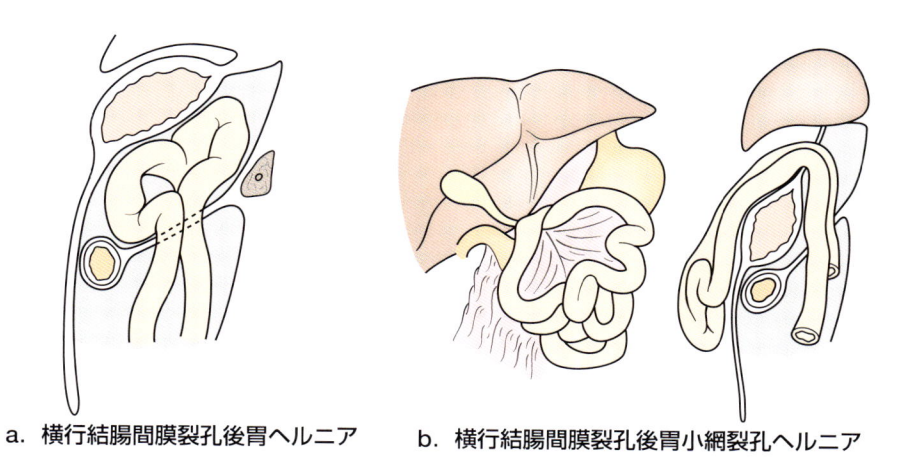

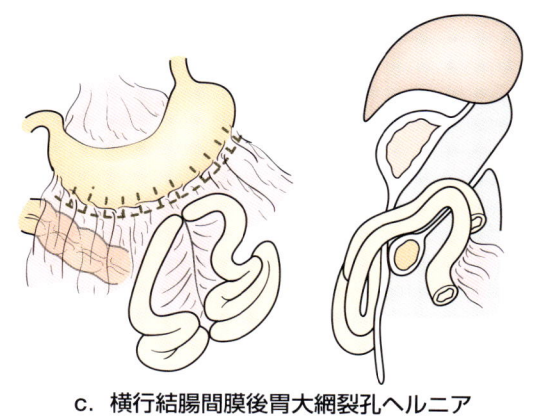

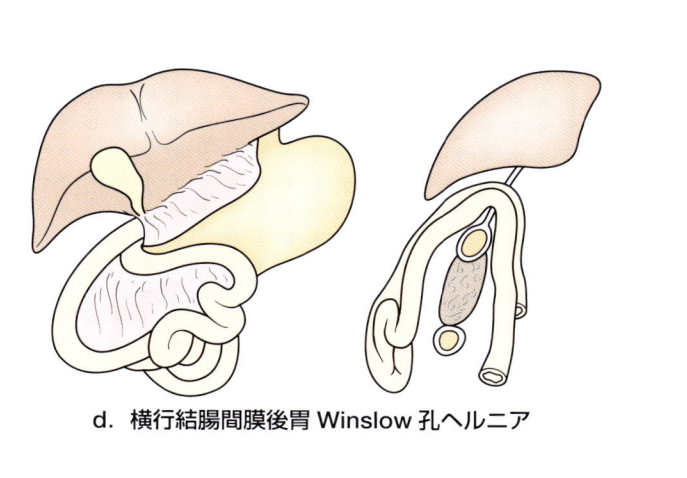

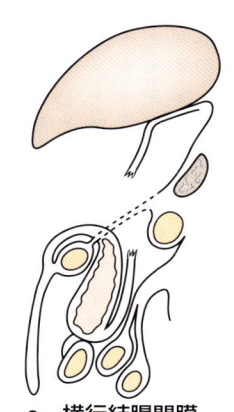

a. 横行結腸間膜裂孔後胃ヘルニア　　b. 横行結腸間膜裂孔後胃小網裂孔ヘルニア

c. 横行結腸間膜後胃大網裂孔ヘルニア

d. 横行結腸間膜後胃 Winslow 孔ヘルニア　　e. 横行結腸間膜下部胃ヘルニア

図 141 横行結腸間膜裂孔後胃ヘルニア(a)の特殊型(b〜e)

　また，横行結腸間膜裂孔後胃ヘルニアには特殊型が考えられ，これがさらに小網からヘルニアを起こすと横行結腸間膜裂孔後胃小網裂孔ヘルニア(transmesocolic-retrogastric supra-gastric hernia)(図 141 b)，大網からヘルニアを起こすと横行結腸間膜後胃大網裂孔ヘルニア(transmesocolic-retrogastric transomental hernia)(図 141 c)，Winslow 孔からヘルニアを起こすと横行結腸間膜後胃 Winslow 孔ヘルニア(transmesocolic-retrogastric trans-epiploic foramen of Winslow hernia)(図 141 d)，胃が transmesocolic-retrogastric にヘルニアを起こすと横行結腸間膜下部胃ヘルニア(transmesocolic infra gastric hernia)(図 141 e)と呼ぶのがよいと考えられる[33]。

Ⅲ　横行結腸間膜が関与する内ヘルニア　　*161*

3. 治療

　治療は，術前診断がつき，腹腔鏡下にヘルニア内容を還納できれば，裂孔および開口部を縫合閉鎖することで完治することができる．還納が難しい場合も，術前に腸管の減圧ができれば，最小限の開腹操作で手術が可能である[32]．しかしながら，Winslow 孔ヘルニアの項で述べるように，re-entrant hernia などが考えられる場合は，即座に開腹手術に変更すべきである（177 頁参照）．

Ⅳ 傍十二指腸ヘルニア（paraduodenal hernia）

　傍十二指腸ヘルニアは Treitz 靱帯周囲の陥凹部をヘルニア門とする内ヘルニアの一種であるが，欧米では腹腔内内ヘルニアの 50％ を占めている[1]．

1. 歴史

　1889 年，Moynihan は十二指腸第 4 部周辺に位置する 9 つの傍十二指腸の腹膜窩を記載した．そして，これらの腹膜窩は発生学的進展の間に起こる「癒合」に由来するとし，傍十二指腸ヘルニアの原因と考えた（図 142）[34]．その後，それらのうち臨床的に重要なのは 5 つの型であると考えられるようになった（図 143）[35,36]．1923 年，Andrews が傍十二指腸ヘルニアの形成の発生学的基礎として，腸管回転の先天的異常が，腹膜の背側に小腸を捕捉する原因となるとした[37]．そして，ヘルニア嚢の形成について，Moynihan の概念では理解できないため，Andrews の mesenterico-parietal concept（腸間膜体壁概念）がヘルニア嚢の全体を説明するために提唱された．こののち，この理論に賛同するものも多く輩出した[38〜42]．しかし，腸間膜体壁概念で説明できない症例があることから，1932 年には，Papez が，ヘルニア嚢の形成について Papez の概念（Papez's concept：胚外体腔説）を提唱した[43]．この理論に追随する研究者も多い[44〜48]．

　現在では，以上の 5 つの型の傍十二指腸ヘルニアは Gray[47] の胎生学的解釈により，大きく左右の傍十二指腸空腸窩ヘルニアに分類されて記載されることが多い（図 143）．しかし，Gray の解釈を逸脱した症例報告が多く存在する．すなわち，十二指腸第 3 部形成のない腸回転異常に伴うヘルニアである．これらは，上記の定義である Treitz 靱帯周囲の陥凹部をヘルニア門とはしておらず，上行結腸間膜背側あるいは外側にヘルニア嚢のあるものであるが，右傍十二指腸ヘルニアとして報告されることが多い．傍十二指腸の定義をはっきりさせる必要がある．

　また，結腸間膜間窩は頻度は少ないが，横行結腸間膜とも関与した特殊型と考えるのがよい．したがって，本項ではこれ以降左右の傍十二指腸ヘルニアとして論を進める．ヘルニア嚢形成についての議論の結論は出ていない．腸間膜体壁概念と Papez の概念の両者を理解しておく必要がある．

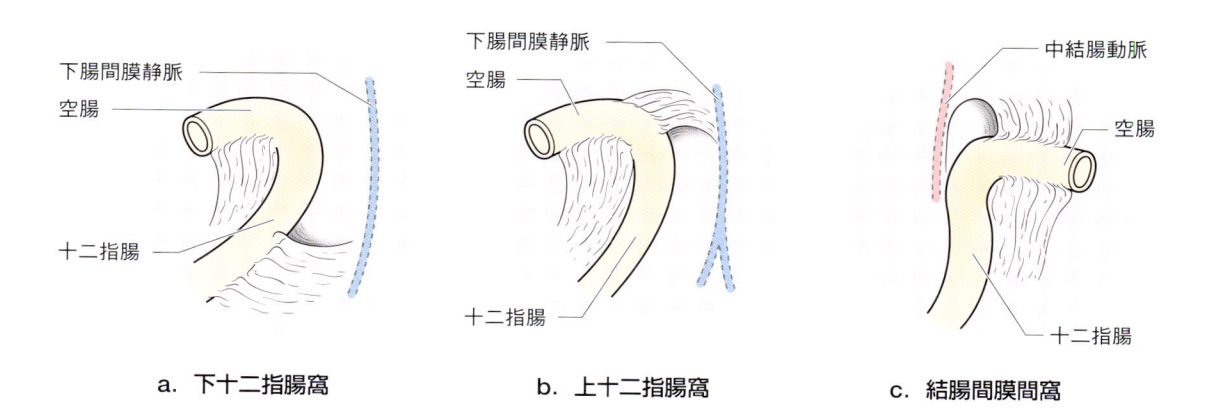

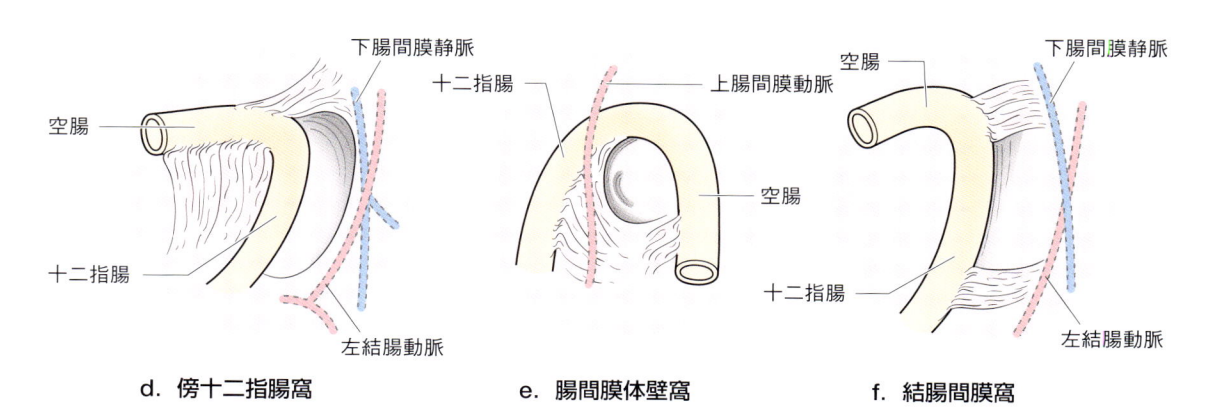

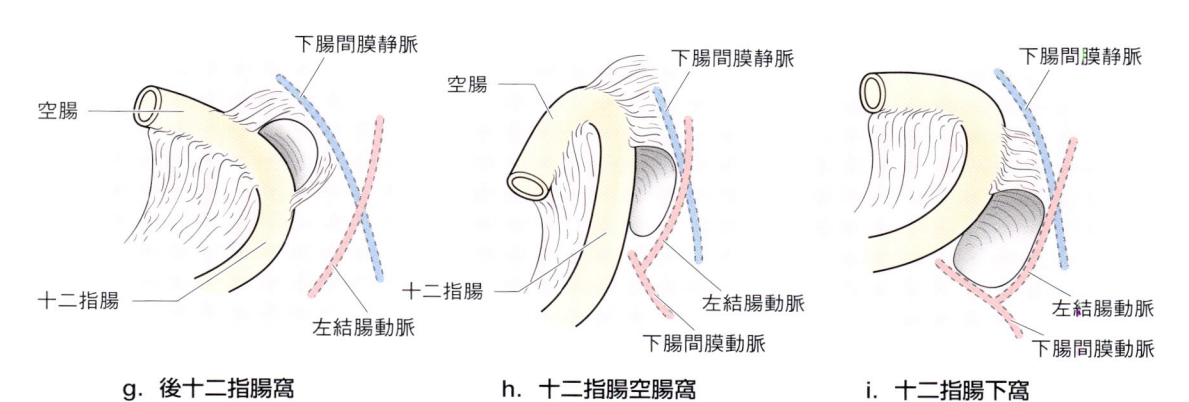

図142 Moynihanの傍十二指腸ヘルニアの分類

Moynihanは十二指腸第4部周辺に位置する9つの傍十二指腸の腹膜窩を記載した。

a. 下十二指腸窩
b. 上十二指腸窩
c. 結腸間膜間窩
d. 傍十二指腸窩
e. 腸間膜体壁窩
f. 結腸間膜窩
g. 後十二指腸窩
h. 十二指腸空腸窩
i. 十二指腸下窩

Ⅳ 傍十二指腸ヘルニア

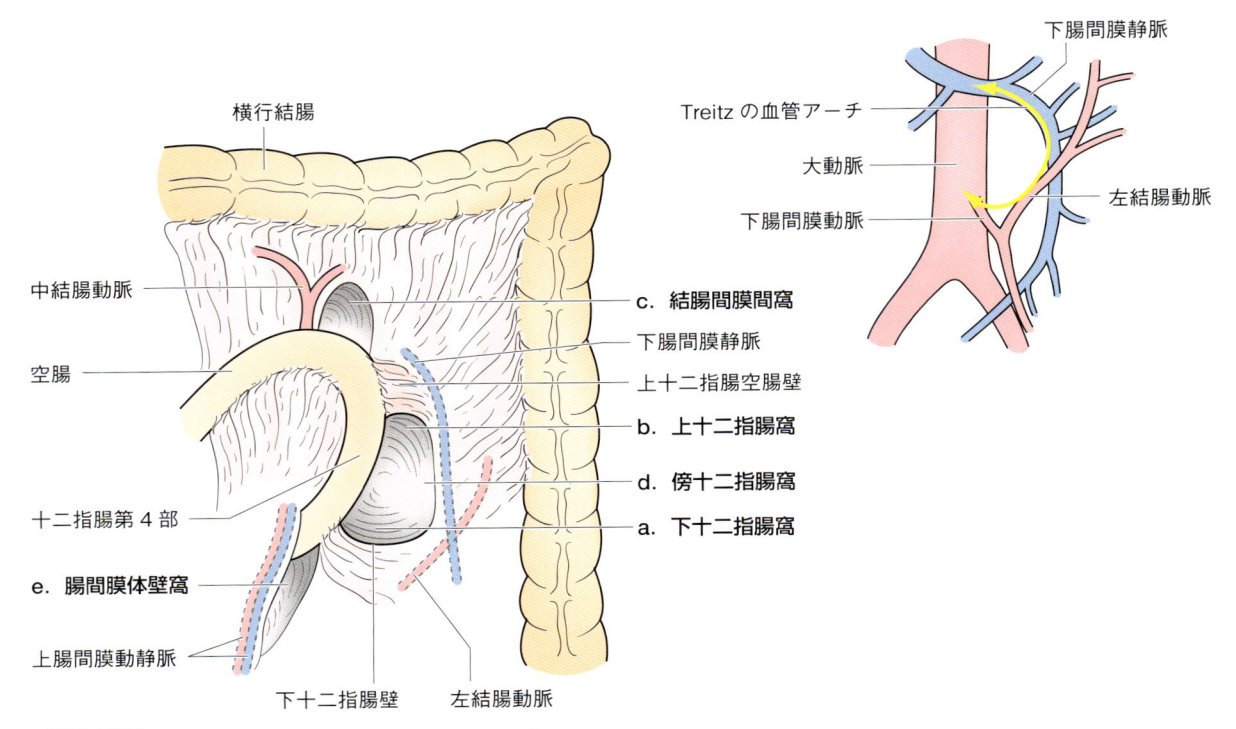

図143 臨床的に重要な5つの型の傍十二指腸ヘルニア

Moynihanのあと，臨床的に重要である傍十二指腸ヘルニアは5つの型であると考えられるようになった（a〜e）。

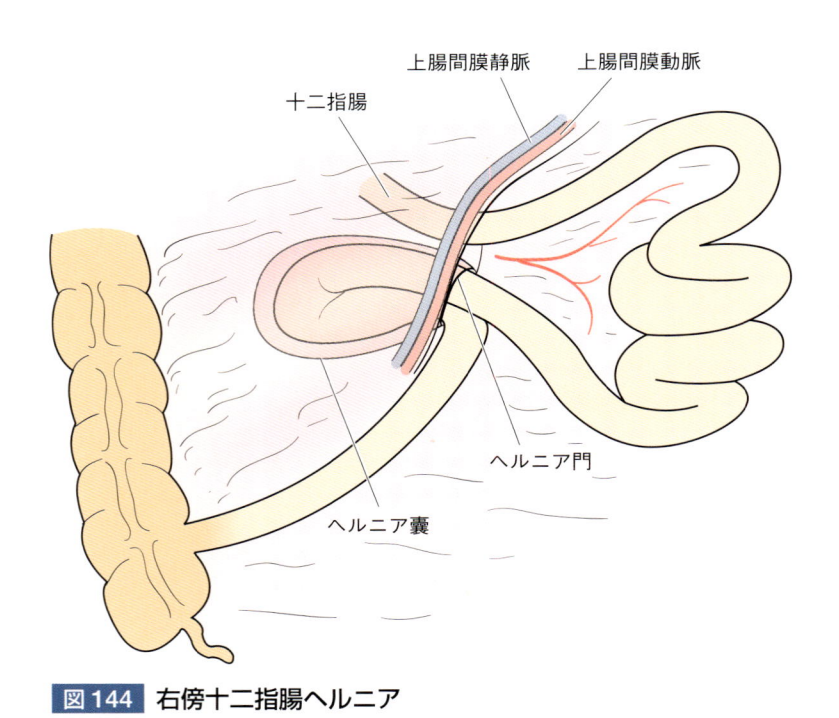

図144 右傍十二指腸ヘルニア

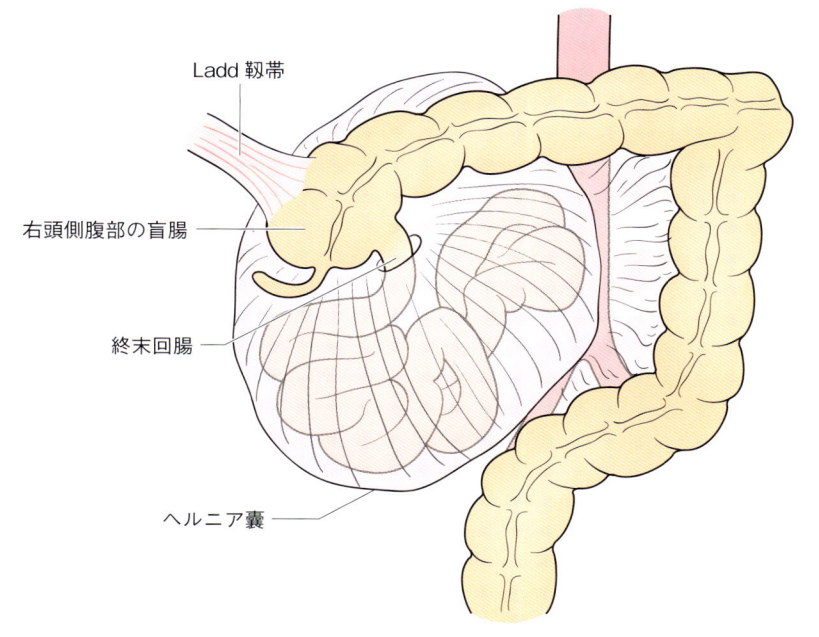

図145 大きな右傍十二指腸ヘルニア
右傍十二指腸ヘルニアでの腸管の捕捉の範囲は単一ループから小腸全体に及ぶこともある。

(ラベル: Ladd 靱帯／右頭側腹部の盲腸／終末回腸／ヘルニア囊)

2. 発生

ⓐ 腸間膜体壁概念（mesenterico-parietal concept）（基礎編 ➡ 6頁，図3参照）

　右傍十二指腸ヘルニアでは，解剖学的に，常に正中右側のヘルニア囊に向かうヘルニア開口部があり，一般的に内側でわずかに尾側に向いている。上行結腸間膜と横行結腸間膜はヘルニア囊の腹側壁を形成する．しかし上腸間膜動脈（superior mesenteric artery；SMA）と回結腸動脈はヘルニア囊の自由縁（門）にある（図144）[48,49]。捕捉の範囲は単一ループから小腸全体までの範囲に及ぶことがあり，小腸全域が捕捉範囲となりうる（図145）[50]。腸間膜体壁概念においては，右傍十二指腸ヘルニアは頭側脚（前動脈脚）がSMAの周囲で正常に回転できなかったときに形成され，小腸部分は動脈の右側に残されたままとなる[37]。腸間膜体壁窩（mesenterico-parietal fossa, Waldeyer's fossa）は右傍十二指腸ヘルニアを形作る。Grayの5つの型の分類では，唯一右側の十二指腸ヘルニアに相当する。尾側脚（後動脈脚）はその正常な回転を続け，上行結腸間膜の後腹膜への癒合が原始体腔の中で腸管の捕捉の原因となる（図146）[40,51]。

　一方，臨床的に存在する左十二指腸空腸窩は次の3つである（図143）。①十二指腸上行部の左方にあり上縁は上十二指腸襞で後腹膜に存在する上十二指腸窩（superior duodenal fossa, Treitz's fossa），②十二指腸上行部の背側に存在する下十二指腸窩（inferior duodenal fossa, Treitz's fossa），そして③十二指腸上行部からやや離れた左側に存在する傍十二指腸窩（paraduodenal fossa,

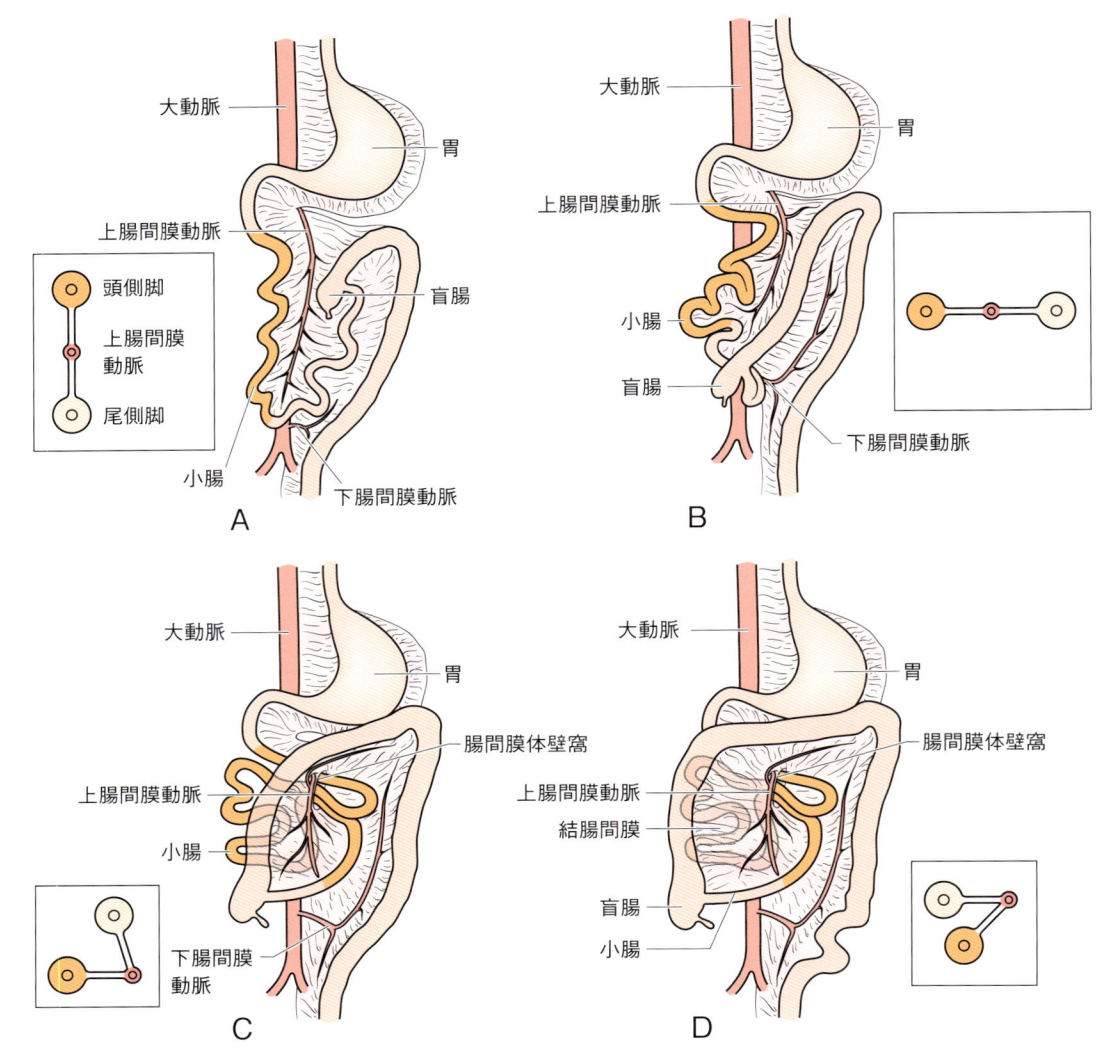

図146 右傍十二指腸ヘルニアの形成

右傍十二指腸ヘルニアは頭側脚（前動脈脚）が上腸間膜動脈の周囲で正常に回転できないときに形成され，小腸部分は動脈の右側に残されたままとなる。腸間膜体壁窩は右傍十二指腸ヘルニアを形作る。

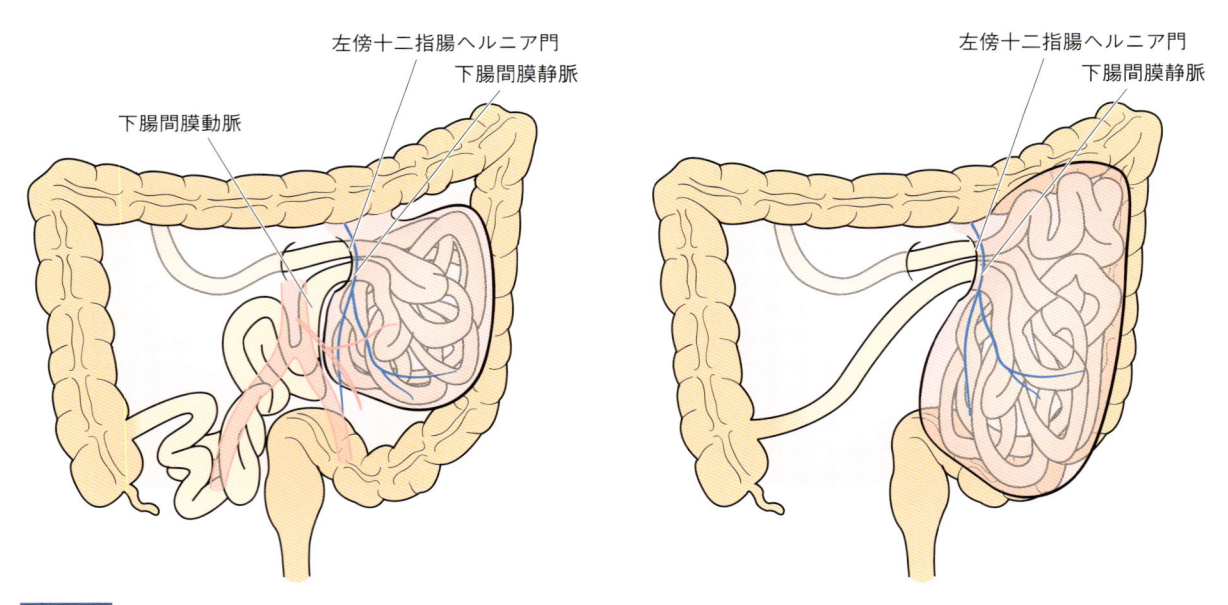

図147 左傍十二指腸ヘルニア

さまざまな長さの小腸がヘルニア内容となりうるが，常にヘルニア門の腹側には下腸間膜静脈が走行している。

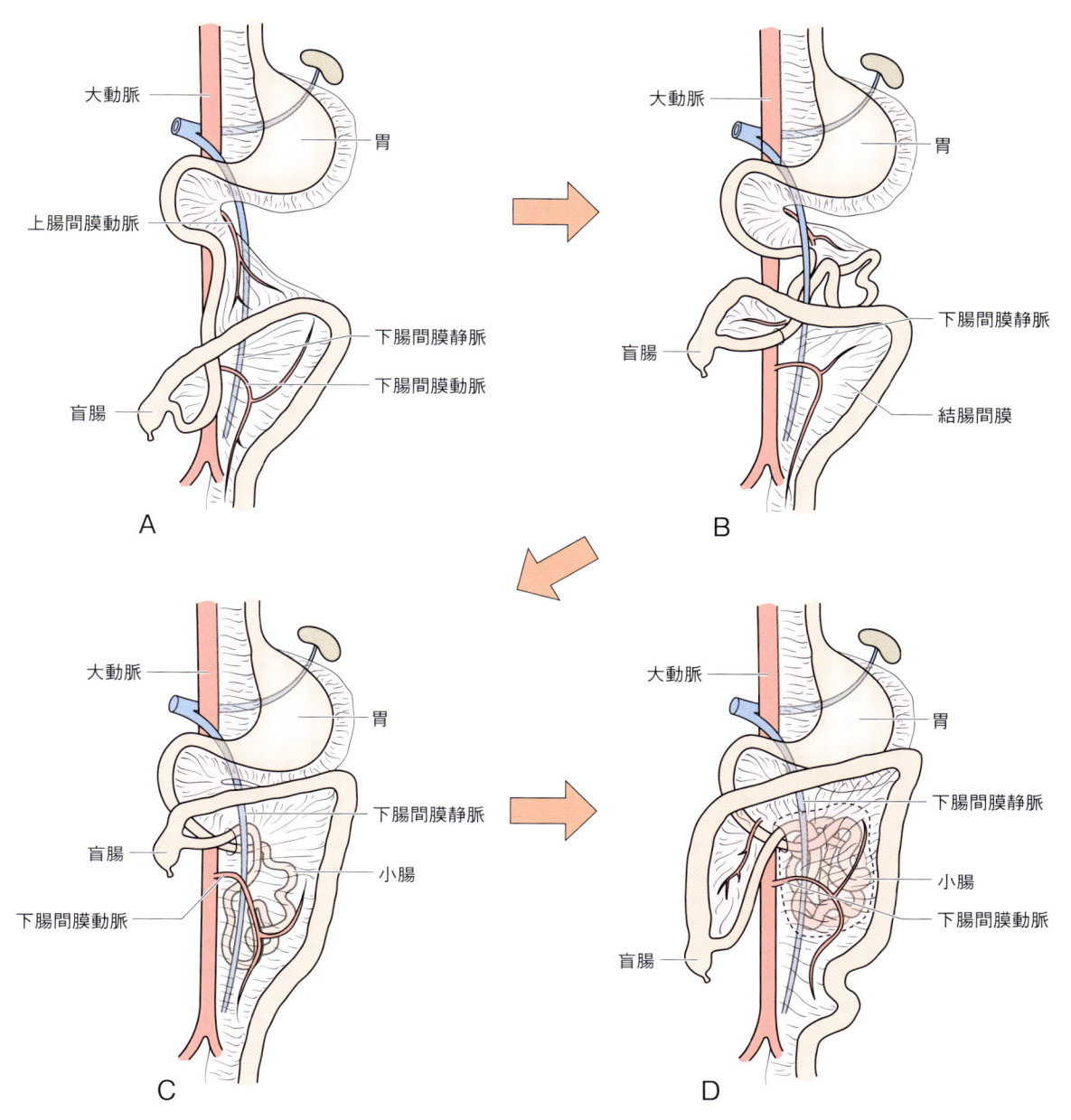

図 148 腸間膜体壁概念による左傍十二指腸ヘルニアの形成説

Landzert's fossa)，である．左傍十二指腸ヘルニアにおいても，さまざまな長さの小腸がヘルニア内容となりうるが，常にヘルニア門の腹側には下腸間膜静脈が走行している（図 147）．この場合は，腸回転は正常に起こるが，下行結腸間膜が後腹膜に固定される際，小腸が下腸間膜静脈の左側・背側でかつ下行結腸間膜の背側に閉じ込められて生じると考えるのが腸間膜体壁概念による左傍十二指腸ヘルニアである（図 148）[10]．

さらに，別の考え方では，小腸ループが，胎生 10 週に腹腔に戻ってくる間にまだ癒合していない下行結腸間膜に嵌入する．その次に結腸間膜が後腹膜と癒合する間に，ヘルニア嚢が形成されるとする説である[40]．この理論は次の事実によって支持されている．すなわち，下腸間膜動脈（inferior mesenteric artery；IMA），下腸間膜静脈（inferior mesenteric vein；IMV）と左結腸動脈は，開口部が一致し，Treitz 血管弓（図 143）と呼ばれ，嚢の前壁は下行結腸間膜によって形成されている．さらに盲腸は，完全に回転して正常な解剖学的位置に位置している．十二指腸がヘルニア嚢の門ではみられない．そしてヘルニア嚢内の回腸の長さはさまざまである（図 149）[48,51]．

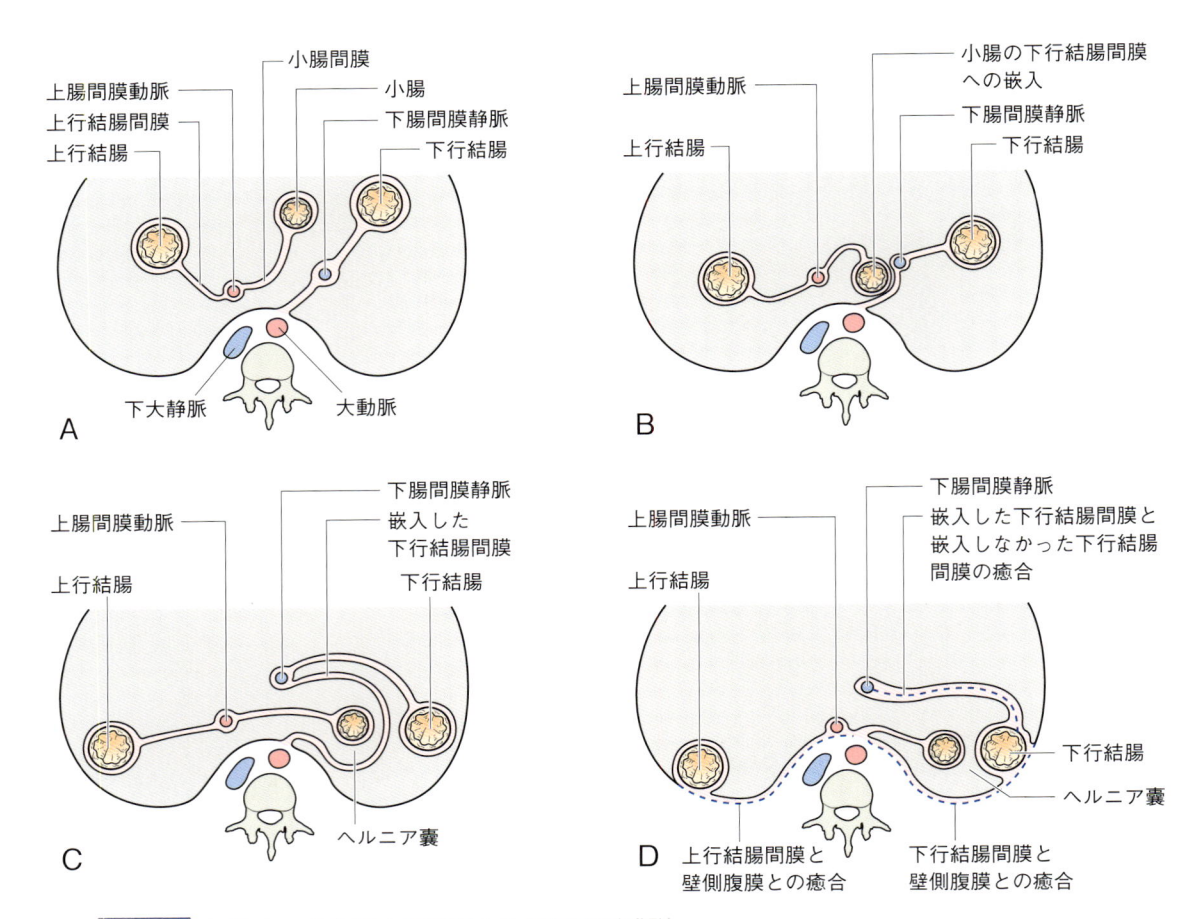

図149 もう1つの左傍十二指腸ヘルニアの形成説
小腸ループが胎生10週に小腸が腹腔に戻ってくる間に，まだ癒合していない下行結腸間膜が存在する(A)。このときに下腸間膜静脈より背側の下行結腸間膜に小腸が嵌入する(B, C)。その次に，下行結腸間膜が背側壁側腹膜と癒合する間に，ヘルニア嚢が形成される(D)とする説。

ⓑ Papezの概念（Papez's concept；胚外体腔説）

　しかし，以上の腸間膜体壁概念からは説明できないヘルニア嚢が存在し，これらは腸間膜とはまったく関係しない(図150の紫色部分)。実際の症例におけるヘルニア門レベルにおける水平断面図で考察すると，説明できないヘルニア嚢の存在が明らかになる(図150)。1923年のPapezの論文からPapezの概念として，Batson[44]，Laslieら[45]，Chaurasia[46]は，いかなる腸回転異常を考えてみても，ヘルニア嚢は結腸間膜によって形成されないとの結論に達している。Papezの概念は，中腸ループが臍帯の中にあり，腹腔内に戻ろうとするときに胚外体腔(extraembryonic coelom)をも腹腔内に引きずり込むとする説(concealed umbilical hernia)である。Batsonは，Papez概念のヘルニア嚢形成のモデルを考えた(図151)。この無血管胚外体腔嚢は二次的に上行あるいは下行結腸間膜と癒合し，右あるいは左傍十二指腸ヘルニアを形成する。結腸との癒合を来さないこともあり，特異的なヘルニア嚢が形成されることもある。この状態はinternal omphaloceleとも呼ばれる。

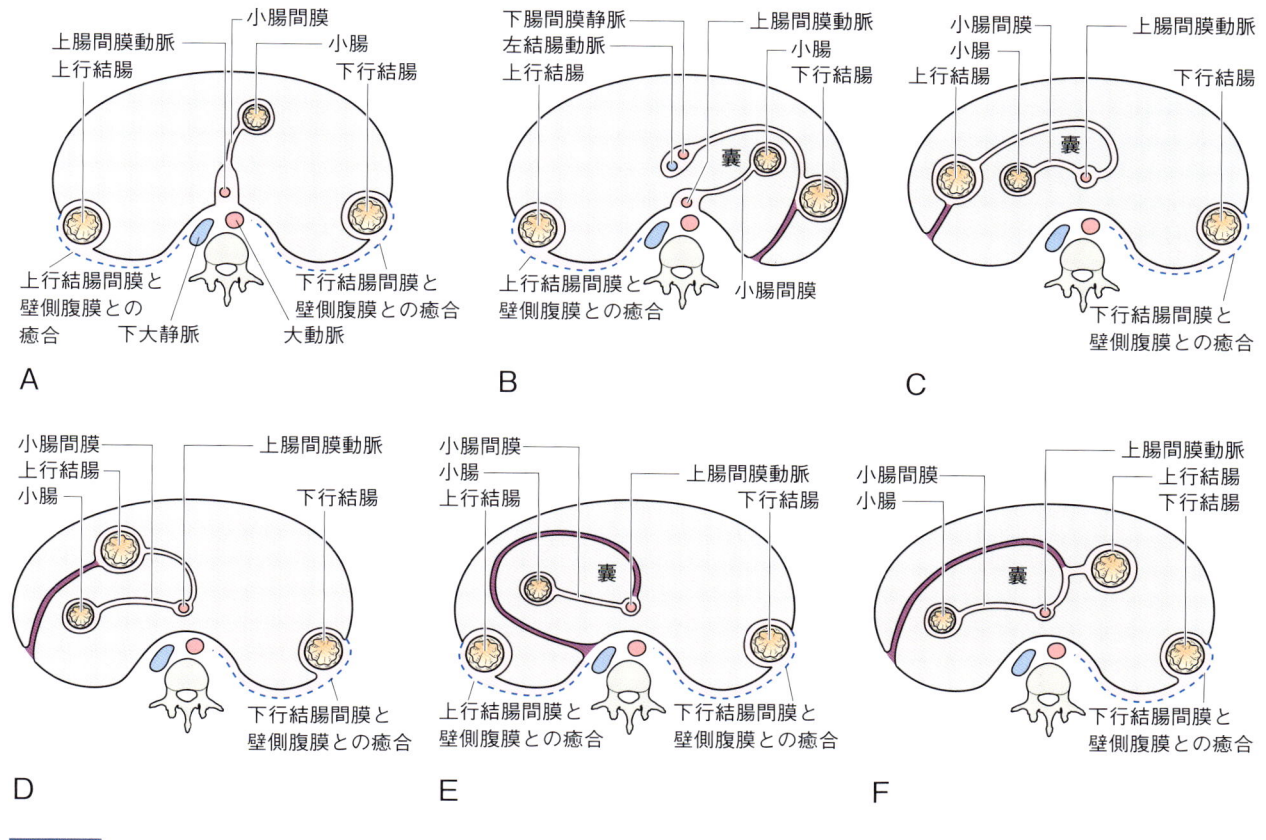

図150 腸間膜体壁概念からは説明できないヘルニア嚢形成

A：正常腹膜関係。
B：左傍十二指腸ヘルニアの腸間膜体壁概念によるヘルニア嚢形成。
C：右傍十二指腸ヘルニアで，上行結腸はヘルニア嚢の内側に位置する。
D：右傍十二指腸ヘルニアで，上行結腸はヘルニア嚢の腹側に位置する。
E：右傍十二指腸ヘルニアで，上行結腸はヘルニア嚢の背側に位置する。
F：右傍十二指腸ヘルニア嚢で，上行結腸は malrotation で左側に位置する。

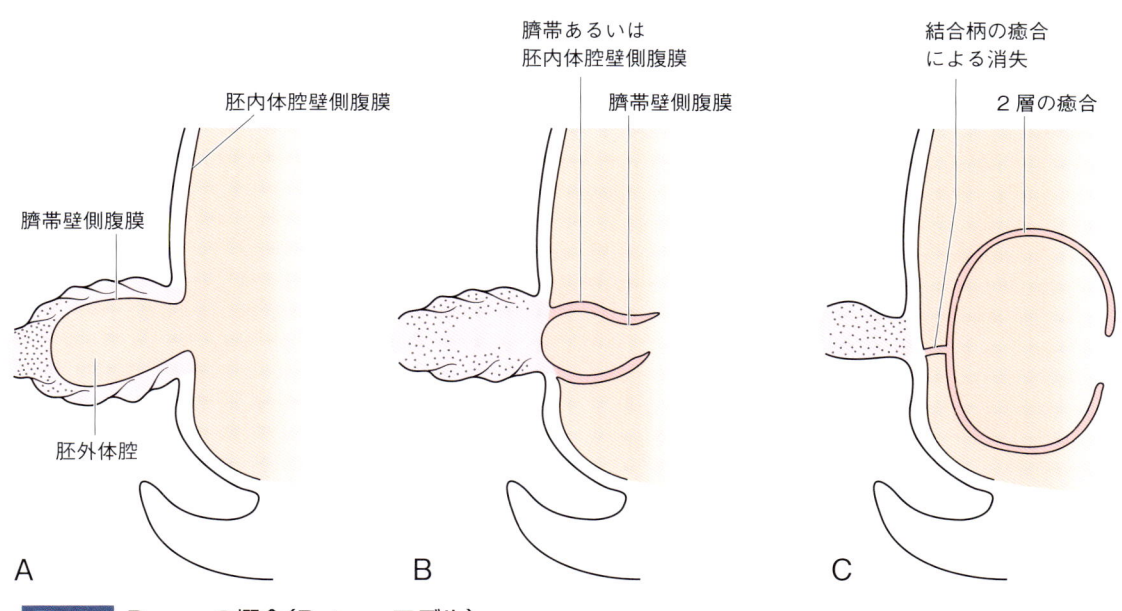

図151 Papez の概念（Batson モデル）
中腸ループが臍帯の中にあり，腹腔内に戻ろうとするときに胚外体腔をも腹腔内に引きずり込むとする説。

Ⅳ 傍十二指腸ヘルニア　169

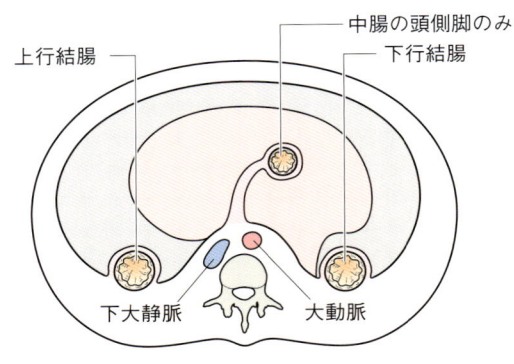

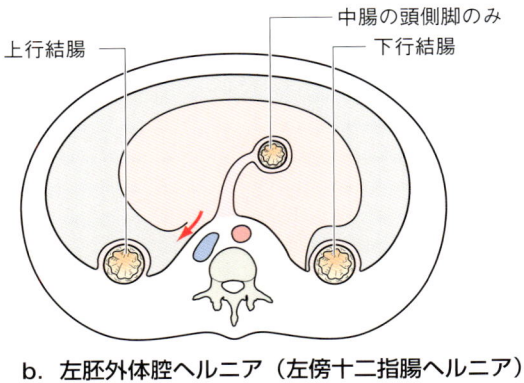

a. 胚外体腔ヘルニア
（開口部なし，正常の腸回転）

b. 左胚外体腔ヘルニア（左傍十二指腸ヘルニア）
（右側への開口部あり，正常の腸回転）

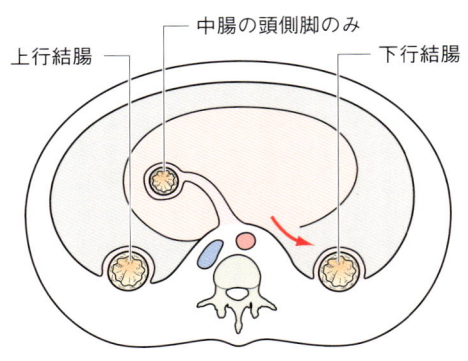

c. 右胚外体腔ヘルニア（右傍十二指腸ヘルニア）
（左側への開口部あり，正常の腸回転）

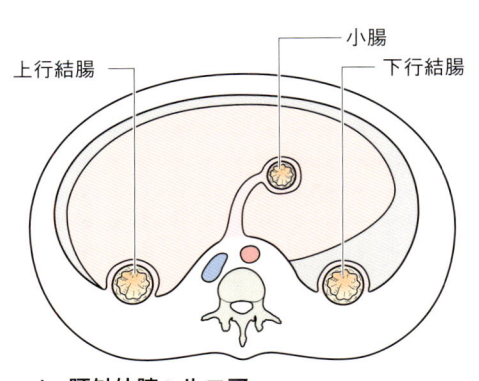

d. 胚外体腔ヘルニア
（開口部なし，正常の腸回転）

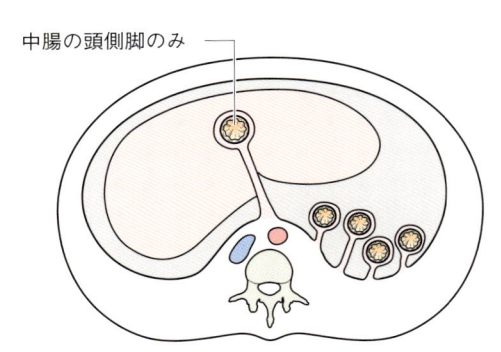

e. 胚外体腔ヘルニア
（開口部なし，結腸の位置異常あり）

図152 胚外体腔説

　この胚外体腔説を用いると，左傍十二指腸ヘルニア，右傍十二指腸ヘルニアにおけるヘルニア嚢のすべて，特に下行結腸の壁側腹膜への癒合不全である persistent descending mesocolon[52]を合併した左傍十二指腸ヘルニアといった病態も説明できる。Jackson veil, Ladd 靱帯，そして abdominal cocoon など，過去に提唱されたさまざまな腹腔内膜様構造物の理解が容易となる（図152）（Side Memo：腹腔内の膜様構造物 ➡ 173〜174 頁参照）。

3. 治療

　嵌頓あるいは絞扼性傍十二指腸ヘルニアの最も有効な治療法は，緊急手術療法である。閉塞性の内ヘルニアを放置すれば，死亡率は50％を超える[53〜55]。左・右ヘルニアの手術療法は，発生学的原因の相違によって異なる。

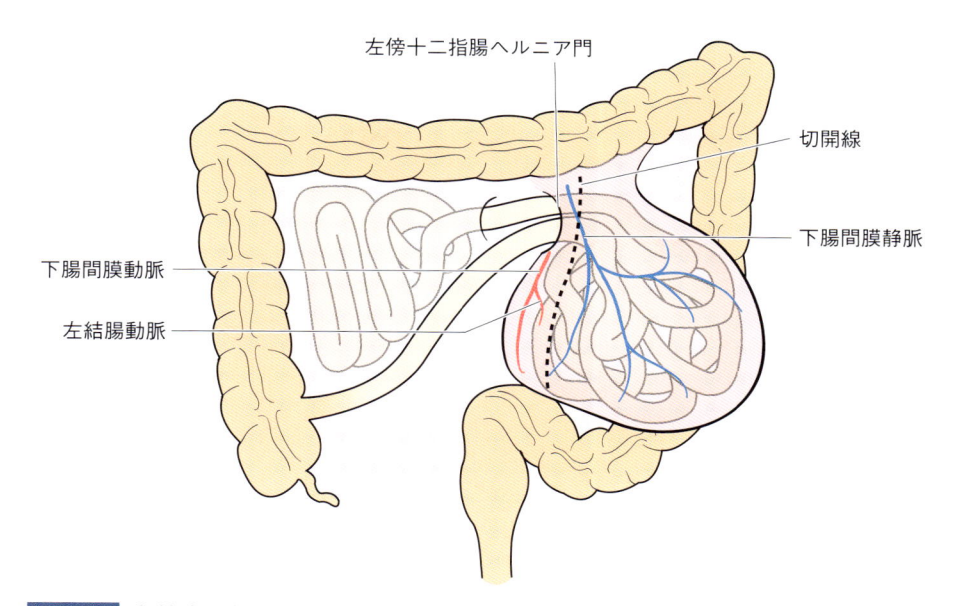

図153 左傍十二指腸ヘルニアの手術手技
ヘルニアの単純な牽引・還納ができない場合の手術アプローチとして，下腸間膜静脈（IMV）と下腸間膜動脈（IMA）の末梢枝とを切離することにより，下行結腸間膜を切開し，それによって小腸を腹腔内に戻す方法がある。

　左傍十二指腸ヘルニアは，しばしば輸出脚である小腸を優しく牽引することによって小腸を還納することができる。還納がうまく遂行できたならば，治療は開口部の腹膜襞を小腸か十二指腸空腸曲の腸間膜に縫合することで完遂できる。この縫合手技の間，常にIMVを同定し，注意を払うべきである。なぜならそれがヘルニア嚢の腹側壁を形成しているからである[46,56]。

　ヘルニアの単純な牽引・還納ができない場合は，さらに思い切った手術アプローチが必要とされる。BartlettらはIMAの末梢枝とIMVを切離することにより，下行結腸間膜を切開し，それによって小腸を腹腔内に戻すことができるとしている（図153）[57]。WillwerthらはIMVを温存して左傍十二指腸ヘルニアを還納した。すなわちIMVをヘルニア嚢の右側で同定し，切開はその静脈の右に置き，尾側に向かう。そうすることにより，腸管はIMVの背側で還納される。IMVに接する腹膜は，ヘルニア嚢を閉鎖するために後方の腹膜に縫合する[51]。さらに安全な方法として，左結腸外側アプローチと内側アプローチによりヘルニア嚢内に到達する術式が考えられる。ヘルニア嚢の大きさにもよるが，腹腔鏡下手術でも可能と考えられる。

　右傍十二指腸ヘルニアの手術手技は，それほど意見が分かれていない。異常な腸回転によって，小腸は上行結腸の背側に位置している。内側・後腹膜アプローチで，上行結腸と盲腸を授動してから，小腸をヘルニア嚢から開放する。この手技により，十二指腸，空腸，そしてほとんどの回腸を腹腔の右側に移動させることができる。虫垂は将来の診断上の混乱を避けるために切除する。これらは，中腸捻転の手術（Ladd's procedure）[58]と同様となる（図154）。SMAがヘルニア嚢の前壁の一部であるので，嚢のこの領域への切開を避けるように注意を払うべきである[50,53,57]。時に，右十二指腸ヘルニア嚢内の小腸を引き出し，ヘルニア門を縫合閉鎖したとの記載があるが，十二指腸の位置異常がある場合には，空腸の屈曲を作り出し，SBO（small bowel obstruction）を来すことが十分に考えられる。

　偶然に発見された傍十二指腸ヘルニアの管理に関しては意見が分かれたままである。Bartlettらは，「すべての傍十二指腸ヘルニアは，致死的になる可能性があり，絞扼性閉塞を起す可能性があると考えられるべきである」と述べている[53]。

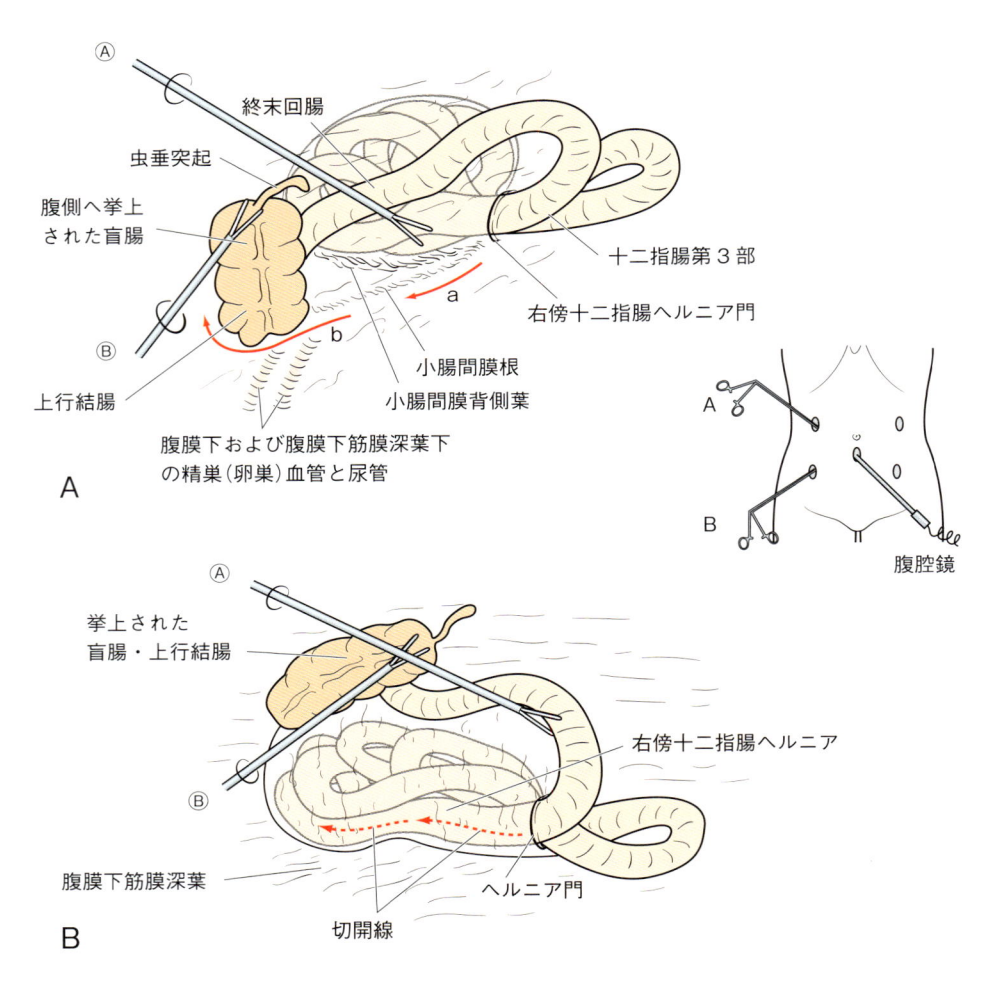

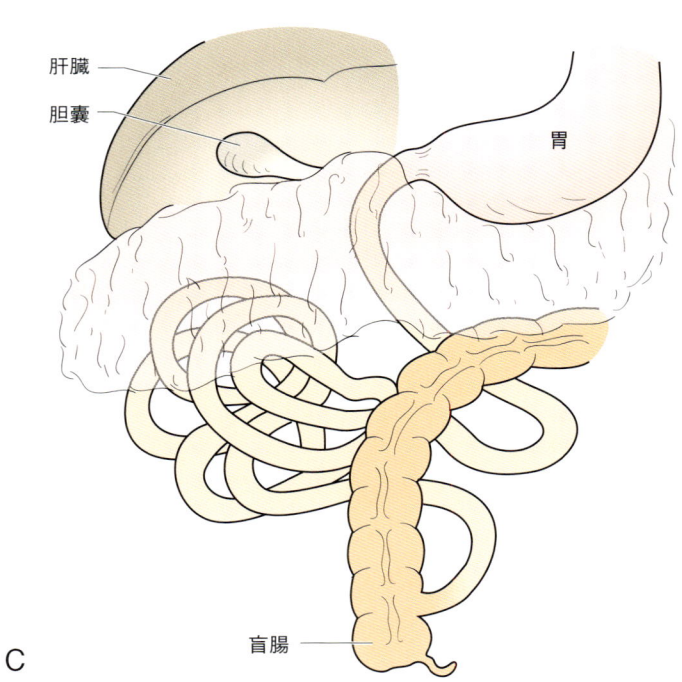

図154　右傍十二指腸ヘルニアの手術手技

内側・後腹膜アプローチで，上行結腸と盲腸を授動したのち（Aのa, b），小腸をヘルニア嚢から開放する（B）。この手技により，十二指腸，空腸，そしてほとんどの回腸を腹腔の右側に移動させることができる（C）。

172　応用編

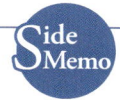

Side Memo 腹腔内の膜様構造物（Ladd 靱帯，Jackson veil，abdominal cocoon）

腹腔内には発生学的に腸回転異常のみでは説明できない膜構造物がある。腹膜靱帯（Ladd 靱帯[58~60)]）もその一つである。Ladd は，腸回転異常症のさまざまな型のうち，盲腸や上行結腸，あるいは結腸肝彎曲からの腹膜靱帯が十二指腸の狭窄の原因となり，小腸の捻転の原因となる場合があるとして，これらの靱帯の切離を治療の一端とした（図 155）。しかしながら，Ladd 靱帯の考察以前に，Jackson が右側結腸と後腹膜との間の膜構造として Jackson veil[61)] を指摘しており，腹膜靱帯そのものとしては Jackson に priority がある。

Jackson veil は 4 型[62)]に分けられている（図 156）。これら Ladd 靱帯も Jackson veil も，その成因は明らかとはなっていないが，図 150 における膜様構造物の一部と考えると理解がしやすく，この意味においても，胚外体腔説での説明が可能である（図 157）。

さらにもう 1 つの腹腔内膜様構造物として abdominal cocoon がある。これは，1978 年に Foo らによって報告された，線維性の被膜が腹腔内臓器を被包する疾患である[63)]。初発症状は，急性または亜急性の腹痛，腹部の腫瘤として認識されることが多い。術前検査での診断は困難であるが，消化管造影検査で特徴的な小腸のカリフラワー様所見を認めることもある。CT を含めた術前画像診断による膜様構造物の同定は困難なことが多い。また，Wei らは臓器を被覆する程度によって，これを 3 型に分類している[64)]。I 型は，膜が小腸を部分的に被覆するもの，II 型は膜が小腸全体を被覆するもの，III 型は膜が小腸全体と他の臓器を被覆するものである。I 型が最も多く，II 型，III 型と続く。abdominal cocoon には，大網

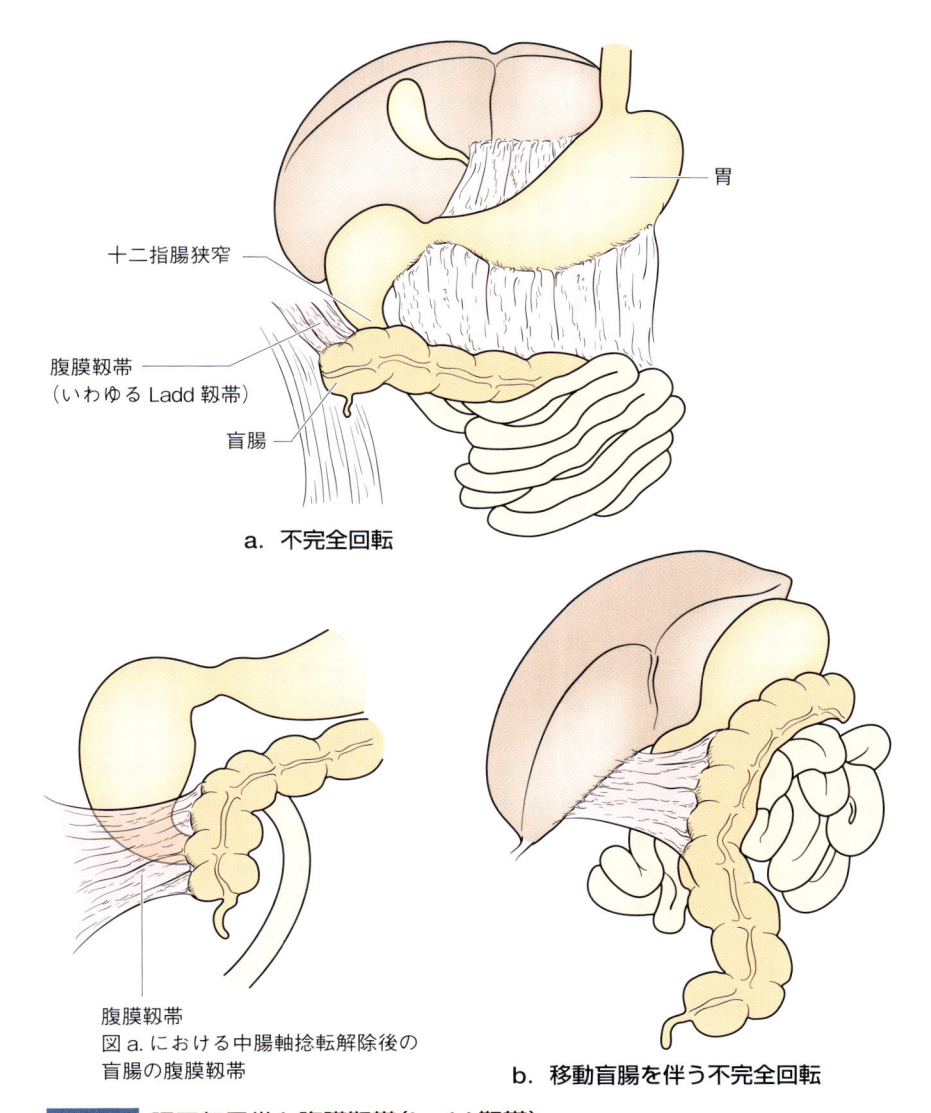

a. 不完全回転

（ラベル：胃，十二指腸狭窄，腹膜靱帯（いわゆる Ladd 靱帯），盲腸）

腹膜靱帯
図 a. における中腸軸捻転解除後の盲腸の腹膜靱帯

b. 移動盲腸を伴う不完全回転

図 155　腸回転異常と腹膜靱帯（Ladd 靱帯）

a. グループ1

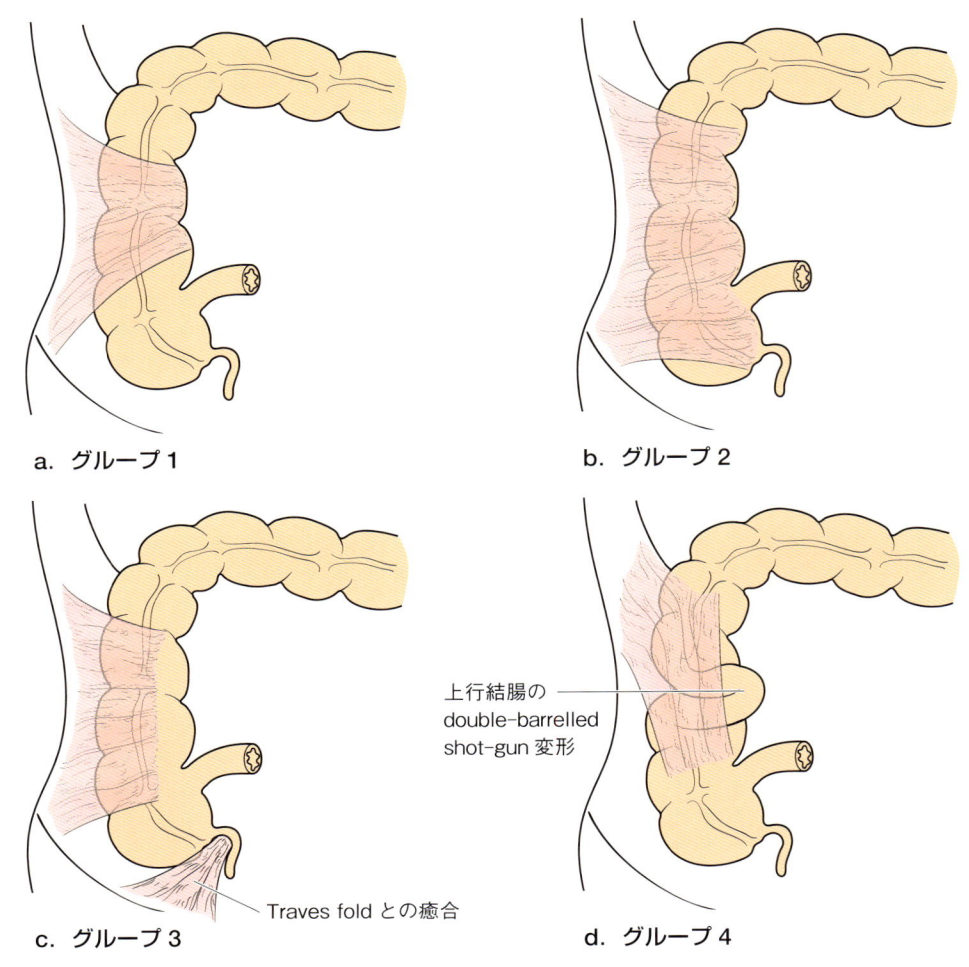

b. グループ2

c. グループ3　Traves fold との癒合

d. グループ4　上行結腸の double-barrelled shot-gun 変形

図156 Jackson veil
Jackson veil は4型に分けられている。

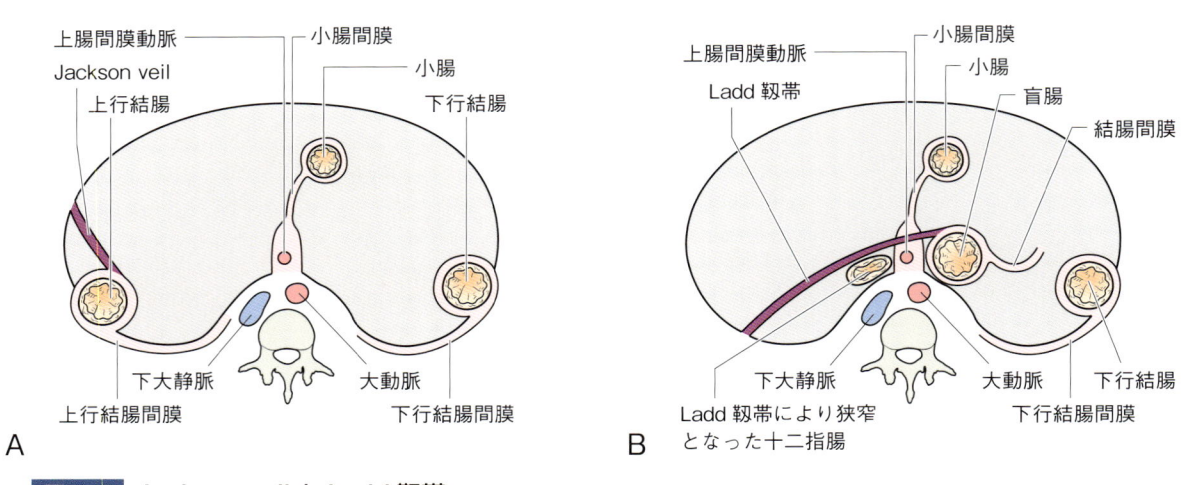

A　上腸間膜動脈／小腸間膜／Jackson veil／上行結腸／小腸／下行結腸／下大静脈／大動脈／上行結腸間膜／下行結腸間膜

B　上腸間膜動脈／小腸間膜／Ladd 靱帯／小腸／盲腸／結腸間膜／下大静脈／大動脈／下行結腸／下行結腸間膜／Ladd 靱帯により狭窄となった十二指腸

図157 Jackson veil と Ladd 靱帯
Jackson veil（A）と Ladd 靱帯（B）は，腹腔内膜様構造物の一部と考えられる。

の形成異常や腸軸捻転を合併することが多いとされている。病理学的には被膜は古い線維組織と非特異的な炎症細胞の浸潤が特徴とされている[64]。abdominal cocoon については，まさに図152の胚外体腔説の腹腔内嚢そのものであると考えられる[43,47]。

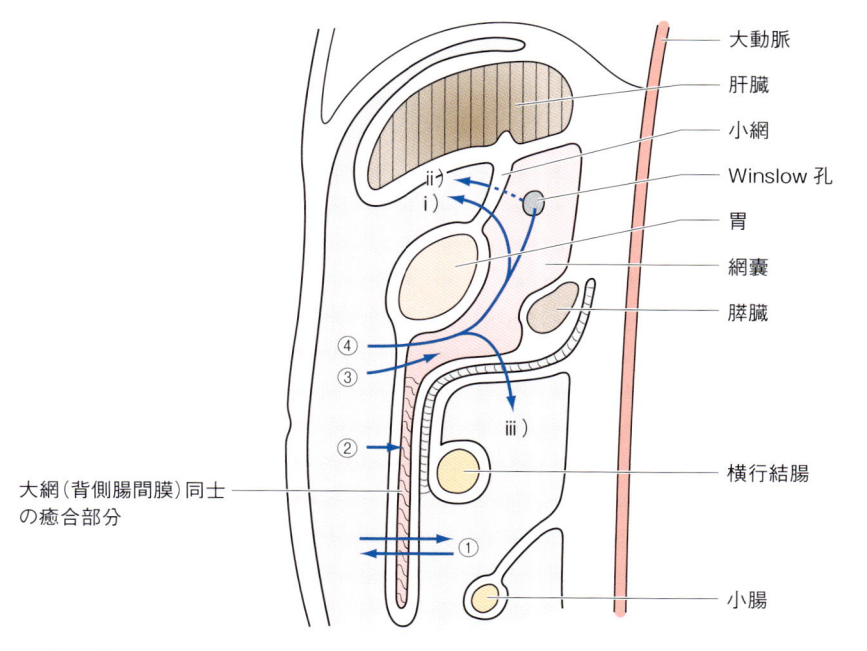

図158 大網ヘルニアの分類と経路

V 大網ヘルニア（omental hernia, epiploic hernia）

　大網に関与したヘルニアには，大きく分けて，大網裂孔ヘルニア（transomental hernia）と大網内ヘルニア（intraomental hernia）が考えられるが，圧倒的に前者が多い[65]。

　発生学的に見て，大網は背側腸間膜の延長部分であり，これが尾側に垂れ下がることにより，尾側において本来は二重になっていた部分が癒合し，1枚の大網組織となる。さらに横行結腸より尾側で網嚢が形成されていることはほとんどない（横行結腸間膜が関与するヘルニア ➡ 160頁，図140 参照）。

　したがって，大網ヘルニアは，大きく分けて大網のみが関与する場合と，網嚢が関与する場合の2つの基本型に分けられる。前者は，横行結腸より尾側において大網を貫く型で，腹背方向に貫くものと背腹方向に貫くものがある（図158 ①）。さらに，大網内ヘルニアがある（図158 ②）。後者として，網嚢が関与するヘルニアには，大網を貫いて網嚢内にヘルニアになる型があり（図158 ③），その亜型として，網嚢から再度腹腔に戻るルートにより，ⅰ）小網にヘルニアを起こすもの，ⅱ）Winslow 孔にヘルニアを起こすもの，ⅲ）横行結腸間膜・網嚢背側の漿膜にヘルニアを起こすもの（横行結腸間膜が関与するヘルニア ➡ 158頁参照），が考えられる（図158 ④）。

　治療については，術前診断ができ，腹腔鏡下にヘルニア内容の小腸を還納できれば，裂孔および腔を閉鎖することは容易である。

図159　Cilley の分類

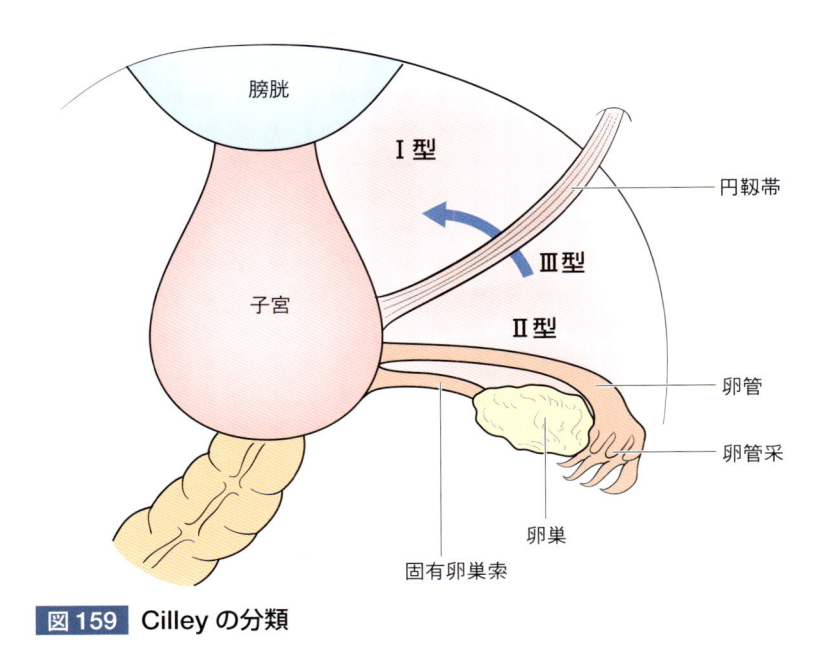

Ⅵ 子宮広間膜ヘルニア（hernia of the broad ligament of the uterus）

　子宮広間膜ヘルニアは，子宮広間膜に裂孔が生じるか，pouchが生じたためにその部に腸管などが入り込み，ヘルニアとなる稀な病態である[66]。

1．原因と分類

　原因として，後天的・先天的因子が考えられる。前者として妊娠や出産による骨盤内炎症あるいは外科手術が挙げられる。出産経験のない患者の場合は，欠損は子宮広間膜内の囊胞構造（mesonephric あるいは mullerian ducts の先天性遺残）自然破裂によって生じる可能性がある[65]。

　欠損は，その性状と位置によって分類されている。Hunt 分類[7]ではこれを，両側の腹膜層の欠損を伴う fenestra 型と片側の欠損を伴う pouch 型の2つに分類している。しかし，その組織学的検索がなされておらず，現実的に腹膜の欠損があるのか，窪みのみが存在するのかが明らかにされていない。さらに，Cilley の分類[67]により，位置が3分類されている。Ⅰ型は欠損が子宮円靱帯より尾側の子宮広間膜を通して生じた場合，Ⅱ型は欠損が子宮円靱帯より頭側の子宮広間膜を通して生じた場合，Ⅲ型は欠損が子宮円靱帯の頭側から尾側に通じて生じた場合である（図159）。

2．病態

　小腸のヘルニアあるいは閉塞で発症することが普通である。閉塞を伴う尿路系のヘルニア[68]や卵巣の壊死を伴う捻転[69]も報告されている。

3．治療

　治療は外科手術である。最初に，開腹か腹腔鏡下に，患者を Trendelenburg position にする。絞扼・嵌頓内容を慎重に引き出し，血流が戻らない腸管は切離する。次に SBO の再発を防ぐために，欠損を縫合閉鎖する[70]か，または子宮広間膜を完全に切離することである[71]。

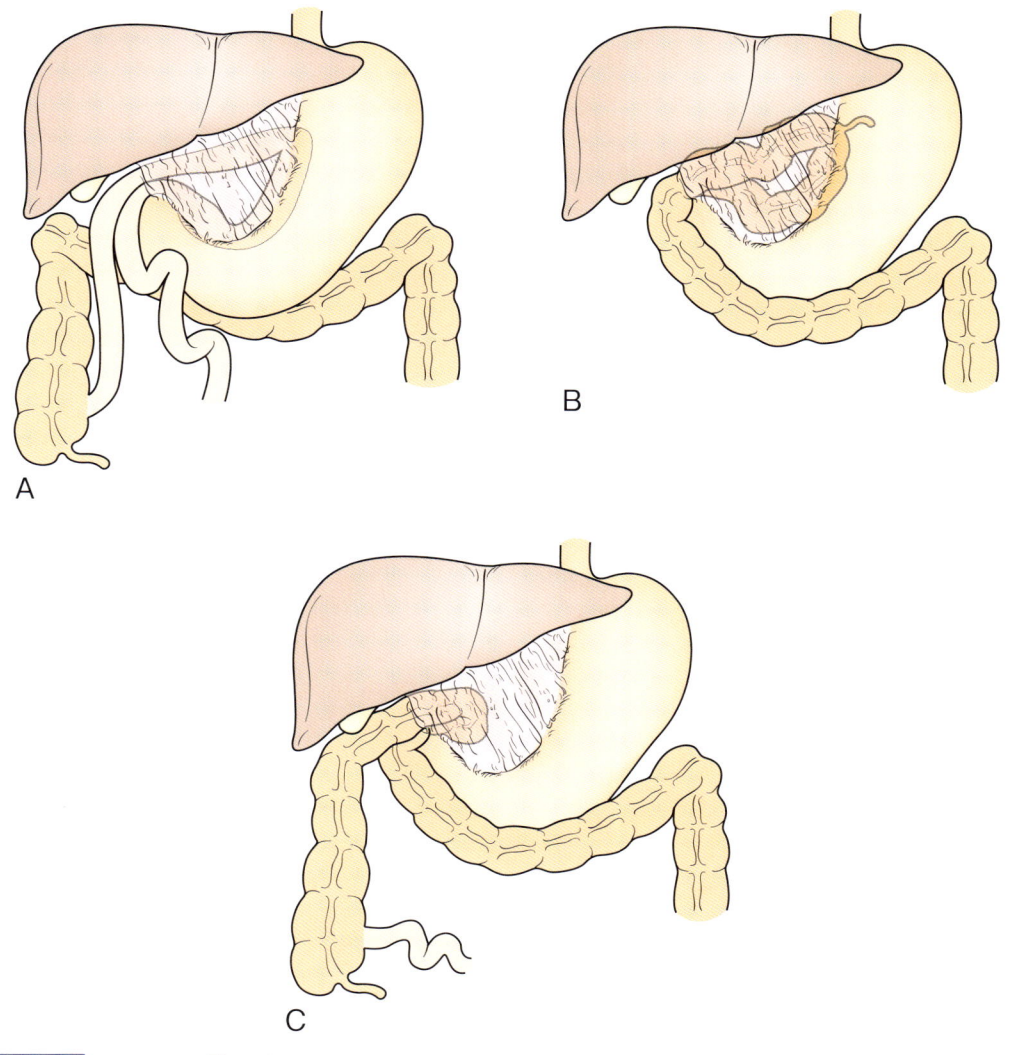

図160 Winslow 孔ヘルニア
嵌入臓器により，小腸嵌入（A），回盲部・上行結腸嵌入（B），横行結腸嵌入（C），の3型に分けられる。

Ⅶ Winslow 孔ヘルニア（hernia through the foramen of Winslow）

　　Winslow 孔（foramen of Winslow）を通じて網嚢内に腸管が嵌入したものを，Winslow 孔ヘルニアと呼び，非常に珍しい病態である。さらに後述する re-entrant hernia は，それ以上に危険を認識しなくてはならない病態である。

1. 解剖と発症機序

　　胃は発生の過程で肝臓の発育増大のために回転を余儀なくされた。左胃動脈と肝動脈は，正中近くの小彎に取り残される形となった。これらの脈管の走行は肝胃間膜と肝十二指腸間膜内である。肝胃間膜は腹側腸間膜由来であり，成人になって小網を形成する。この過程において，胃の背側に pouch が形成され，網嚢と呼ばれる。この嚢は，Winslow 孔を通じて腹腔と連絡しており，Winslow 孔の腹側縁は肝十二指腸間膜である。

　　腹腔内と網嚢との圧の不均衡から，網嚢内に腸管が吸い込まれることになり，この通常のルートは，Winslow 孔である[37]。これを Winslow 孔ヘルニアと定義する。嵌入臓器により，小腸嵌入，回盲部・上行結腸嵌入，横行結腸嵌入と，大きく3型に分けられる（図160）。

2. 治療

　早期の時期では，嵌入臓器にもよるが，腸管の還納は難しくはないので腹腔鏡下手術も可能である。しかし，時間が経つと難しくなるため，次の順序での還納手技が必要となる。

　①片手で優しく腸管を牽引するとともに，もう一方の手で内容を外側に向け押しつける。この方法で整復できなかった場合は，小網を肝胃間膜部分で開く。片手は腸管の牽引を行い，もう一方の手は還納を補助するために網嚢内から同一の腸ループに圧をかける。

　②上記でできなかった場合は，嵌入腸管のガスと液体をドレナージして圧を下げる。脱出臓器が盲腸を含む場合は，虫垂から減圧チューブを挿入することもできる。

　③十二指腸を膵頭部とともに授動する。これによって，Winslow孔を広げることはできないが，肝十二指間膜の損傷を避けることができる。

　④腸管の絞扼・壊死そして壊疽が疑われる場合は，小網を開放して，腸管を切開・減圧し還納して，そののちに腸管切除を行うかどうかの判断を行う。

　閉創の前に検索することとして，次の項目をチェックする。①医原的な裂け目がないかどうか，②還納した腸間膜が長いとき，あるいは腸回転異常がある場合，腸捻転解除のために固定するかどうか，③移動盲腸の場合に上行結腸の固定をするかどうか，④虫垂切除は必要か，である。ただし，Winslow孔は決して閉じようとしてはいけないなどの考え方がある。

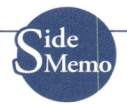

Side Memo　re-entrant hernia

　外科医は，ヘルニアとなっている腸管が腹膜腔にre-enterしている場合には，危険を認識すべきである（図161）。Robertsがこれをre-entrant herniaと名づけた[72)]。小網右外側の肝十二指腸靱帯は，バンド様構造となっているが，癒着によるバンドと勘違いしてはならない。これは，re-entrant bowelが捻転するとき，特に危険である。盲腸を減圧するとヘルニアの還納ができるようになる。バンド様構造物を切ってはならない。

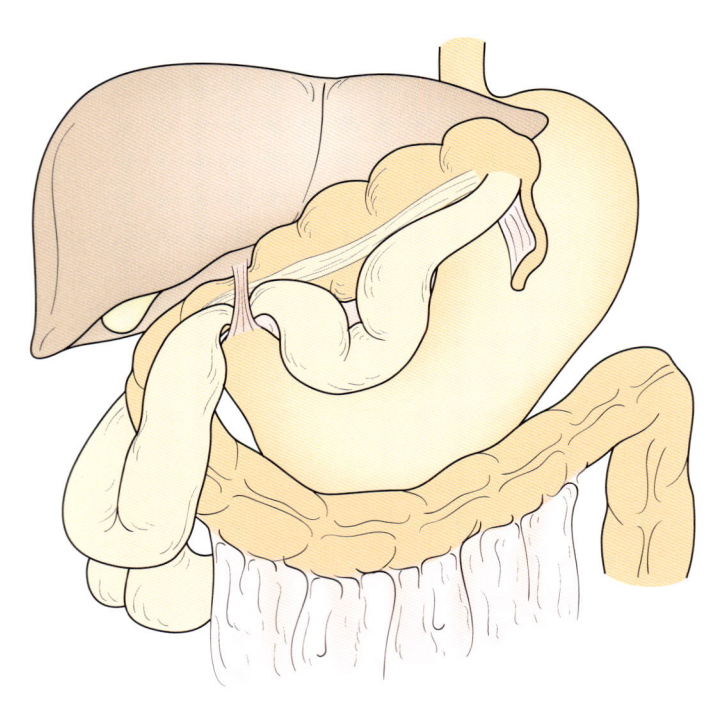

図161 re-entrant hernia
Winslow孔ヘルニアとなっている腸管が，小網部分から再度腹膜腔にre-enterしている。

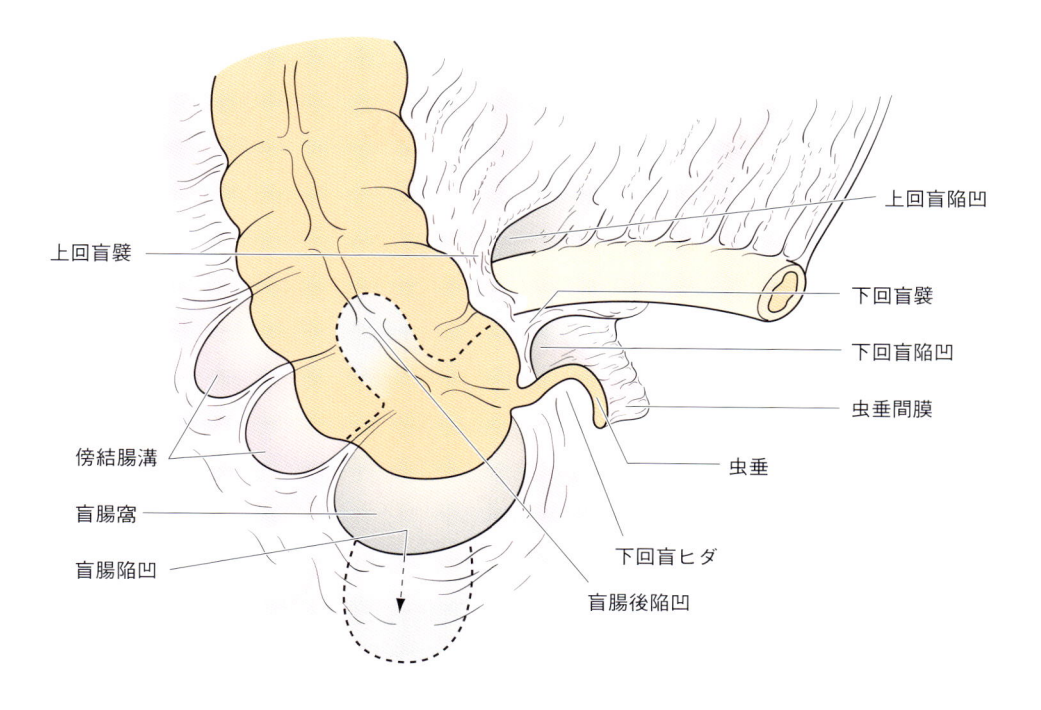

図162 盲腸周囲ヘルニア

Ⅷ 盲腸周囲ヘルニア（pericecal hernia, paracecal hernia）

盲腸周囲ヘルニアは，盲腸周囲にある先天性と考えられる腹膜の陥凹，溝，そして窩に腸管が嵌入して生じるヘルニアであり，大きく分けて4型が考えられる。英国では，paracecal（beside the cecum）hernia と呼ぶが，米国の論文では，pericecal（around the cecum）hernia と呼ぶ。

1. 解剖とヘルニア分類

図162に盲腸周囲の襞，そして陥凹，窩，溝を表した。これらの窪みに腸管などが入り込みヘルニアの原因となる。Meyer らの分類[73]によると，①内側型盲腸周囲ヘルニア（上回盲陥凹型・下回盲陥凹型・虫垂後窩型），②盲腸後陥凹型ヘルニア，③外側型盲腸周囲ヘルニア，④分類不能型ヘルニア，の4つに分類している。

2. 治療

外科的に嵌頓腸管を還納し，ヘルニア門を縫合閉鎖するか，開放する。もちろん，腹腔鏡下手術で可能である。術中に，併存する腸管回転異常などがないか確認する必要がある。

Ⅸ 肝鎌状間膜裂孔ヘルニア（hernia involving the falciform ligament）

1. 解剖

肝鎌状間膜（falciform ligament）は，本来の腹側腸間膜であり，腹側腹壁（臍部）から起始し，肝左葉の頭側表面から横隔膜まで延びている。これによって，肝臓の左葉は，解剖学的に外側区域と内側区域に分けられる。

肝鎌状間膜の自由縁は，肝円索（round ligament）を含んでおり，これは左臍静脈の遺残である。右臍静脈は発生の初期に消失する。左臍静脈は胎盤の血液を胎児に運んでおり，誕生時に閉塞す

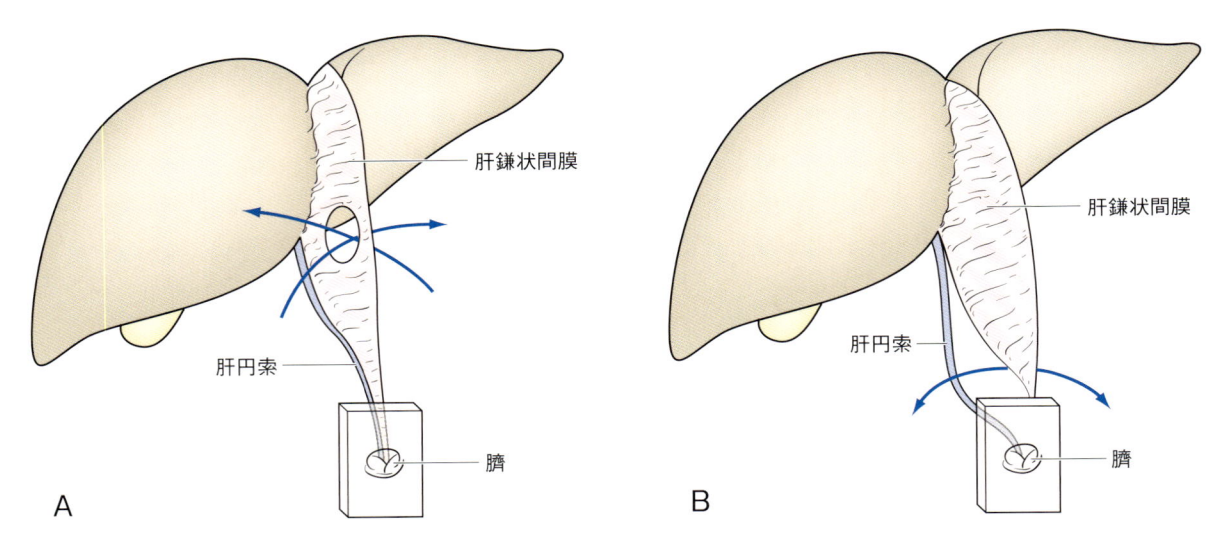

図163 肝鎌状間膜ヘルニア

る。この脈管の遺残は，その長さのほとんどがしばしば開存している。左臍静脈の肝内での位置は，静脈管索となり，それは門脈左枝を左肝静脈か下大静脈につないでいる（Arantius管）。したがって肝鎌状間膜は，左臍静脈の腸間膜である[74]。

2. 形態と治療

肝鎌状間膜裂孔ヘルニアには2型が報告されている。1型は，肝鎌状間膜に円形あるいは楕円形の裂孔が存在する型である（図163 A）。2型は，肝鎌状間膜の中を円靱帯が通過しておらず，このためこの二者の間に三角形の裂孔ができた症例である（図163 B）。後者は，実際には肝鎌状間膜に裂孔ができたわけではないことから，実際には肝鎌状間膜裂孔ヘルニアとはいえない[75]。

治療は，嵌頓腸管を還納して，肝鎌状間膜を切離することで達成される。

X 腸間膜ヘルニア—特に Treves' field pouch hernia

通常，腸間膜ヘルニアは2種に分類され，ヘルニア囊がない腸間膜の欠損部へのヘルニアと，腸間膜に囊が存在するヘルニアに分けられる。すでにS状結腸間膜が関与するヘルニア（157頁参照）と横行結腸間膜が関与するヘルニア（159頁参照）については記載した。

ここでは，mesenterium において最も好発部位である Treves' field hernia について記す。Treves' filed hernia は，Treves' field にヘルニア囊が存在する先天性内ヘルニアであり，Treves' field transmesenteric hernia と Treves' field mesenteric pouch hernia に分けられる。後者は，英語の論文として9症例しか報告されていない稀なものである[76]。

1. 解剖

Treves[77, 78]は，終末回腸の腸間膜の欠損を最初に記載した。その部は上腸間膜動脈の分枝である回結腸動脈とその最終回腸枝と，その吻合枝とに囲まれた部位である[80]。この吻合枝は4〜8cmの幅の回腸部分を栄養している。この領域は，その後 "Treves' field" として呼ばれるようになり，腸間膜ヘルニアの最も好発部位である[79, 80]（図164）。Treves' field pouch hernia は腸間膜 pouch ヘルニアで Treves' field に開口部をもつヘルニアであるが，先天性内ヘルニアの稀なものである[81]。

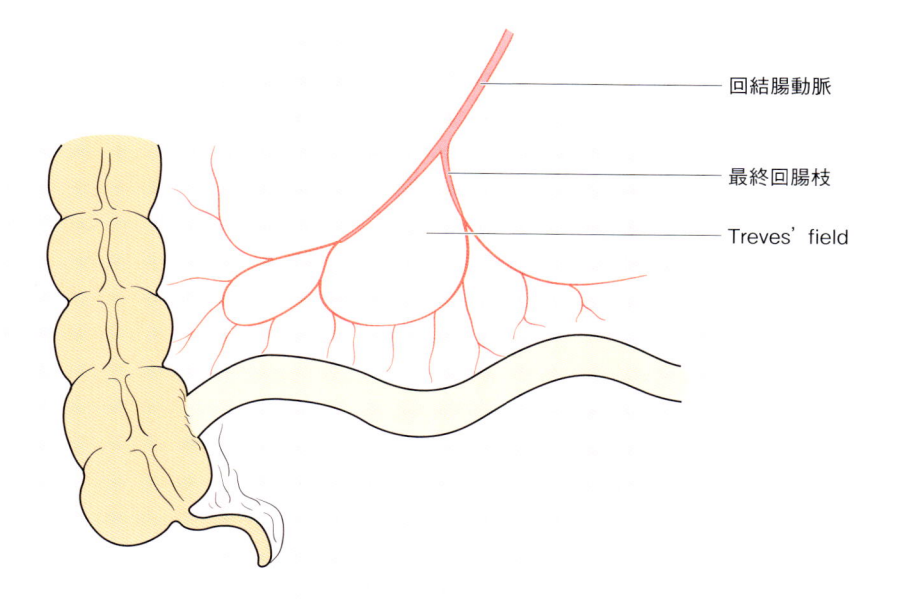

図164 Treves' field
Treves' field は，上腸間膜動脈の回結腸分枝とその最終回腸枝との吻合とに囲まれた部位である。

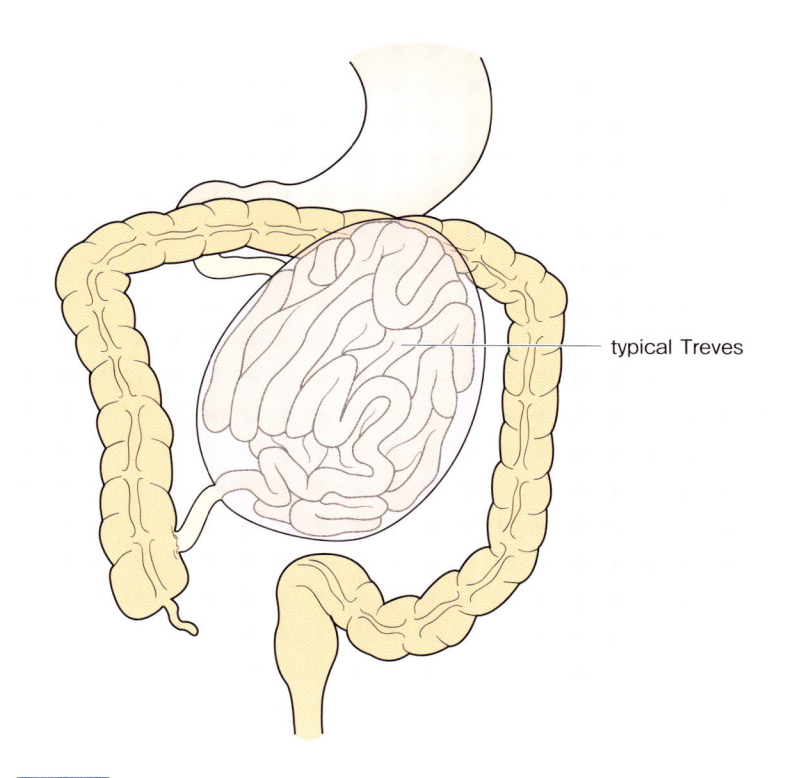

図165 Treves' field mesenteric pouch hernia
Treves' filed pouch hernia は，Treves' field にヘルニア囊が存在する先天性内ヘルニアである。9症例しか報告されていない稀なものである。

2．分類

　Treves' field pouch hernia では，腸回転異常を伴い，さらにすべての小腸を内容とする場合もある。これらのことから，Papez の概念による特殊型とも考えられる（図165）。

X　腸間膜ヘルニア　*181*

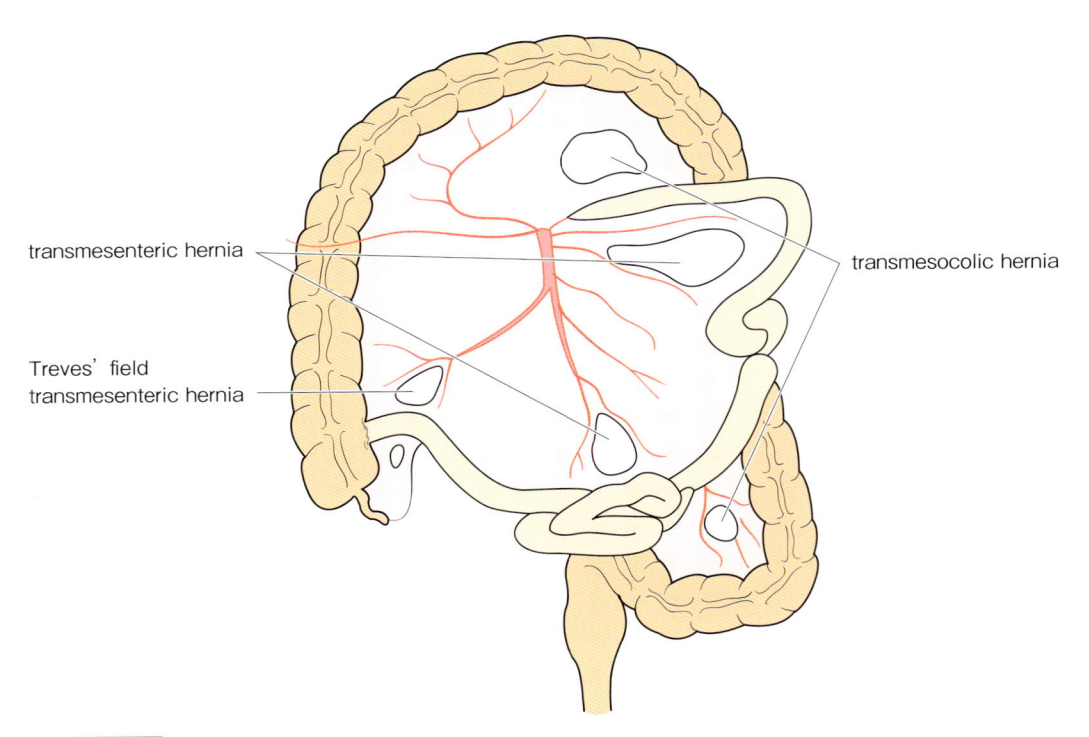

図166 Treves' field transmesenteric hernia
Treves' field transmesenteric herniaと他のtransmesenteric hernia, transmesocolic hernia

　Treves' field transmesenteric herniaは，裂孔を伴うヘルニアとしては頻度が高い。mesenteric herniaは，空腸に近づくにつれ，門が大きくなるが，頻度が低くなるとの報告がある。最小の腸間膜の欠損は，虫垂間膜の欠損である（図166）。

3. 治療

　Treves' field pouch herniaの治療は，腸管の還納あるいは切除と，門の閉鎖である。しかし，嵌入腸管の多さによりさまざまな状態が考えられる。

　Treves' field transmesenteric herniaの治療は，腸管の還納あるいは切除と，裂孔の閉鎖である。

XI　mesodiverticular vascular bandによるヘルニア

　mesodiverticular vascular bandは，胎生期に卵黄腸管を栄養する一対の卵黄動脈のうち，本来消失すべき一方が遺残したものである。

1. 発生と解剖

　発生の初期においては，卵黄動脈は腸間膜の両側に沿って走行し，卵黄管を取り巻き栄養する。そして両者は一緒に臍から出て卵黄囊に枝分かれて広がる（図167）。左卵黄動脈は萎縮し，右卵黄動脈は，上腸間膜動脈となると考えられている。この血管の退行変化の間に，卵黄管と卵黄囊も消失し，卵黄管の一部の維持が，血流の維持を伴ってMeckel憩室を生む。

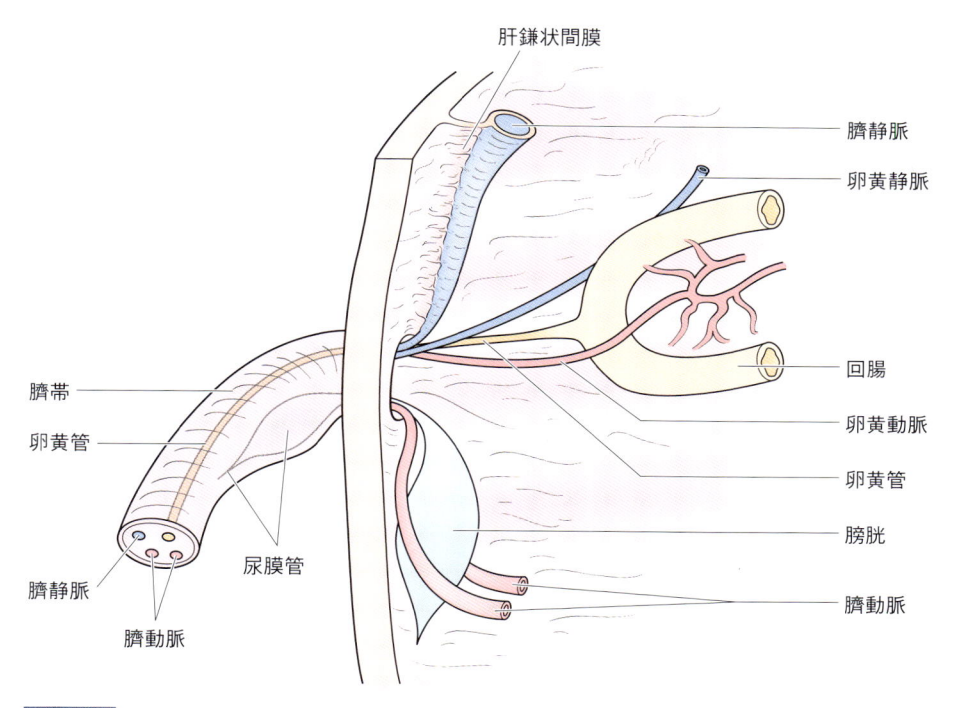

図167 退行期前の卵黄管と卵黄脈管

発生学上の退行期前の卵黄構造を示す。

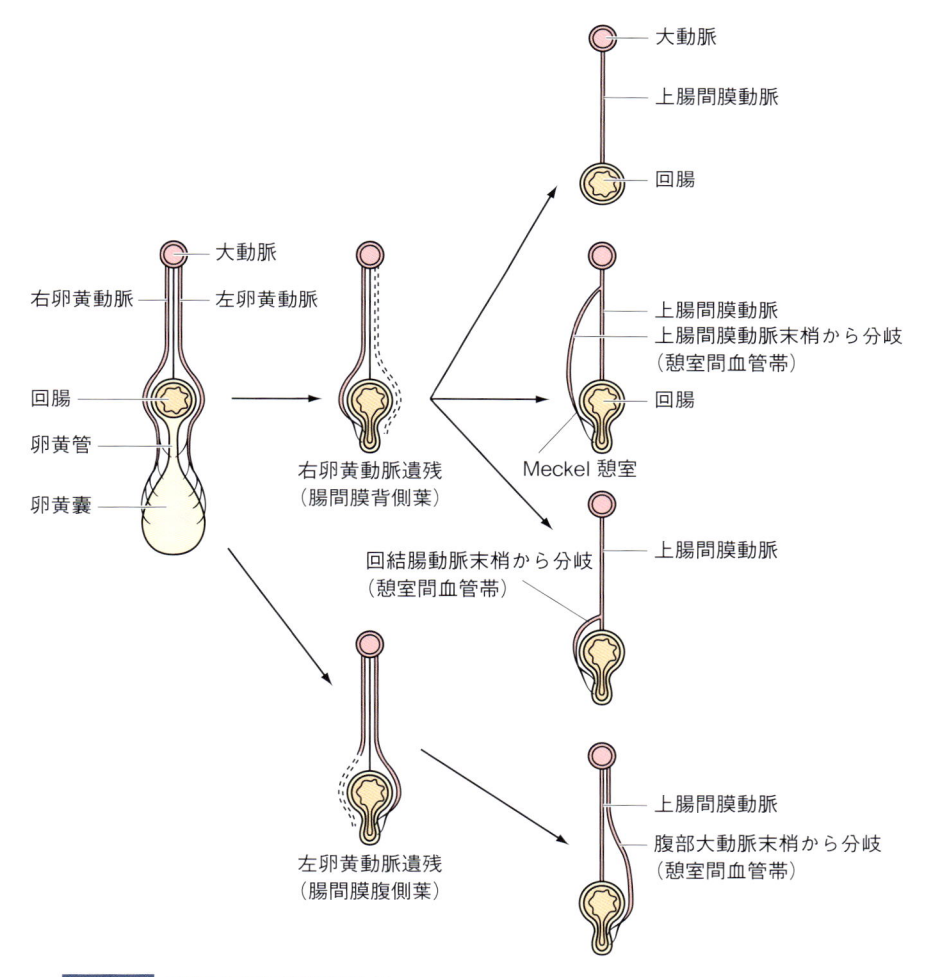

図168 卵黄血管の遺残形式

卵黄血管の遺残形式は動脈を中心に分類されており，右卵黄動脈の遺残による2型と左卵黄動脈の遺残による1型がある。

XI mesodiverticular vascular band によるヘルニア

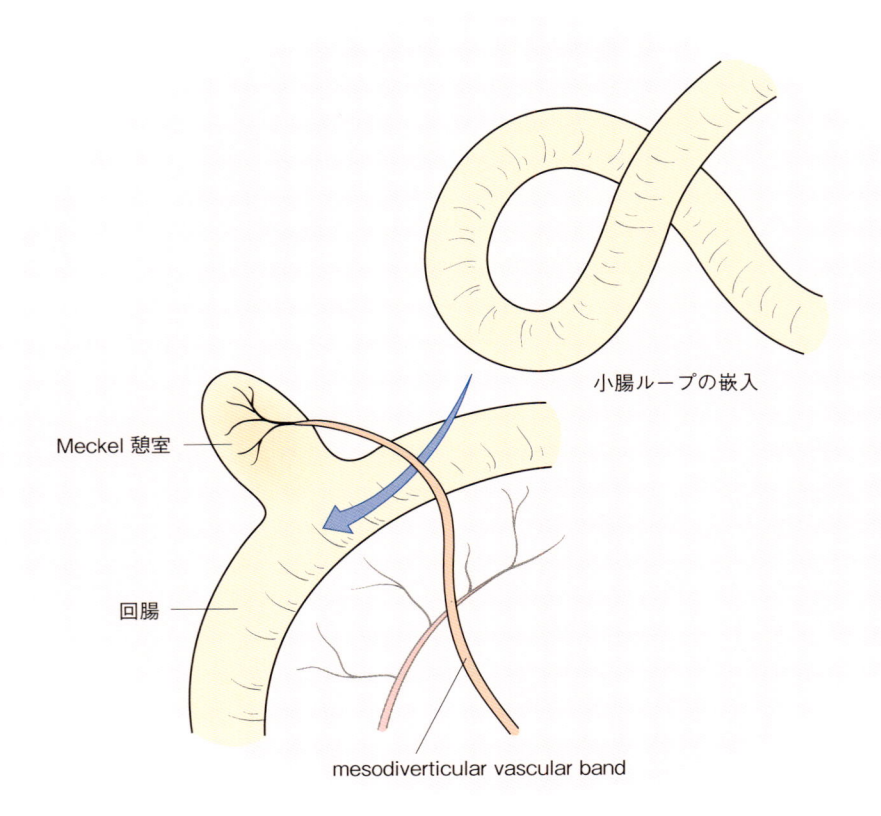

図 169 mesodiverticular vascular band による腸閉塞症（small bowel obstruction；SBO）
mesodiverticular vascular band のアーチに小腸が嵌入したために，SBO となる。

　卵黄血管の遺残形式は動脈を中心に分類されており，右卵黄動脈の遺残による 2 型と左卵黄動脈の遺残による 1 型がある。右卵黄動脈の遺残は，①上腸間膜動脈の最も末梢より分岐し腸間膜背側を走行し，Meckel 憩室に達するもの，②回結腸動脈付近より分岐し腸間膜背側を走行し，Meckel 憩室に達するもの，である。左卵黄動脈の遺残は，③腹部大動脈より直接分岐し，初め腸間膜内を走行し，途中より腸間膜腹側を走り Meckel 憩室に達するもの，である（図 168）[82]。そして，左卵黄動脈が遺残した場合には，直接腹部大動脈から分岐し腸間膜内を通り，その後腸間膜腹側葉を走

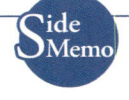

Side Memo　偶発的に検出された Meckel 憩室（incidentally detected Meckel diverticulum）の対策

　Meckel 憩室は胎生期の卵黄腸管の遺残により形成される。通常は，回盲部から 40〜90 cm 口側回腸に位置する真性憩室である。

　他の腹部手術時に，たまたま検出された Meckel 憩室への対処の仕方は，Mayo Clinic の 1,476 症例の検討から，①男性，②50 歳以上，③長さが 20 mm 以上，④触知できるもの，の 4 条件を切除推奨とした[83]。しかし，その後，163 症例の Meckel 憩室癌と 6,214 症例の非 Meckel 回腸癌の比較から，Meckel 憩室は回腸の癌の"hot-spot"（突然変異を起こしやすい部位）あるいは高危険度領域であることがわかった。したがって，incidental Meckel diverticulum は切除によって治療されるべきであるとの結論を出した[84]。この論文を受け，前論文の著者でもある Wolff と Park が，後者の論説で，Meckel 憩室の付属的な切除も躊躇する必要はないと考えられると述べた[85]。

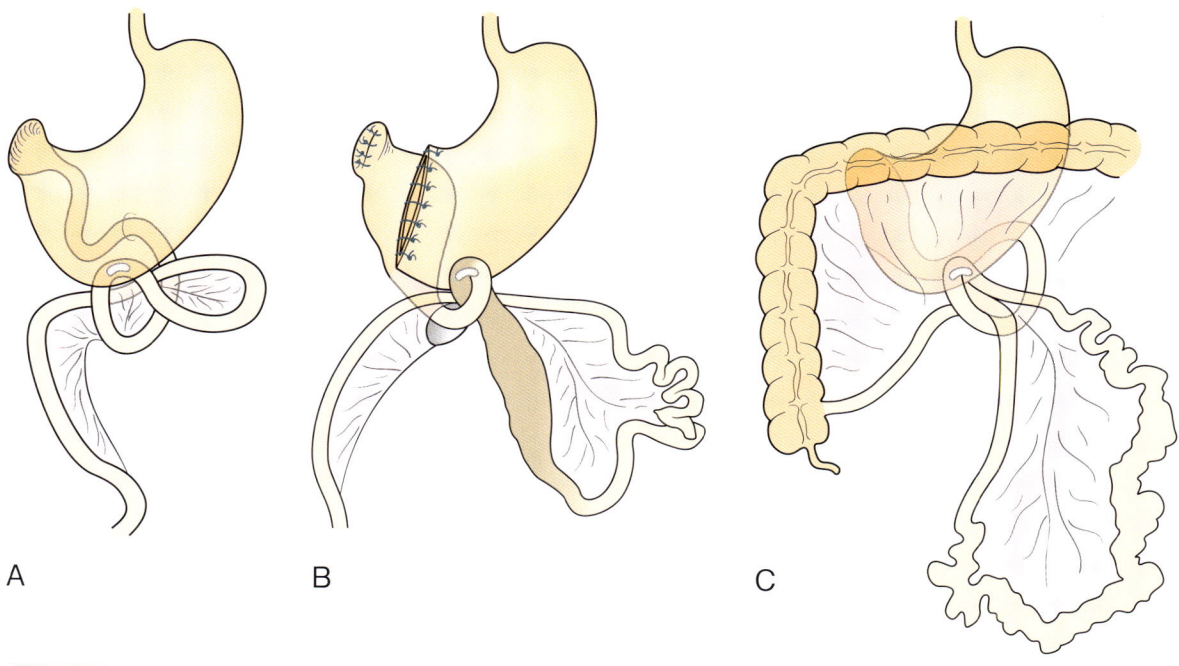

図170 Petersen's hernia
A：幽門狭窄に対する胃空腸吻合，B：幽門側胃切除術後のBillroth Ⅱ吻合，C：結腸後胃空腸吻合術後。

行し，Meckel憩室に達する。したがって，卵黄動脈の由来はその走行が腸間膜の背側か腹側かで判断しうる。

いずれにしても，これらの憩室間血管帯は，しばしば腸閉塞の原因となる（図169）。これらは，組織学的に索状物内に卵黄動脈を確認することで，mesodiverticular vascular bandと判断できる[82]。

XII 後天性腹腔内内ヘルニア―特にPetersen's hernia

医原的な内ヘルニアはこれまでしばしば報告されてきたが，これらのヘルニアは可能性のある部分を閉鎖することで減少してきた。しかし，この閉鎖に用いた縫合が緊張のために破綻し，ヘルニアの原因となることがあり，この場合はさらに重篤な合併症となる。したがって，腹腔内での縫合手技・吻合手技，さらに手術そのものがすべて，腹腔内の医原性ヘルニアの原因となりうる。さらに，開腹されていなくても，腹腔内での炎症による癒着などによる内ヘルニアも考えられる。したがって，後天的な腹腔内内ヘルニアを上記の2種，すなわち医原性と炎症性に分類することができる[86]。

1. Petersen's herniaの概念

Petersen's herniaとは，もちろん医原的な内ヘルニアの一型であるが，胃に関係する吻合によるヘルニアがすべてPetersen's herniaと間違って掲載されていることもあり，本項の主題とした。

Petersen's herniaは，ドイツの外科医Petersenが1900年に発表した術後合併症である。胃空腸吻合術とBillroth Ⅱ法に関係した結腸前・結腸後の胃空腸吻合のあとのretroanastomotic herniaであり，3症例を紹介している（図170）[87]。

文献

1) Martin LC, Merkle EM, Thompson WN : Review of internal hernias : radiographic and clinical findings. AJR : Am J Roentgenol 186 : 703-717, 2006
2) Tobin CE, Benjamin JA, Wells JC : Continuity of the fasciae lining the abdomen, pelvis, and spermatic cord. Surg Gynecol Obstet 83 : 575-596, 1946
3) 佐藤達夫：体壁における筋膜の層構成の基本設計．医学のあゆみ 114：C168-175, 1980
4) Sato T, Hashimoto M : Morphological analysis of the fascial lamination of the trunk. Bull Tokyo Med Dent Univ 31 : 21-32, 1984
5) Steinke CR : Internal hernia. Arch Surg 25 : 909-925, 1932
6) 日本解剖学会（監）：解剖学用語，改訂13版．医学書院，2007
7) Hunt AB : Fenestrae and pouches in the broad ligament as an actual and potential cause of strangulated intra-abdominal hernia. Surg Gynecol Obstet 58 : 906-913, 1934
8) Estrada RL : Classification and conclusions. In Internal intra-abdominal hernias. RG Landes, Austin, pp254-258, 1994
9) 大腸癌研究会（編）：大腸癌取扱い規約，第8版．金原出版，p7, 2013
10) 佐藤達夫（訳）：S状結腸．佐藤達夫（監訳）：臨床解剖学ノート 腹部編（Ⅱ）．中央洋書出版部，pp60-76, 1981
11) Drake R : Anatomy of the colon. In Nyhus LM, Baker RJ, Fisher JE(eds): Mastery of Surgery, 3rd ed. Little, Brown and Co, Boston, pp1403-1406, 1997
12) Keighley MRB, Williams NS : Anatomy and physiology investigations. In Keighley MRB, Williams NS(eds): Surgery of the Anus, Rectum & Colon, 3rd ed. Saunders Elsevier, Hungary, pp1-5, 2008
13) Nivatvongs S, Gordon PH : Surgical anatomy. In Gordon PH, Nivatvongs S(eds): Principles and Practice of Surgery for the Colon, Rectum, and Anus, 3rd ed. Informa Healthcare, New York, pp2-4, 2007
14) Corman ML : Anatomy and embryology of the anus, rectum, and colon. In Corman ML(ed): Colon & Rectal Surgery, 5th ed. Lippincott Williams & Wilkins, Philadelphia, pp1-7, 2005
15) Mahmoud N, Rombeau J, Ross HM, et al : Colon and rectum. In Townsend CM, Beauchamp RD, Evers BM, et al(eds): Sabiston Textbook of Surgery, 17th ed. Elsevier Saunders, Philadelphia, pp1401-1403, 2004
16) Goligher J, Duthie H : Surgical anatomy and physiology of the anus, rectum and colon. In Goligher J(ed): Surgery of the Anus Rectum and Colon, 5th ed. Baillière Tindall, London, pp1-7, 1984
17) 小川徳雄, 永坂鉄夫：なりたちからわかる！「反＝紋切型」医学用語「解體新書」．診断と治療社, 2001
18) Mike M, Kano N : Reappraisal of the vascular anatomy of the colon and consequences for the definition of surgical resection. Dig Surg 30 : 383-392, 2013
19) Nezhat F, Brill AI, Nezhat CH, et al : Laparoscopic appraisal of the anatomic relationship of the umbilicus to the aortic bifurcation. J Am Assoc Gynecol Laparosc 5 : 135-140, 1998
20) Hurd WW, Bude RO, DeLancey JO, et al : The relationship of the umbilicus to the aortic bifurcation: implications for laparoscopic technique. Obstet Gynecol 80 : 48-51, 1992
21) Ambardar S, Cabot J, Cekic V, et al : Abdominal wall dimensions and umbilical position vary widely with BMI and should be taken into account when choosing port location. Surg Endosc 23 : 1995-2000, 2009
22) Estrada RL : Hernia into mesosigmoid recesses. In Estrada RL(ed): Internal intra-abdominal hernias. RG Landes Co, Austin, pp149-157, 1994
23) Skandalakis JE, Colborn GL, Weidman TA, et al : Peritoneum, omenta, and internal hernias. In Skandalakis JE (ed): Skandalakis' Surgical Anatomy. The Embryologic and Anatomic Basis of Modern Surgery. Paschalidis Medical Publications, Athens, pp512-513, 2004
24) Moynihan BG : The Arris and Gale lectures on the Anatomy and Surgery of the Peritoneal Fossae : Delivered at the Royal College of Surgeon of England. Br Med J 1 : 657-658, 1899
25) Moynihan BGA : The intersigmoid fossa. In Moynihan BGA(ed) : On retroperitoneal hernia, 2nd ed. Baillière, Tindall & Cox, London, pp126-141, 1906
26) Hamilton AJC : Intersigmoid hernia. Edinburgh Med J 33 : 448-454, 1926
27) Gotlieb GG : A case of intersigmoid hernia with illustrations of X-ray appearances. Br J Radiol 19 : 429-431, 1946
28) Benson JR, Killen DA : Internal hernias involving the sigmoid mesocolon. Ann Surg 159 : 382-384, 1964
29) Eve FS : A case of strangulated hernia into the fossa intersigmoidea. Br Med J 1 : 1195-1197, 1885
30) 三毛牧夫, 柳田 剛, 加納宣康：S状結腸間膜が関与する内ヘルニアに関する考察．外科治療 105：591-598, 2011
31) 三毛牧夫, 木村圭介, 清澤美乃, 他：胃癌手術における「横行結腸間膜前葉剥離」に関する臨床解剖学的検討．手術 53：103-107, 1999
32) 杉本卓哉, 三毛牧夫, 山田成寿, 他：腹腔鏡下手術を施行した横行結腸間膜内ヘルニアの1例．日消外会誌 45：986-993, 2012
33) Estrada RL : Hernia into the lesser sac(Mesogastric or omental bursa). In Estrada RL(ed): Internal intra-abdominal hernia. RG Landes Co, Austin, pp102-137, 1994
34) Moynihan BG : The Arris and Gale lectures on the Anatomy and Surgery of the Peritoneal Fossae : Delivered at the Royal College of Surgeon of England. Br Med J 4 : 522-525, 1899
35) Sims WG, Skandakakis J, Gray SW : Right paraduodenal hernia into the fossa of Waldeyer. J Med Assoc GA

60 : 105-108, 1971
36) Gray SW, Skandalakis JE : Paraduodenal hernia. Contemp Surg 12 : 26-39, 1978
37) Andrews E : Duodenal hernia — a misnomer. Surg Gynecol Obstet 37 : 740, 1923
38) Burnham PJ : Retromesocolic hernia ; development and treatment. J Int Coll Surg 20 : 753-760, 1953
39) Callander CL, Rusk GY, Nemir A : Mechanism, symptoms and treatment of hernia into the descending mesocolon(left duodenal hernia): a plea for a change in nomenclature. Surg Gynecol Obstet 60 : 1052, 1935
40) Estrada RL : Anomalies of intestinal rotation and fixation. Thomas, Springfield, 1958
41) Haymond HE, Dragstedt LR : Anomalies of intestinal rotation; review of literature with report of two cases. Surg Gynecol Obstet 53 : 316, 1931
42) Miller JM, Wakefield EG : Congenital anomalies of the primary midgut loop. Am J Dig Dis 9 : 383, 1942
43) Papez JW : A rare intestinal anomaly of embryonic origin. Anat Rec 54 : 197, 1932
44) Batson OV : Anatomic variations in the abdomen. Surg Clin North Am 35 : 1727-1737, 1955
45) Laslie M, Durden C, Allen L : Concealed umbilical hernia: Papez's concept of so-called paraduodenal hernia. Anat Rec 155 : 145-149, 1966
46) Chaurasia BD, Kanhere MH, Dharker RS : Exocoelomic internal hernia: elucidation of Papez's concept. Acta Anat 91 : 305-312, 1975
47) Gray SW : Embryology for surgeons. Saunders, Philadelphia, pp142-147, 1972
48) Berardi RS : Paraduodenal hernias. Surg Gynecol Obstet 152 : 99-110, 1981
49) Freund H, Berlatzky Y : Small paraduodenal hernias. Arch Surg 112 : 1180-1183, 1977
50) Turley K : Right paraduodenal hernia: a source of chronic abdominal pain in the adult. Arch Surg 114 : 1072-1074, 1979
51) Willwerth BM, Zollinger RM, Izant RJ Jr : Congenital mesocolic(paraduodenal)hernia. Embryologic basis of repair. Am J Surg 128 : 358-361, 1974
52) Chen A, Yang FS, Shih SL, et al : Case report. CT diagnosis of volvulus of the descending colon with persistent mesocolon. AJR. Am J Roentgenol 180 : 1003-1006, 2003
53) Bartlett JD, Martel W, Lindenauer SM : Right paraduodenal internal hernia. Surg Gynecol Obstet 132 : 443-449, 1971
54) Nathan H : Internal hernia. J Int Coll Surg 34 : 563-572, 1960
55) Zimmerman LM, Laufman HL : Intraabdominal hernias due to developmental and rotational anomalies. Ann Surg 138 : 82-91, 1953
56) Davis R : Surgery of left paraduodenal hernia. Am J Surg 129 : 570-573, 1975
57) Bartlett MK, Wang C, Williams WH : The surgical management of paraduodenal hernia. Ann Surg 168 : 249-254, 1968
58) Ladd WE, Gross RE : Intestinal obstruction resulting from malrotation of the intestines and colon. In Ladd WE, Gross RE(eds): Abdominal surgery of infancy and childhood. WB Saunders, Philadelphia, pp53-70, 1941
59) Ladd WE : Congenital obstruction of the duodenum in children. N Engl J Med 206 : 277-283, 1932
60) Ladd WE : Surgical diseases of the alimentary tract in infants. N Engl J Med 215 : 705-708, 1936
61) Jackson JN : Membranous pericolitis and allied conditions of the ileocaecal region. Ann Surg 57 : 374-401, 1913
62) Eisendrath DN, Schnoor EW : The significance of the Jackson veil. Ann Surg 60 : 622-636, 1914
63) Foo KT, Ng KC, Rauff A, et al : Unusual small intestinal obstruction in adolescent girls : the abdominal cocoon. Br J Surg 65 : 427-430, 1978
64) Wei JF, Wei HB, Guo WP, et al : Diagnosis and treatment of abdominal cocoon: a report of 24 cases. Am J Surg 198 : 348-353, 2009
65) Estrada RL : Trans-epiploic hernia. In Estrada RL(ed): Internal intra-abdominal hernias. RG Landes Co, Austin, pp168-176, 1994
66) Chapman VM, Rhea JT, Novelline RA : Internal hernia through a defect in the broad ligament: a rare cause of intestinal obstructions. Emerg Radiol 10 : 94-95, 2003
67) Cilley R, Poterack K, Lemmer J, et al : Defects of the broad ligament of the uterus. Am J Gastroenterol 81 : 389-391, 1986
68) Nackley AC, Yeko TR : Ureteral displacement associated with pelvic peritoneal defect and endometriosis. J Am Assoc Gynecol Laparosc 7 : 131-133, 2000
69) Bates GJ, Bennett IC, Furnival CM : A strangulated hernia through the broad ligament causing ureteric obstruction. J R Coll Surg Edinb 28 : 335, 1983
70) Varela GG, López-Loredo A, León JFG : Broad ligament hernia-associated bowel obstruction. JSLS 11 : 127-130, 2007
71) Takayama S, Hirokawa T, Sakamoto M, et al : Laparoscopic management of small bowel incarceration caused by a broad ligament defect: report of a case. Surg Today 37 : 437-439, 2007
72) Roberts PA : Hernia through the foramen of Winslow. Guy's hospital reports 102 : 253-264, 1953
73) Meyer A, Nowotny K, Pöschl M : Die inneren Hernien der Ileocaecalgegend. Ergeb Chir Orthopaedie 44 : 276-304, 1963
74) Skandalakis JE, Colborn GL, Thomas A, et al : Peritoneum, omenta, and internal hernias. In Skandalakis JE, Colborn GL, Weidman TA, et al(eds): The Embryologic and Anatomic Basis of Modern Surgery. Paschalidis Medical Publications, Athens, pp493-549, 2004

75) Estrada RL : Hernias involving the falciform ligament. *In* Estrada RL(ed) : Internal intra-abdominal hernias. RG Landes Co, Austin, pp195-204, 1994
76) Nakazawa N, Okazaki T, Shimotakahara A, et al : Treves' field pouch hernia : our experience and literature review. Pediatr Surg Int 25 : 1013-1016, 2009
77) Treves F : Lectures on the anatomy of the intestinal canal and peritoneum in man. — Lecture II : Br Med J 1: 470-474, 1885
78) Vaos G, Skondras C : Treves' field congenital hernias in children : an unsuspected rare cause of acute small bowel obstruction. Pediatr Surg Int 23 : 337-342, 2007
79) Janin Y, Stone AM, Wise L : Mesenteric hernia. Surg Gynecol Obstet 150 : 747-754, 1980
80) Harbin WP, Andres J, Kim SH, et al : Internal hernia into Treves' field pouch. Case report and review of the literature. Radiology 130 : 71-72, 1979
81) Lough JO, Estrada RL, Wiglesworth FW : Internal hernia into Treves' field pouch : report of two cases and review of literature. J Ped Surg 4 : 198-207, 1969
82) Rutherford RB, Akers DR : Meckel's diverticulum: a review of 148 pediatric patients, with special reference to the pattern of bleeding and to mesodiverticular vascular bands. Surgery 59 : 618-626, 1966
83) Park JJ, Wolff BG, Tollefson MK, et al : Meckel diverticulum : The Mayo Clinic experience with 1476 patients (1950-2002). Ann Surg 241 : 529-533, 2005
84) Thirunavukarasu P, Sathaiah M, Sukumar S, et al : Meckel's diverticulum—A high-risk region for malignancy in the ileum. Insights from a population-based epidemiological study an implications in surgical management. Ann Surg 253 : 223-230, 2011
85) Wolff BG, Park JJ : Meckel's diverticulum, a"hot spot"for cancer. Ann Surg 253 : 231-232, 2011
86) Estrada RL : Acquired intra-abdominal hernias. *In* Estrada RL(ed): Internal intra-abdominal hernias. RG Landes Co, Austin, pp223-253, 1994
87) Petersen W : Über Darmverschlingung nach der Gastroenterostomie. Arch Klin Chir 62 : 94-114, 1900

欧文索引

A

Aachen 分類　34
abdominal cocoon　173
abdominal wall hernia　105
American Hernia Society（AHS）　54
Amyand ヘルニア　101
anterior approach　29
anterior iliopubic tract repair（AIPTR）　60, 101
──，腹腔内から見た　30
anterior superior iliac spine　61
anterior supravesical hernia　88, 145
aponeurosis　65
Arantius 管　180
arcuate line　25
arcuate line hernia　122

B

Barker-Smiddy 徴候　33
Bassini 原法　63
Bassini 法　63
Billroth Ⅱ法　185
bladder hernia　147
bulbospongiosus muscle　150

C

Camper 筋膜　39
caudal limb　4
Chevrel 分類　126
Cilley の分類，子宮広間膜ヘルニア　176
Clavien-Dindo 分類　111
component separation technique（CST）　128
Composix mesh®　125
concealed umbilical hernia　168
conjoined tendon　58
conventional repair　59
Cooper ligament repair　65
Cooper 靱帯　29, 58, 78, 94
corona mortis　26, 78
cranial limb　4

D

de Garengeot ヘルニア　101

double Kocher 切開　10
dreifache Schicht　63
Dual mesh®　125

E

endoabdominal fascia　94
epigastric hernia　116
epiploic hernia　175
European Hernia Society（EHS）　34, 35, 54, 90
──の鼠径部ヘルニアの分類　35
expanded polytetrafluoroethylene（e-PTFE）メッシュ　125
external inguinal hernia　22
external inguinal ring　41
external oblique aponeurosis　40
external or indirect inguinal hernia　25
external pudendal artery　39
external spermatic fascia　40
extraembryonic coelom　5, 168
extraperitoneal hernia　147

F

falciform ligament　179
fascia　65
fascia lata　40
foramen of Winslow　177

G

Gilbert の定義，外側三角　24
Gimbernat's ligament　58
Gryfelt-Lesshaft triangle　123

H

Hasson カニューレ　80
hernia　2
── of the（rectouterine）pouch of Douglas　150
── of the broad ligament of the uterus　176
hernia involving the falciform ligament　179
hernia through the foramen of Winslow　177

Hesselbach 三角　23, 78, 121
hiatus　152
high ligation　34
Hotchkiss 法　52
Howship-Romberg 徴候　141
Hunt 分類，子宮広間膜ヘルニア　176

I

ileus　7
iliac crest　61
iliohypogastric nerve　41, 56
ilioinguinal nerve　40
iliopubic tract　61
incidentally detected Meckel diverticulum　184
incisional hernias　126
inferior duodenal fossa　165
inferior epigastric artery and vein　25
inferior mesenteric artery（IMA）　167
inferior mesenteric vein（IMV）　167
infrapiriform type　149
inguinal floor　25
inguinal ligament　23, 40
innominate fascia　40
internal inguinal ring　48
internal omphalocele　168
internal or direct inguinal hernia　25
internal spermatic fascia　46
interparietal（intraparietal）hernia　146
intersigmoid fossa　156
intersigmoid hernia　157
interspinal line（plane）　105, 120
interstitial hernia　146
intertubercular line（plane）　105
intramesosigmoid hernia　157
intraomental hernia　175
intraperitoneal hernia　147
intratransverse mesocolon hernia　160
invaginating supravesical hernia　145
ischiocavernous muscle　150
ischiorectal hernias　150

J

J 字切開　10
Jackson veil　173

K

keyhole メッシュ法　136
Kocher 切開　10

L

L 字切開　10
lacuna　152
lacunar ligament　58
Ladd's procedure　171
Ladd 靱帯　173
Landzert's fossa　167
Langenbeck 傍腹直筋切開　10
Langer 皮膚割線　37
large bowel obstruction(LBO)　7
lateral supravesical hernia　145
lateral triangle　23, 146
Lennander 傍腹直筋切開　10
Lichtenstein 法　54
　――, 腹腔内から見た　32
low ligation　34
low Spigelian hernia　121

M

Marcy 法　59
Mayo overlap 法　114
McBurney 切開　10
McVay 法　65
　――, 1948 年　65
　――, 1954 年　67
　――, 1978 年　68
　――, 腹腔内から見た　31
Meckel 憩室　182
　――, 偶発的に検出された　184
Merlex mesh®　87
mesenterico-parietal concept　165
mesenterico-parietal fossa　165
mesodiverticular vascular band　182
　―― によるヘルニア　182
mesonephric　176
midline extraperitoneal approach　144
Millikan 法　76
Monro-Richter line　105
Moschcowitz's repair　101
mullerian ducts　176
multi-layer structure　3

N

Nuck 管水腫　53
Nyhus 分類　34

O

obturator artery and vein　100
obturator canal　140
obturator foramen　140
obturator hernia　140
obturator sulcus　140
omental hernia　175
onion structure　3
ovarian fossa　39

P

Papez の概念　168
paracecal hernia　179
paracolostomy hernia　135
paraduodenal fossa　165
paraduodenal hernia　162
paraperitoneal hernia　147
parietalization　49
　―― of the cord and the vessels　48
pericecal hernia　179
perineal hernia　150
persistent descending mesocolon　170
Petersen's hernia　185
Petit triangle　123
Pfannenstiel 切開　10
plug 法　76
Ponka 法　51
port-site hernia　124
post operative ileus(POI)　7
postarterial segment　4
posterior supravesical hernia　145
prearterial segment　4
primary ventral hernia　105
processus vaginalis　49
PROLENE® Soft Mesh　16, 87, 99
pubic branches of inferior epigastric vessels　78
pudendal hernias　150
pure tissue repair　59
purse-string suture　51
pyramidal muscle　71

R

recurrent inguinal hernia　76
reduction en masse　33
re-entrant hernia　178
relaxing incision　71
retroanastomotic hernia　185
retropubic supravesical hernia　145
Retzius 腔　145
Rives-Stoppa 法　115, 127
round ligament　179
Ruggi 法　100

　――, 腹腔内から見た　30

S

S 状結腸　154
S 状結腸間陥凹　155
S 状結腸間陥凹ヘルニア　157
S 状結腸間窪　158
S 状結腸間膜　155
　―― が関与する内ヘルニア　154
S 状結腸間膜窩　158
S 状結腸間膜根　155
S 状結腸間膜内ヘルニア　157
S 状結腸間膜裂孔ヘルニア　157
Scarpa 筋膜　39
sciatic hernia　148
secondary ventral hernia　106
semilunar line of Spigel　117
shelving portion　61
Shouldice 法　71
SL：WL　12
sliding colostomy hernia　135
sliding hernia　51
small bowel obstruction(SBO)　7
　――, 腹腔内内ヘルニア　152
Spigelian hernia　117
　――, 定義　105
　―― の三次元的なシェーマ　121
　―― の手術法　122
Spigelian ヘルニアベルト　120
Spigelian 腱膜　120
spontaneous posterior rectus sheath hernia　122
Steinke の定義, 内ヘルニア　2, 152
subcostal line(plane)　105
subspinous type　149
Sugarbaker 修復変法　136
Sugarbaker 修復法　136
superficial circumflex artery　39
superficial epigastric artery　39
superficial inferior epigastric artery (SIEA)　112
superior duodenal fossa　165
superior mesenteric artery(SMA)　165
suprapiriform type　149
suprapubic (incisional) hernia　130
supravesical hernia　145
suture length(SL)　12

T

total extraperitoneal repair(TEP)　90
trans pyloric line(plane)　105
transabdominal preperitoneal approach (TAPP)　77
transition suture　67

transmesocolic infra gastric hernia　161
transmesocolic-retrogastric supra-gastric hernia　161
transmesocolic-retrogastric hernia　160
transmesocolic-retrogastric trans-epiploic foramen of Winslow hernia　161
transmesocolic-retrogastric transomental hernia　161
transmesosigmoid hernia　157
transomental hernia　175
transtransverse mesocolon hernia　160
transversalis fascia　25
transversus abdominis aponeurosis　61
transversus abdominis arch　61
transversus perineal muscle　150
Treitz's fossa　165

Treitz 血管弓　167
Treitz 靱帯　162
Trendelenburg 体位　80
Treves' field　180
Treves' field mesenteric pouch hernia　180
Treves' field pouch hernia　180
Treves' field transmesenteric hernia　180
triangle of doom　49, 77
triangle of pain　78
trocar-site hernia（TSH）　124

U・V

umblical line　105

vaginal hernias　150
ventral hernia　105
vest and pants 法　114

W・Z

Waldeyer's fossa　165
weak triangular area　120
white line　61
Winslow 孔　177
Winslow 孔ヘルニア　177
wound length（WL）　12
Zimmerman 法　52

和文索引

い

イレウス 7
医原性ヘルニア，腹腔内の 185
胃 158, 177
胃空腸吻合術 185
胃結腸間膜 158
異所性閉鎖動脈 26
陰唇ヘルニア 150
陰部枝 78
陰部大腿神経 78

え

会陰横筋 150
会陰の解剖 150
会陰ヘルニア 150
円靱帯 53, 111

お

横筋筋膜 22, 25, 78, 94
── の切開，AIPTR 60
横行結腸 158
横行結腸間膜 158, 165
── が関与する内ヘルニア 158
横行結腸間膜下部胃ヘルニア 161
横行結腸間膜後胃 Winslow 孔ヘルニア 161
横行結腸間膜後胃大網裂孔ヘルニア 161
横行結腸間膜内ヘルニア 160
横行結腸間膜腹側葉 158
横行結腸間膜ヘルニア 159
横行結腸間膜裂孔後胃小網裂孔ヘルニア 161
横行結腸間膜裂孔後胃ヘルニア 160
── の特殊型 161
横行結腸間膜裂孔ヘルニア 159, 160
横切開 10

か

下行結腸 155
下行結腸間膜 155
── の癒合 156
下十二指腸窩 165
下大静脈 180
下腸間膜静脈 167

下腸間膜動脈 167
下殿動静脈・神経 149
下腹壁血管 77
下腹壁動静脈 25
── とヘルニアの種類 25
下腹壁動静脈起始部 77
下腹壁の解剖，臍から見た 77
下腹壁脈管の恥骨枝 78
下腰三角 123
回結腸動脈 165, 180
回腸瘻 135
開腹術 9
解剖の簡略化 26
外陰部動脈 39
外陰ヘルニア 150
外傷性腹壁ヘルニア，定義 106
外精筋膜 40
外精動脈 25
外鼠径ヘルニア 22, 25
外鼠径輪 41
── の開放，鼠径ヘルニア手術 42
外側型盲腸周囲ヘルニア 179
外側臍靱帯 77
外側三角 23
外側内膀胱上窩ヘルニア 145
外腸骨静脈 94
外腸骨動静脈 25, 77
外腹斜筋 103
外腹斜筋腱膜 40
── の切開，鼠径ヘルニア手術 40
外閉鎖筋 140
外ヘルニア，定義 2
外膀胱上窩ヘルニア 145
滑脱結腸瘻ヘルニア 135
滑脱ヘルニア 51
── の対処 51
肝胃間膜 177
肝円索 77, 112, 179
肝鎌状間膜 179
肝鎌状間膜裂孔ヘルニア 179
肝十二指腸間膜 177
肝十二指腸靱帯 178
肝臓 177
肝動脈 177

き・く

気腹 80

機械的イレウス 7
機能的イレウス 7
偽還納，鼠径ヘルニアの 33
弓状線 25
弓状線ヘルニア 122
急性術後性腹壁ヘルニア，定義 106
球海綿体筋 150
巨大鼠径ヘルニア 54
挙睾筋の切離，鼠径ヘルニア手術 45
胸腹切開 10
巾着縫合 51
筋膜 65
筋膜解剖，鼠径部の 3
空腸瘻 135

け

頸部切痕 105
結腸人工肛門 135
結腸瘻 135
腱膜 65
減張切開の重要性 71

こ

後会陰ヘルニア 150
後内膀胱上窩ヘルニア 145
広筋膜 96
肛門挙筋群 150
後胃間膜 158
後天性腹腔内内ヘルニア 185
後動脈脚，中腸ループの 4
高位結紮，ヘルニア嚢の 34, 50
骨盤隔膜 150
骨盤壁ヘルニア 140

さ

鎖骨中線 105
坐骨海綿体筋 150
坐骨棘 148
坐骨孔の解剖 148
坐骨神経 149
坐骨ヘルニア 148
再発鼠径ヘルニア 76
臍 77
臍下弧状切開 10
臍周囲の脈管構成 113

臍静脈　111
臍動脈　111
臍部の解剖　112
臍ヘルニア　111
　——，定義　105
　——の手術法　114
臍輪　77, 111

し

子宮円索　77
子宮広間膜　176
子宮広間膜ヘルニア　176
死冠　25, 78
終末回腸　180
小坐骨孔　149
小坐骨孔ヘルニア　149
小坐骨切痕　149
上行結腸間膜　165
上十二指腸窩　165
上前腸骨棘　37, 61, 105
上腸間膜動脈　165, 180
上殿動静脈・神経　149
上腹壁ヘルニア　116
　——，定義　105
　——の手術法　117
上腰三角　123
上梨状筋型ヘルニア　149
静脈，鼠径・大腿部深部における　26
神経走行と神経分布，腹腔内からの　79
深，膜構造　3
深会陰横筋　150

す・せ

錐体筋　71
正中臍索帯　77, 111, 145
正中臍襞　145
正中切開　10
精管　28, 77
精管・精巣動静脈の壁在化　48
精管動脈　25
精索　44
　——のテーピング，鼠径ヘルニア手術　44
精巣血管　77
精巣動静脈　28, 77
切離　2
仙棘靱帯　148
仙結節靱帯　148
仙骨　148
浅，膜構造　3
浅会陰横筋　150
浅下腹壁動脈　112
浅腸骨回旋動脈　39
浅腹壁動脈　39

浅腹筋膜　39
前大腿血管鞘　65
前動脈脚，中腸ループの　4
前内膀胱上窩ヘルニア　145
前腹壁の筋肉構成　103
　——とその走行　104
前腹壁表面の指標　105
前方アプローチによる各手術，腹腔内から見た　29
前膀胱上窩ヘルニア　88

そ

鼠径管再建法　54
鼠径床　25
鼠径床再建，Shouldice法　72
鼠径床切開，Shouldice法　71
鼠径靱帯　23, 40
　——の確認，鼠径ヘルニア手術　41
　——の頭尾での筋膜関係断面図　97
　——の露出，鼠径ヘルニア手術　43
鼠径靱帯ひさし部　43, 61
鼠径・大腿部深部における静脈　26
鼠径・大腿ヘルニア分類，EHSの　35
鼠径大腿部の動静脈　25
鼠径部
　——から陰嚢までの筋膜構成　4
　——における縦断面図　40
　——における脈管解剖　39
　——の筋膜解剖　3
　——の臨床解剖　22
鼠径ヘルニア　22
　——，女性の　53
　——の偽還納　33
　——の手術手技　37
　——の手術適応　34
鼠径ヘルニア手術ができるようになるための三原則　45
創合併症，さまざまな切開法による　11
創長　12
創の閉鎖，鼠径ヘルニア手術　76

た

多重層構造　2
体壁，胎生期の　2
胎生期の腹膜配置・体壁　2
大坐骨孔　148
大坐骨切痕　148
大腿外側皮神経　79
大腿筋膜　40
大腿枝　79
大腿ヘルニア　94
　——の手術手技　95
大腿ヘルニア頸部のテーピング法　98
大腿ヘルニア修復術

　——，清潔手術時の　99
　——，不潔操作時の　100
大腿法，大腿ヘルニア　101
大腿輪　94
　——の開大法　98
大腿輪周囲の解剖　95
大網　158, 175
大網内ヘルニア　175
大網ヘルニア　175
大網裂孔ヘルニア　175
玉葱構造　3

ち

恥骨結合　105
恥骨結節　37
中腸捻転の手術　171
中腸ループ　4
腸間膜　180
　——の欠損　180
腸間膜体壁窩　165
腸間膜体壁概念　165
　——からは説明できないヘルニア嚢形成　169
腸間膜ヘルニア　180
腸管回転
　——と各腸間膜の関係　5
　——と腹膜，癒合　4
腸骨下腹神経　41, 56
腸骨棘線　120
腸骨結節　105
腸骨鼠径神経　40, 43
腸骨恥骨靱帯　28, 61, 78, 94
　——の露出，AIPTR　61
腸骨稜　61, 105
腸閉塞症　7
　——，腹腔内内ヘルニア　152

て・と

低位結紮，ヘルニア嚢の　34
トロカールの挿入　80
頭側脚，中腸ループの　4

な

内精筋膜　22, 46
内鼠径ヘルニア　25
内鼠径輪　48
内側型盲腸周囲ヘルニア　179
内側臍索帯　26, 77, 111, 145
内側臍襞　145
内腹斜筋　103
内腹斜筋腱膜　94
内腹筋膜　94
内閉鎖筋　140

内ヘルニア　152
　——，S状結腸間膜が関与する　154
　——，医原的な　185
　——，横行結腸間膜が関与する　158
　——，定義　2
内膀胱上窩ヘルニア　145

に

尿管瘻　135
尿生殖膜　150
尿膜管　111
妊孕性への問題点，メッシュ使用による　34

は

破滅の三角　49
背側腸間膜　3, 158, 175
胚外体腔　5, 168
胚外体腔説　168
白線　61
　——の線維方向の構造模型　117
白線ヘルニア　116
剝離　2
半月線　117

ひ

皮下組織の切開，鼠径ヘルニア手術　39
皮膚切開，鼠径ヘルニア手術　37
皮膚縫合，鼠径ヘルニア手術　76
非観血的還納法，骨盤壁ヘルニア　141
非メッシュ法　59
　——，大腿ヘルニア　101
尾骨筋　150
尾側脚，中腸ループの　4
左 Toldt 癒合筋膜　155
左胃動脈　177
左肝静脈　180
左結腸動脈　167
左臍静脈　179
左十二指腸空腸窩　165
左総腸骨動脈　156
左傍十二指腸ヘルニア　167

ふ

腹横筋　103
腹横筋腱膜　61, 94, 121
腹横筋腱膜弓　29, 61, 78
　——の同定，AIPTR　61
腹腔鏡下修復術のメッシュの張り方　32
腹腔鏡下鼠径ヘルニア修復術　76
　——に必要な解剖　77
　——の実際　79

腹腔鏡下腹壁ヘルニア修復術　106
腹腔ドレナージチューブの挿入の原則　123
腹腔内鼠径・大腿部の解剖の簡素化　26
腹腔内内ヘルニア　152
腹腔内の膜様構造物　173
腹側腸間膜　3, 179
腹直筋　103
腹直筋後鞘　104
腹直筋後鞘ヘルニア　122
腹直筋鞘外縁　23
腹直筋前鞘　104
腹部横断図，胎生 5 週胚子の　118
腹部コンパートメント症候群　54
腹部正中切開創の縫合　14
腹部の切開法　9
腹部領域　105
腹壁　105
　——の横断図　119
　——の基礎的解剖　103
　——の矢状断面図　104
腹壁背側の基本解剖図　119
腹壁瘢痕ヘルニア　8, 125
　——，定義　106
　——の手術法　127
　——の分類　126
腹壁ヘルニア　103
　——，定義　105
腹壁ヘルニア修復術におけるメッシュ位置の定義と表現　106
腹膜下筋膜　22
腹膜下筋膜深葉　3
腹膜下筋膜浅葉　3
　——と深葉の関係　24
腹膜鞘状突起　49
腹膜前筋膜　3
腹膜配置，胎生期の　2

へ

ヘルニア，定義　2
ヘルニア手術の古典的三原則　34
ヘルニア嚢
　——の結紮・切離，鼠径ヘルニア手術　49
　——の高位結紮　50
　——の精索内からの剝離分離，鼠径ヘルニア手術　46
閉鎖管　140
閉鎖孔　140
　——の解剖　140
閉鎖孔ヘルニア　140
　——型　142
　——の手術法　144
閉鎖溝　140
閉鎖神経　140

閉鎖動静脈　100, 140
閉鎖膜　140
閉腹
　——の手順　13
　——のポイント　12
壁在化　49
片葉欠損型　159

ほ

ポリプロピレンメッシュ　125
縫合間隔　12
縫合糸の選択　13
縫合長　12
縫合長-創長比率　12
縫合の幅　12
傍結腸瘻ヘルニア　135
傍十二指腸窩　165
傍十二指腸ヘルニア　162
　——の治療　170
傍ストーマヘルニア　135
　——，定義　106
傍正中切開　10
膀胱上窩ヘルニア　145
膀胱ヘルニア　147

ま

マルチファイヤーエンドヘルニア™ ステープラー　88
麻痺性イレウス　7
幕内切開　10
膜様構造物，腹腔内の　173

み・む

右鼠径部の解剖　78
右内側臍靱帯　77
右傍十二指腸ヘルニア　165
　——の形成　166
無名筋膜　40, 96

め

メッシュ　15
　——に関する知識と考え方　15
　——を用いない手術　59
メッシュ位置の定義　106
メッシュ使用時の生体反応　15

も

盲腸　179
盲腸後陥凹型ヘルニア　179
盲腸周囲ヘルニア　179
網囊　159, 175

ゆ

癒合　2
癒着　2

よ

腰ヘルニア　122
　──，定義　106
　──の解剖　123
　──の手術法　124

ら

卵円窩　39, 96
卵黄管　111, 182
卵黄血管の遺残形式　182
卵黄動脈　182
卵黄嚢　182

り

梨状筋　149

梨状筋下孔ヘルニア　149
両葉欠損型　159

れ・ろ

裂孔　152
裂孔靱帯　58
肋間神経の走行　9